AF276432

La paradoja de la soledad

Netta Weinstein
Heather Hansen
Thuy-vy T. Nguyen

LA PARADOJA
DE LA SOLEDAD

La ciencia y el poder del tiempo a solas

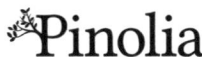

Título original: *Solitude. The Science and Power of Being Alone*

© Editorial Pinolia, S. L., 2025
  Calle de Cervantes, 26
  28014 Madrid
www.editorialpinolia.es
info@editorialpinolia.es

Colección: Divulgación científica
Primera edición: enero de 2025

Depósito legal: M- 26528-2024
ISBN: 979-13-87556-11-2

Corrección y maquetación: Palabra de apache
Diseño original de portada: Andrew Ward
Diseño de cubierta: Óscar Álvarez
Impresión y encuadernación: Industria Gráfica Anzos, S.L.U.
Printed in Spain - Impreso en España

ÍNDICE

NOTA AL LECTOR

A diferencia de su mitología, a la que haremos referencia a lo largo de este libro, la ciencia de la soledad es muy reciente, y cada día surgen nuevas ideas sobre sus beneficios y sus costes. Los investigadores amplían su conocimiento sobre este asunto estudiando la soledad cotidiana en entornos artificiales y hablando con personas cuyas historias puedan arrojar luz sobre la forma en que el tiempo en soledad influye en sus vidas.

Dicho esto, resulta difícil estudiar la soledad en tiempo real, porque, por su propia definición, las personas no pueden estar solas y, al mismo tiempo, conversar con los investigadores. Y eso plantea ciertas preguntas: ¿podemos evaluar la soledad real (significativa) en un laboratorio donde los participantes no construyen o ni siquiera conocen su espacio? Cuando les preguntamos a los sujetos de la investigación sobre episodios pasados de soledad, ¿son capaces de informar con precisión sobre cómo se sintieron durante ese tiempo? En general, la soledad ha demostrado ser más difícil de estudiar que otros fenómenos humanos, pero es lo suficientemente intrigante como para que merezca la pena el esfuerzo. Teniendo en cuenta estas posibles limitaciones, en nuestro trabajo sobre la soledad debemos lanzar una serie de suposiciones acerca de cómo experimentan la soledad la mayoría de las personas.

Debido a que nosotros y otros investigadores nos hemos centrado en nuestras investigaciones, también sabemos más sobre determinados grupos de personas. Los psicólogos de diferentes campos de interés, incluida la soledad, por cercanía y comodidad suelen emplear como sujeto de estudio a los estudiantes universitarios. Desde luego no es la mejor solución al problema de la diversidad demográfica en la investigación en general, y, además, debemos considerar que la relación de un estudiante universitario con el tiempo en soledad es única para ese momento de sus vidas y para las condiciones socioeconómicas que los sitúan en esa posición. Gracias al trabajo de otros investigadores que se han centrado en adultos mayores (que, por tanto, han establecido una relación más larga con la soledad), también disponemos de datos suficientes sobre ese grupo de edad. Del mismo modo, la relación de los niños con el tiempo en soledad también ha sido bien estudiado. Sin duda, se trata de un tema importante al que dedicaremos algunas páginas en este libro, pero, como nuestra finalidad es el público adulto, no le damos un tratamiento completo. En cambio, la investigación sobre las personas que habitan la gran brecha que separa a los jóvenes de los mayores es mucho menos exhaustiva de lo que nos gustaría. Gran parte de la investigación que hemos llevado a cabo en los últimos años, de la que hablamos a lo largo de estos capítulos, pretende empezar a llenar ese vacío. Al mismo tiempo, reconocemos que aún queda mucho por hacer.

Otra limitación que queremos compartir con los lectores es que los investigadores han estudiado en gran medida las experiencias de soledad de personas de países occidentales. Cuando procede, intentamos extrapolar lo que esos datos pueden significar desde una perspectiva cultural más amplia, y hacemos todo lo posible por dar voz a aquellas ideas y estudios que proceden de lugares infrarrepresentados. En nuestro propio trabajo también hemos intentado reclutar participantes en los estudios del mayor

10

número posible de grupos demográficos relevantes. Una vez más, reconocemos que incluso ese enfoque dejará sin escuchar ciertas voces, no obstante, por el momento no nos queda más remedio que tratar de ser más minuciosos en el futuro.

Dado que el estudio de la soledad positiva está, en muchos sentidos, «recién salido del horno» (en palabras de Netta), debemos reconocer que las ideas y los hallazgos sobre este tema se encuentran en diversas fases de desarrollo. Aunque la mayor parte de los conocimientos científicos que presentamos en este libro han sido revisados por expertos, también se expone información fresca obtenida a partir de nuevos datos que aún no han sido publicados (al menos en el momento de la edición de este libro). En estos casos compartimos ese conocimiento junto con los datos de la investigación en un esfuerzo por ser totalmente transparentes. Hemos analizado cuidadosamente esa información antes de compartirla en este libro, pero invitamos a los lectores a considerar la validez de esas ideas y estamos abiertos a perspectivas diferentes.

Algunas de nuestras investigaciones recientes incluyen un importante estudio narrativo en el que sustentamos en gran medida esta obra. La mayoría de los capítulos incluyen largas conversaciones con docenas de personas de todo el mundo de grupos demográficos bastante diversos sobre sus experiencias de soledad. Muchos de esos participantes son citados literalmente en el texto para honrar la profundidad y el contexto de sus contribuciones. Aunque sus palabras son exactas, nos hemos esforzado por proteger su intimidad cambiando sus nombres —utilizando solo su nombre de pila— y evitando el uso de cualquier información que pudiera identificarlos con precisión. En todos los casos se han mantenido sus edades y países de origen.

INTRODUCCIÓN

Imagina que estás sentado en la cabina de mando de una avioneta que planea a seiscientos metros de altura sobre el océano Atlántico. Es noche cerrada y vuelas a ciegas en medio de una intensa tormenta con fuertes vientos en contra. No hay radio a bordo y eres el único ocupante del avión. Has dejado de ser una criatura absolutamente terrenal, con los pies plantados en tierra firme, pero desde luego tampoco eres un ser celestial, como parecen recordarte el intenso rugido del motor y el penetrante olor a gasolina de la cabina.

De pronto, en algún lugar sobre las gélidas aguas del océano, el motor suelta un chispazo y se apaga. Te quedas momentáneamente hipnotizado por la esfera brillante y oscilante del altímetro mientras el avión cae en picado. El profundo silencio te sobrecoge, pero entonces entras en acción para tratar de poner en marcha el motor. Han transcurrido al menos treinta segundos y el avión cae en picado por debajo de los cien metros de altura. Te preguntas si las olas serán lo suficientemente altas como para atraparte cuando el motor vuelve a rugir y la avioneta se eleva entre las nubes.

Esta desgarradora escena forma parte del relato de la aviadora Beryl Markham sobre su histórico viaje como la primera persona en cruzar el Atlántico en solitario de este a oeste (de Inglaterra a Canadá). Beryl llevó a cabo su hazaña en septiembre de 1936, nueve años después de que Charles Lindbergh realizara la primera travesía transatlántica en solitario y cuatro años después de que Amelia Earhart fuera la primera mujer en hacerlo, pero ambos pilotos habían volado con el viento a favor de oeste a este. En cambio, Markham voló contra el viento y, con su vuelo de veintiuna horas y veinticinco minutos, logró lo que nadie había conseguido hasta entonces. (Su objetivo era aterrizar en Nueva York, pero, cuando se congelaron los conductos de combustible, se vio obligada a caer de morro en un pantano de Nueva Escocia, rompiendo la luna con la cabeza durante el brusco «aterrizaje»).

A pesar de haberse quedado un poco lejos de su objetivo inicial, Markham había aterrizado en solitario con su llamativo Vega Gull, con carrocería turquesa y alas plateadas, directamente en los libros de historia. Así es como describió su experiencia: «Estar sola en un avión durante un periodo tan breve como una noche y un día, irremediablemente sola, sin nada que observar salvo el panel de mando y tus propias manos en la penumbra, sin nada que contemplar salvo el tamaño de tu pequeño coraje, sin nada que preguntarte salvo las creencias, los rostros y las esperanzas arraigadas en tu mente: una experiencia así puede ser tan sorprendente como cuando adviertes por primera vez la presencia de un extraño que camina a tu lado por la noche. Tú eres el extraño».

Para los investigadores de la soledad, incluidos los tres autoras de este libro, el poderoso relato de Markham dice mucho sobre lo que significa estar solo para cualquiera de nosotros. La soledad es, en esencia, un vuelo en solitario. En buena medida, lo que hace que las personas se sientan incómodas (o estimuladas) en ese estado es que insiste en que nos enfrentemos a nosotros mismos, con todos nuestros problemas y éxitos, emociones y expectativas. Para muchas personas, esto supone una reconfortante familiaridad, mientras que para otras puede ser de una sorprendente extrañeza. A veces nos movemos a ciegas en ese espacio, por lo que nos envuelve una sensación de vértigo, pero con la conciencia, la preparación y las herramientas adecuadas, de las que hablamos largo y tendido en este ensayo, podemos transformar el tiempo en soledad en un viaje exitoso. En resumen, estemos familiarizados o no con la experiencia de pasar tiempo en soledad, este puede ser tan definido o amorfo, tan vacío o lleno, tan seguro o incierto como nosotros decidamos.

En la época de Markham, como en la nuestra, la soledad voluntaria era poco común. Como han determinado muchos filósofos a lo largo de la historia, el ser humano es un ser social, así que la aviadora sabía que pasar tiempo a solas era poco convencional y quizá incluso indeseable para la mayoría de la gente. «Puedes vivir toda una vida y, al final, saber más de los demás que de ti mismo. Aprendes a observar a los demás, pero nunca te observas a ti mismo porque luchas contra la soledad. Aborrecer la soledad es tan natural como querer vivir», escribió Markham. Sin embargo, ella pasaba tanto tiempo a solas mientras pilotaba aviones y entrenaba caballos de carreras que el silencio se había convertido en un hábito y la soledad en un refugio en el que la sensación de sentirse sola resultaba extraña.

Markham nació en Inglaterra en 1902, pero fue en la Kenia colonial donde se desarrolló y aprendió a pilotar aviones. Cuando con treinta y tres años se subió a su avioneta para realizar su hazaña como aviadora, casi había recorrido medio millón de kilómetros como piloto. Markham era realista en cuanto a los peligros de volar en los albores de la aviación, y más siendo una mujer que volaba en solitario, pero pesaban más que todo eso la soledad transformadora y la sensación de libertad que esta permitía. En sus emocionantes memorias *West with the Night* hace referencia a esas sensaciones mientras sobrevolaba el sur de Irlanda durante su histórico vuelo y contemplaba el centelleo de las luces de las casas bajo la lluvia antes de sumergirse en la oscuridad del cielo sobre el océano: «Estoy por encima de ellas y el avión ruge en un mundo sollozante, pero no me transmite tristeza. Siento la seguridad de la soledad, el regocijo de la huida. Mientras pueda ver las luces e imaginar a la gente caminando bajo ellas, me siento egoístamente triunfante, como si hubiera eludido el cuidado y dejado en otras manos incluso la leve tristeza de la lluvia».

Cruzar el Atlántico en solitario, y con un tiempo especialmente desapacible, requirió obviamente un enorme coraje y una firme confianza. Del mismo modo, aunque rara vez desafía a la muerte, la soledad en cualquiera de sus formas requiere que nos armemos de valor. En nuestro mundo moderno, recibimos constantemente mensajes que nos invitan a huir de la soledad, como si pasar tiempo a solas fuera un problema, una pérdida de tiempo o, paradójicamente, un capricho ilegítimo. Según algunos expertos y muchos titulares, muchos de nosotros padecemos una epidemia de soledad (incluso en los días previos a la épica extrañeza social infligida por la COVID-19). Algunos libros actuales y la mayoría de los medios de comunicación están plagados de conceptos erróneos sobre la soledad, presumiendo que quienes la quieren o la necesitan son introvertidos o inadaptados sociales o que el espacio en soledad de uno es una zona habitada por la nada (un juego de suma cero). Según la cultura popular, la soledad es algo que hay que evitar o, como mucho, soportar; no hay más que ver a los tristes solteros desesperados por conectar con una pareja, como Bridget Jones o el clan de *Sexo en Nueva York*. Las mujeres, en particular, cargan con el estereotipo de aspirar a ser mariposas sociales en comunicación con los demás las veinticuatro horas al día durante los siete días de la semana. (Las tres autoras de este libro sabemos por experiencia propia que no tiene por qué ser así y anhelamos y perseguimos regularmente disponer de tiempo independiente de nuestros seres queridos).

En la sociedad actual, apenas se encuentran indicios de que la soledad elegida pueda ser maravillosa e incluso transformadora. En cambio, todos los mensajes sobre la sensación de soledad en la vida moderna invitan a concebirla como una especie de enfermedad que requiere tratamiento y que quizá se cure evitando por completo los momentos a solas. Hasta hace poco, la ciencia

16

apoyaba estas suposiciones porque la investigación se ha centrado durante décadas en la idea del ser humano como un «animal social» y en el hecho de que las relaciones satisfactorias son esenciales para la felicidad. La mayoría de los investigadores han valorado muy positivamente la capacidad de socializar, y la psicología ha dedicado tiempo y recursos a comprender, desarrollar y abrazar las relaciones con los demás. Se ha destinado tanto tiempo a investigar sobre las relaciones sociales que todos conocemos la manera en que esas interacciones afectan a nuestro bienestar. De esta manera, todos entendemos perfectamente el significado de conceptos como *relaciones estrechas* (pareja romántica, padres), *conversaciones* (sentarse y hablar) y relaciones *horizontales* (amigos) o *verticales* (jefes).

A raíz de esos trabajos también hemos aprendido mucho sobre la soledad en los extremos, por ejemplo para los presos y los astronautas, y en el desarrollo de la primera infancia (¡un tipo diferente de cautivo y cadete espacial!). Aunque estudiar los efectos del tiempo en soledad para los más jóvenes y para las personas aisladas, incluidos algunos ancianos, es valioso, ese enfoque tan estrecho ha dejado un gran vacío en cuanto al papel que desempeña la soledad en la vida cotidiana de las personas adultas. En un esfuerzo por llenar ese vacío, nos basamos en las principales teorías que han formulado las diferentes ramas de la psicología para entender el papel de las interacciones sociales y la relación con el yo. Así, por ejemplo, se incluyen nociones de la psicología del desarrollo (investigación sobre niños y adolescentes), la psicología humanista (psicoanálisis o investigación relacionada con el significado y la teoría de la autodeterminación), la psicología social (investigación relacionada con las normas sociales) y la psicología ambiental (investigación relacionada con la naturaleza).

Gracias al conocimiento aportado desde la psicología, sabemos que, así como tenemos necesidades físicas, también tenemos necesidades mentales. Nuestro cuerpo necesita comida y agua para crecer y fortalecerse, y nuestra mente necesita la experiencia de relacionarse con los demás (para algunas personas, esto incluye la proximidad con la naturaleza) y de autonomía. En este caso, el crecimiento no toma la forma de músculos o huesos, sino de sus equivalentes mentales. Esa necesidad de relación es un concepto fácil de entender, y probablemente no nos sorprenda escuchar que necesitamos sentirnos unidos y conectados a los demás para ser felices. Incluso un libro dedicado a la soledad no puede ignorar la importancia de la relación con los demás, por eso en estas páginas analizamos lo que nuestra necesidad de conectar con los demás significa para el tiempo que pasamos solos, y viceversa.

Las investigaciones y teorías psicológicas básicas afirman que, efectivamente, los demás son muy importantes para nuestra satisfacción. *Social* es un concepto inherentemente positivo, mientras que su otra cara (asocial o simplemente solitario) se interpreta de forma negativa, incluso se estigmatiza. Así que, en comparación, los científicos han dedicado muy poco tiempo y recursos a comprender el papel de la soledad, y el poder de la soledad positiva en particular, en la configuración de nuestras vidas. Estas cuestiones nunca han sido realmente abordadas, por lo que suponían un aliciente para las autoras de este libro. En realidad, las ciencias sociales no siempre tratan del mundo «social», y en nuestros propios viajes profesionales (y personales), nos hemos sentido atraídas por conceptos como *crecimiento personal* y *autoconexión* y por la manera en que el entorno no social, como la experiencia de la belleza y del poder de la naturaleza, puede influir en esos aspectos de nuestra vida. En resumen, creemos que el bienestar no se reduce a nuestras relaciones sociales.

Cuando fuimos más allá de las investigaciones existentes sobre la soledad, que eran limitadas para nuestro propósito de entender la *soledad positiva*, nos encontramos en un territorio inexplorado y frecuentado por pocos investigadores. Por este motivo creamos el Proyecto Soledad —un espacio tanto físico como virtual— y hemos dedicado unos cuantos años a investigar qué significa el tiempo en soledad para distintas personas de todo el mundo. Como resultado, tuvimos que imaginar un nuevo mapa de cómo podrían ser nuestros paisajes exteriores e interiores cuando hagamos de la soledad un destino buscado. Los sujetos de nuestra investigación nos han permitido extraer un aprendizaje que en cierto modo ha revolucionado el estudio de la soledad y nos ha convertido en referentes en la comprensión y la interpretación de la soledad cotidiana en personas que se encuentran en distintos caminos y etapas de la vida. Las experiencias de los participantes en nuestra investigación siguen orientando nuestro trabajo e influyendo nuestra forma de entendernos a nosotras mismas y en la forma en que pasamos nuestro día a día. Las tres autoras llegamos al estudio de la soledad desde experiencias y conocimientos que, aunque muy diferentes, consideramos complementarios para ofrecer una perspectiva única en el análisis de la soledad desde el principio de la historia de la humanidad hasta nuestros días.

Netta es psicóloga social y profesora universitaria y, paradójicamente, ha dedicado gran parte de su carrera al estudio de las relaciones y la motivación. Por tanto, la decisión de estudiar a las personas que pasan tiempo a solas fue muy importante. La idea de que cada uno de nosotros tiene el poder de pensar y regularse en soledad, y el hecho de que el tiempo a solas puede influir profundamente en nuestra manera de estar en el mundo (incluidas nuestras relaciones) cambiaron su identidad como investigadora y su forma de entender la soledad en su propia vida.

Thuy-vy es profesora de Psicología y lleva investigando la soledad desde que sintió un fuerte interés por este tema durante sus estudios de posgrado hace ya años. Al igual que Netta, Thuy-vy recurre a la experimentación rigurosa y a los conocimientos científicos extraídos de ese proceso para intentar mejorar nuestra calidad de vida. Con ese enfoque cuantitativo o de «ciencia dura», los científicos aprenden a través de la estadística: pruebas objetivas que describen y explican los fenómenos. Pero, para comprender realmente las experiencias vividas por las personas en soledad, tanto Thuy-vy como Netta advirtieron que tenían que ir más allá de la crudeza de los datos para entender por qué la soledad se ha convertido en una parte esencial, aunque ignorada, de la vida cotidiana.

Conscientes de las limitaciones del enfoque cuantitativo para captar la riqueza de la sabiduría y las experiencias individuales, contrataron a Heather, periodista y escritora científica de larga trayectoria, para que las ayudara a recopilar e interpretar las conversaciones con los sujetos de la investigación. Nuestra meta común era llevar a cabo una investigación *cualitativa* con tres objetivos: dejar que personas de toda condición hablaran por sí mismas sobre su soledad, analizar esas contribuciones y describir esos hallazgos para que pudieran ser útiles a un público más amplio. Este libro es, en parte, el resultado de ese trabajo.

A pesar de nuestras diferentes trayectorias como investigadoras, nuestro destino era el mismo: comprender qué papel desempeña —y puede desempeñar— la soledad en la vida cotidiana de personas corrientes como nosotras. Las tres hemos experimentado el impulso y la energía (¡sobre todo la energía!) de la soledad en nuestras propias vidas y conocemos su valor, pues nos ha ayudado a establecer nuestra identidad personal y nuestras creencias. (Estamos de acuerdo con Beryl Markham y con innumerables personas que han visto, y ven actualmente, un universo propio en la soledad). A lo largo del tiempo, los sujetos de nuestra investigación —cuyas voces escucharéis en estas páginas— nos han ofrecido una diversidad de puntos de vista que han logrado cambiar la manera de entender el tiempo en soledad de las autoras.

El hecho de conocer las experiencias de soledad cotidiana de muchas personas nos ha otorgado algunas de las percepciones más extraordinarias. Las conversaciones que hemos podido mantener con un grupo tan diverso de personas (desde un estudiante sudafricano negro de Medicina de diecinueve años hasta una jubilada escocesa blanca) nos han permitido concretar algunas similitudes notables en cuanto al potencial de la soledad para volver a centrarse y revitalizarse. También definimos diferencias sobre el significado de ese tiempo en las distintas etapas de la vida.

20

Empezamos a ver que la soledad se da a lo largo de la vida, se busque o no de forma específica, y reconocemos que la mayoría de nosotros podemos estar mejor posicionados para ser resistentes en ese espacio y maximizar sus beneficios.

Tal vez resulte sorprendente para algunas personas saber que el adulto medio pasa casi un tercio de su vida solo (esa proporción iba en aumento incluso antes de que las restricciones de la pandemia de la COVID-19 pasaran a formar parte de la vida cotidiana), y aún más a medida que envejecemos. Además, el número de personas que viven solas es mayor que en cualquier otro momento de la historia y, en general, en los países ricos cada vez son menos las personas que se casan o viven en pareja, y si lo hacen, es más tarde. Ya sea por casualidad o por elección, esta tendencia hacia la vida en soledad es vista por algunos como una crisis de bienestar y el desmoronamiento de nuestro tejido social. Recordemos que desde que somos niños nos enseñan que estar solo es malo, y ese mensaje se refuerza a lo largo de toda nuestra vida. Como resultado, la sensación de sentirse solo y la experiencia de la soledad —dos estados e ideas que, en principio, no tendrían nada que ver— se han confundido.

Es cierto que la experiencia de estar solo puede ser dolorosa o, como mínimo, desagradable para algunas personas. Para ellas, la soledad es un lugar donde afloran pensamientos oscuros, donde podemos perdernos en sentimientos de incertidumbre, inadecuación o desconexión. Reconocemos que, a veces, valerse por uno mismo puede resultar intimidante. Las autoras de este libro han tenido que viajar por el mundo por motivos de trabajo o estudios, y han soportado épocas de soledad e incertidumbre. Pero pasar menos tiempo a solas o en compañía de otras personas no es una «cura» para la sensación de soledad. Como mucha gente sabe, es posible sentirse profundamente solo incluso acompañado. En los próximos capítulos hablaremos de las causas reales de la sensación de soledad y de cómo evitar caer en sus redes cuando estamos a solas.

Aunque no era nuestra intención original, en gran medida investigamos y escribimos este libro en un momento único de la

21

historia, un momento que reforzó muchos conceptos erróneos sobre el tiempo en soledad. La pandemia de la COVID-19 oscureció el mundo en mayor o menor medida a principios de 2020, y la humanidad llegó a definirse por cómo era antes o cómo sería después de esta crisis. La cantidad, y no tanto la calidad, de nuestras relaciones y de nuestro tiempo a solas se convirtió en el centro de atención y durante esos meses se hizo mucho hincapié en cómo podíamos mantenernos en contacto unos con otros. Por el contrario, apenas se dedicó ninguna atención a cómo podíamos ser nuestro propio pilar, y pocos expertos sugirieron que el espacio abierto del tiempo en soledad representara una oportunidad para el bienestar. En su lugar, el mensaje que recibimos fue que el virus no solo era peligroso «ahí fuera», sino también «aquí dentro», en nuestros hogares silenciosos, privados y vacíos, en los que la soledad podía colarse y debilitarnos.

Aunque en el momento de escribir estas líneas, la pandemia aún no ha remitido del todo, en muchas regiones del mundo hemos vuelto a un paisaje más familiar, aunque diferente. En el mejor de los casos, ese periodo de aislamiento físico de gran parte de lo que conocíamos ha sido una pausa en la rutina de la vida ordinaria, incluso una oportunidad para volver a establecer prioridades. ¿Necesitamos realmente dedicar tiempo a esas amistades «de relleno»? ¿Necesitan nuestros hijos tener programado cada minuto de su tiempo libre? Antes de la pandemia, muchos de nosotros sentíamos que estábamos en contacto permanente con amigos, familiares y compañeros de trabajo (¡y luego llegaron las videollamadas!). Ahora sabemos que existen muchas más formas de pasar el tiempo: escuchando música, leyendo, aprendiendo un idioma, cosiendo, guisando, etcétera.

Como veremos en los próximos capítulos, no entendemos la soledad como una amenaza a nuestra necesidad de pertenencia, sino como un área complementaria de nuestra vida, que puede ofrecernos diferentes beneficios. A diferencia de un oso polar solitario que vaga por la tundra nevada o de una abeja que vive en

22

una gran colonia, los humanos somos una especie híbrida. Necesitamos un equilibrio entre la soledad y la compañía (ya seamos introvertidos o extrovertidos), y no tenemos por qué elegir situarnos en uno u otro lugar como a menudo nos hacen creer. Los hechos, las ideas y las historias de soledad de este libro demuestran que el «yo solitario» no está reñido con el mundo exterior, sino que es totalmente compatible con el «yo social». Se supone que el tiempo en soledad divide a la sociedad, pero, en el mejor de los casos, puede ser una fuerza de unión que modele positivamente la comprensión de nuestra propia mente y de la de los demás y transforme nuestros círculos sociales para mejor. La soledad representa una oportunidad para aislarse ocasionalmente del ruido de la vida de los demás y empezar a comprender nuestro mundo interior, al tiempo que ofrece la posibilidad de mejorar, paradójicamente, la calidad de nuestras relaciones.

Idealmente, la soledad no es un *aislamiento* de los demás, sino un movimiento intencionado hacia nuestro mejor yo posible. Solo cuando tomamos la decisión de centrarnos en nosotros mismos de forma significativa podemos superar y transformar nuestras ideas erróneas sobre la soledad. Se trata de una acción necesaria, puesto que, por muy significativas que sean las relaciones sanas con el exterior, nuestra relación más importante es la que establecemos con nosotros mismos. Profundizar en nuestra propia esencia es fundamental para comprender aspectos importantes de nuestra vida, como cuáles son nuestras verdaderas creencias, cuáles, nuestras prioridades, y cuáles deberían ser nuestros objetivos. Como investigadoras, compartimos la pasión por comprender cómo se relacionan las personas con su esencia (los valores, emociones y creencias más importantes que tenemos) y, en este sentido, hemos encontrado fascinantes y esclarecedoras las historias de soledad narradas por los sujetos de nuestra investigación.

Estas reflexiones ponen de relieve una narrativa alternativa, que abarca la historia y la cultura, y que refuerza el concepto de que pasar tiempo a solas es muy importante para trascender las convenciones sociales, adquirir sabiduría e identificar un camino con sentido personal. En este libro, de hecho, indagamos, desde una perspectiva multidisciplinar poco común, en lo que la soledad ha significado a lo largo de la historia de la humanidad y lo que significa ahora. Con la ayuda de historiadores, filósofos, escritores, antropólogos y neurocientíficos, entre otros especialistas, descomponemos la soledad para comprender sus componentes y luego la reconstruimos. A través de ese proceso, empezamos a vislumbrar un matiz sagrado (no en el sentido religioso, a menos que se quiera) en la decisión de desvincularse de la sociedad, aunque sea por un breve periodo de tiempo.

El tiempo en soledad —que, como recordaréis, es algo que todos hacemos en mayor o menor medida— ha sido malinterpretado y, creemos, subestimado drásticamente. La investigación sobre los beneficios de la soledad está aún en sus primeras fases, pero, por lo que sabemos a partir de la experimentación, pasar tiempo a solas puede tener muchas ventajas, desde relajarse y revitalizarse hasta resolver problemas y regular las emociones. Nuestra investigación también muestra que la auténtica soledad (cuando somos realmente nosotros mismos) es clave para el bienestar porque es la zona donde mejor conectamos con nuestros valores, intereses y emociones. En ese espacio puede haber verdad, sinceridad, independencia e intimidad. Podemos elegir la soledad por muchas razones, y estas pueden cambiar de un momento a otro. En cualquier caso, creemos que el tiempo bien invertido en soledad es fundamental para disfrutar de una vida profunda, significativa y tranquila. Nuestra investigación también apunta a cómo podemos aprender a sentirnos cómodos y a ser más resistentes en soledad, una información que, por supuesto, compartimos.

Un tema que ha surgido una y otra vez en nuestros debates sobre la soledad es otro mito que intentamos desmentir: cuando las personas imaginan una soledad positiva, suelen pensar que sobresalir en soledad es un santo grial o un arte perdido que solo puede dominarse en el retiro que representa por ejemplo un aislado monasterio tibetano. Pero nuestra investigación nos muestra un retrato de oportunidades muy diferente: las ventajas de la soledad son fácilmente alcanzables en nuestra vida cotidiana si elegimos ese camino. Como investigadoras, hemos aprendido que no existe una perfección universal en la soledad, ni una forma correcta de estar solos: tan solo existe un individuo que ejerce desde ese lugar su condición de persona, y eso es más que suficiente. Como arquitectos de nuestro propio espacio solitario, podemos construir un refugio para albergar los recursos internos que nos ayudan a dar sentido a nuestro mundo.

Aunque no requiere devoción monástica, la búsqueda de la soledad sí exige aceptar su paradoja inherente: se trata de un espacio en el que podemos estar limitados a nuestros propios pensamientos y deseos, pero que, al mismo tiempo, no nos impone ninguna limitación. En última instancia, buscar la soledad es un acto de autocuidado que cualquiera puede emprender, pero elegirla puede ser un gesto radical para algunas personas. En ese lugar podemos aprender a reconocer que la soledad no es la ausencia de nada, sino más bien la presencia de todo. Y, cuando lo hagamos, podremos ver que lo que antes considerábamos un castigo se convierte en una posibilidad.

Al igual que la pionera aviadora Beryl Markham, cualquiera de nosotros puede encontrarse en soledad y sentirse, a veces, como un piloto sin compañía dando tumbos en la oscuridad, un extraño para sí mismo, solo y sin guía. Pero también podemos experimentar la soledad como un vuelo en solitario en el que nuestro ingenio y nuestra sabiduría, nuestras herramientas y nuestro entrenamiento pueden servirnos de ayuda en el camino. Markham escribió: «Alzar el vuelo no es más que una huida momentánea de la eterna custodia de la tierra». Podemos entender la soledad del mismo modo, como una oportunidad para deshacer las ataduras, para despegar y ser libres con frivolidad o intensidad, y para aprender, analizar, jugar y soñar.

Capítulo I

LA SOLEDAD NO ES SOLO PARA ERMITAÑOS, POETAS Y MULTIMILLONARIOS

En una pequeña casa a orillas de Hood Canal, un enorme fiordo excavado en la costa densamente arbolada del estado de Washington, un hombre se sienta solo ante un escritorio. Si levanta la vista de su pila de libros, puede ver, más allá de los frondosos bosques y a través de las tranquilas aguas, las nevadas montañas Olímpicas en el horizonte. Incluso puede contemplar el vuelo de una gran garza azul que surca el aire en lentos picados o el poderoso nado de una gran orca que se desliza en el agua. Sin embargo, dedica la mayor parte del tiempo a leer un libro tras otro con voracidad o a anotar ideas en un cuaderno, tan solo se levanta de cuando en cuando para coger una cocacola *light*. Desde la década de los noventa, el magnate de Microsoft, Bill Gates, ha estado haciendo lo que él llama «semanas de reflexión». Durante unos días se aleja de todos y de todo lo que envuelve su vida cotidiana para estar completamente solo. El superempresario, y ahora filántropo, escapa a su tranquila cabaña para relajarse y destilar sus ideas, básicamente, para resolver problemas y mirar hacia delante. En el documental de Netflix *Inside Bill's Brain*, Gates lo llama «tiempo de CPU», por la unidad central de procesamiento, es decir, la parte del ordenador que ejecuta lo que un programa le ordena. «Necesito pensar», responde Gates para explicar su necesidad de soledad. Al fin y al cabo, sin una CPU que funcione, un ordenador no es más que un montón inútil de metal y cables.[1] Esta serena escena plantea algunas cuestiones fundamentales sobre la condición que llamamos soledad, quién tiene acceso a ella y si es esencialmente un estado positivo o negativo (o ninguno de los dos). El concepto de soledad se ha representado en cuentos y en pinturas, y se ha practicado en la vida real desde el principio de los tiempos. Examinar su historia, como haremos en este capítulo, aporta información valiosa sobre las ideas preconcebidas que tenemos hoy sobre la soledad. ¿Debemos concluir del ejemplo de Gates que disfrutar de una soledad significativa es solo para multimillonarios o *tech-bros*? ¿Solo resulta buena y eficaz cuando nos recluimos en una cabaña aislada durante días o semanas? (Alerta de *spoiler*: las respuestas son no y no). Analizar los mitos y las realidades de la soledad, como hacemos en nuestra investigación y en este libro, despeja el camino para entender mejor qué es la soledad y cómo podemos beneficiarnos de ella cada día.

Para bien y para mal, nuestra forma de entender y de relacionarnos con la soledad depende de la manera en que esta es concebida por las diferentes culturas en las que estamos inmersos. Las imágenes que vemos y las historias que oímos, tanto históricas como contemporáneas, crean impresiones sobre lo que significa estar solo y por qué querríamos o no estarlo a lo largo de nuestra vida. Por *cultura* entendemos no solo la parte del mundo en la que crecimos o las lenguas que hablamos, sino también la dinámica de nuestras familias y otras relaciones desde la infancia hasta la edad adulta. El hecho de habernos criado en una sociedad individualista o colectivista, con todas sus tradiciones, puede motivar en nosotros un desprecio o una veneración hacia la soledad. También el hecho de pertenecer a una familia ruidosa o tranquila puede proporcionarnos modelos que nos ayuden a disfrutar del tiempo en soledad o, por el contrario, a temerlo. No obstante, hemos descubierto, en entrevistas con personas de diferentes países y reflexionando sobre nuestras propias experiencias, que cada individuo puede tener una idea propia de lo que significa la soledad en su vida y, al mismo tiempo, revelar colectivamente ciertas verdades universales sobre ella.

La importancia de esto reside en que, a pesar de que cada persona puede desarrollar un sentido innato de lo que significa la soledad, el consenso sobre su definición entre los investigadores de la soledad es prácticamente inexistente. Durante los últimos cuarenta años, los psicólogos han investigado las sensaciones que tienen las personas cuando están solas,[2-4] aunque, en su gran mayoría, han centrado sus estudios principalmente en los niños. El niño solitario en el patio del colegio inquieta a los cuidadores, por lo que tanto padres como docentes desean saber si evitar las interacciones con otros niños representa necesariamente un problema. Aceptando sus limitaciones, esta investigación continúa siendo útil para empezar a entender cuándo es buena o mala la soledad y a quién tiende a gustarle o disgustarle. Pero ese enfoque ha dejado un enorme vacío en la comprensión de la experiencia de la soledad para nosotros, los adultos, en nuestra vida cotidiana.

En los últimos años, nuestra investigación se ha centrado en llenar ese vacío y en reconocer las múltiples dimensiones de la soledad. Gracias a la aportación de miles de personas de todos los ámbitos sociales, hemos ampliado enormemente nuestro conocimiento sobre el tiempo que pasamos en soledad, y, por ese motivo, esta investigación se ha convertido en una referencia en el estudio de la soledad y en la comprensión de los efectos del tiempo que pasamos en ese estado. ¿Qué hace que ese tiempo en soledad sea necesario o agradable, doloroso o temido? ¿Qué efectos tiene la soledad en el resto de nuestra vida y en nuestras relaciones más allá de las que mantenemos con nosotros mismos?

Según iremos desarrollando en los próximos capítulos, actualmente ya sabemos que soledad no es equiparable a la sensación

29

de sentirse solo, al aislamiento o el retraimiento, aunque esos estados estén relacionados con la circunstancia de estar en soledad. Y aunque los psicólogos solían entender la sensación de soledad como «estar solo», en un espacio ausente de otras personas, ahora reconocemos que también es posible sentirse solo en un parque abarrotado o en un café rodeado de conversación. Del mismo modo, ahora también entendemos que, a pesar de ciertos retratos históricos, la soledad no está reservada únicamente a las personas poderosas o espiritualmente avanzadas.

Entonces, ¿por qué el genio solitario en un retiro en el bosque (a menudo, un hombre) es la representación de la soledad para muchos de nosotros? Se trata de una pregunta sencilla, cuya fascinante respuesta se ha ido desarrollando durante siglos y ahora conforma el bagaje cultural de nuestra consideración del quién, el qué, el dónde, el cuándo y el porqué de la soledad en nuestra vida cotidiana. Este libro no pretende ofrecer una historia definitiva de la soledad desde los albores de la humanidad, pero incluso una mirada rápida a cómo ha sido interpretada a lo largo del tiempo ayuda a arrojar luz sobre algunos prejuicios y creencias. Observar cómo se ha abordado y se sigue abordando la soledad puede ayudarnos a desentrañar la forma en que la enfocamos hoy tanto de manera colectiva como individual. Con ese conocimiento también podemos iluminar algunos de los conceptos erróneos acerca de la soledad que nos impiden disfrutar de sus beneficios en la actualidad y avanzar hacia nuestras propias utopías.

UN POCO DE HISTORIA PARA EMPEZAR

Una de las razones por las que es tan interesante estudiar la soledad es porque, como hemos descubierto en nuestra investigación, el estado o la condición de estar solo es un elemento de la experiencia humana que trasciende el tiempo y el lugar, el idioma y la religión, la edad y el género. Eso no significa que la humanidad, desde el principio de los tiempos, haya experimentado siempre el tiempo en soledad de una única manera y además común a toda la especie (como veremos, el género y el estatus socioeconómico han supuesto excepciones importantes). No obstante, la soledad sí ha sido celebrada o repudiada (y casi siempre marginada) a lo largo de la historia. La idea de que la soledad haya sido abrazada o rechazada, venerada o temida, desalentada o tolerada a lo largo de los siglos nos permite comprender en parte su poder.

Durante milenios, la experiencia de la soledad ni siquiera se contemplaba, puesto que, francamente, el ser humano no estaba físicamente preparado para esta vivencia. La soledad como una oportunidad de experimentar un espacio interior independiente estaba fuera del ámbito de la vida cotidiana de los antiguos cazadores-recolectores. Desde esta perspectiva, no estamos «programados» para estar solos (véase el capítulo 6) y, aunque ahora ocupamos un puesto dominante en la jerarquía del planeta, durante la mayor parte de la historia, el ser humano era presa fácil. Nuestros antepasados evitaban caer en las garras de leones o hienas y desde luego sabían que la unión hace la fuerza, al menos para la mayoría de los miembros de un grupo. Antes de fabricar la tecnología necesaria para convertirse en depredadores, los seres humanos se mantenían unidos. Esta estrategia defensiva también favoreció la construcción de sociedades que se beneficiaban del esfuerzo colectivo dedicado a la caza y a la búsqueda de alimentos.[5]

Hoy en día, la mayoría de nosotros no necesitamos la ayuda de nuestros vecinos para atrapar la cena, y nuestra supervivencia no requiere poner a otros en peligro. Pero esta historia temprana de los primates puede ser responsable, en parte, de que la soledad continúe alejada de lo que se considera normal, esperado o práctico. Aunque ya no necesitemos ser un «rebaño egoísta»,[6] como las bandadas de pájaros o los bancos de peces, los humanos aún adoptamos esa mentalidad con frecuencia, sobre todo en momentos de peligro, cuando el razonamiento individual se suspende en favor del impulso de la manada (los expertos lo observan durante las crisis sociales o incluso durante las caídas de precios de los

31

valores bursátiles). La «mentalidad de grupo» puede secuestrar nuestra individualidad y fomentar comportamientos que normalmente no mostraríamos. Las investigaciones han demostrado que ese deseo innato de formar parte del «grupo de moda» también nos hace menos sensibles a los cambios en nuestro entorno. Del mismo modo, contiene nuestros deseos de elegir una forma de actuar alternativa, a pesar de que pueda resultarnos beneficiosa, como es el caso de pasar tiempo en soledad.[7]

Incluso cuando el ser humano dejó de llevar una vida nómada para instalarse en pueblos y después en ciudades, la comprensión y la aceptación de la soledad continuaron al margen de la experiencia humana. En los mejores tiempos, la soledad se ha convertido en una moda, o a ejercer cierta fascinación, para después volver a caer en desuso, según las normas establecidas por los líderes académicos, religiosos y políticos. (Profundizamos en mayor medida en la ciencia de ese estigma en los capítulos 2 y 6). Durante la mayor parte del tiempo, ha sido subestimado e infravalorada por la corriente dominante.[8]

Algunas ideas sobre la soledad en la sociedad actual están basadas en historias e imágenes de generaciones pasadas que pueden influir, para bien o para mal, en nuestra concepción y aceptación de la idea de pasar tiempo en soledad. A veces se trata de tópicos, como la imagen del poeta solitario descansando en un prado soleado o la del filósofo melancólico sentado en un sillón junto a la chimenea. Otras imágenes de la soledad han llegado a las masas a través de las principales tradiciones religiosas de todo el mundo. Ofrecen algunas de las primeras visiones de la soledad, representada como un camino hacia la comprensión, el crecimiento y la trascendencia espiritual (lejos de reinos sociales más desordenados e «imperfectos»). Los relatos antiguos y las innumerables imágenes basadas en estas historias (véase el cuadro 1.1) están repletos de profetas que buscan la orientación y la sabiduría en el «desierto».[9] El islam enseña que el profeta Mahoma vivía en soledad en una cueva en plena montaña durante un mes al año. Allí recibió la visita del ángel Gabriel, que le reveló los primeros versículos del Corán, el libro sagrado de los musulmanes.[10] Los profetas de las tradiciones judía y cristiana, tal y como se describen en la Biblia, también solían pasar mucho tiempo solos. Tanto Moisés como Elías practicaban la soledad; el profeta hebreo Moisés (a quien tradicionalmente se atribuye la redacción de la Torá, la ley de Dios para el judaísmo) «entró en la nube» de la profunda soledad del monte Sinaí para que Dios le revelara divinamente los diez mandamientos.[11] El antiguo profeta persa Zoroastro (también conocido como Zaratustra) aparentemente superó a todos estos ermitaños al retirarse a vagar por las rocosas y escasas montañas iraníes de forma intermitente y en solitario durante una década.[12,13]

Durante muchos siglos, esas enseñanzas inspiraron la idea de la soledad para la transformación espiritual, y los ermitaños y monjes que seguían a los profetas —aún alejados de la corriente dominante— continuaron buscando la excelencia.[14] La idea de que las personas santas rehuyeran la compañía de los demás con una finalidad egoísta (la excelencia o la trascendencia) puede resultar contradictoria a simple vista, pero para ellos no tenía este talante. Por el contrario, la soledad era necesaria para lograr la máxima concentración en algo que era superior a sí mismos; el tiempo en soledad estaba destinado a conectar con lo divino. En aquellos tiempos, la gente común entendía esa necesidad y además veneraba (tal vez también envidiaba) el esfuerzo de privación de estos hombres santos, puesto que el sacrificio se entendía como un camino de salvación y felicidad. La soledad representaba una experiencia inaccesible para la mayoría y creaba, al menos para algunos, un anhelo romántico y no correspondido.[15]

Cuadro 1.1. Buda bajo el árbol Bodhi

Quizá la imagen más reconocible, y tal vez idealizada, de la soledad sea la de Buda sentado bajo el árbol Bodhi. Sus ojos están cerrados para indicar una concentración interior, sus

33

piernas están cruzadas en una postura meditativa y en su rostro se dibuja una leve sonrisa de pacífica satisfacción. A menudo, en estas imágenes etéreas, el árbol Bodhi, con sus ramas nudosas pero frondosas que se extienden en todas direcciones, representa el crecimiento espiritual y el desarrollo de la personalidad. Pero ¿cómo llegó hasta allí Buda, el iluminado, el conocedor, y qué lecciones nos enseña sobre el valor de la soledad?

El joven Buda, llamado Siddhartha Gotama al nacer, creció en Nepal en un ambiente de riqueza y comodidad, ignorante del sufrimiento de los pobres. Cuando se aventuró por primera vez más allá de los muros de su castillo, Gotama creía que el resto del mundo compartía su afortunado derecho de nacimiento, y se estremeció cuando vio, por primera vez, la pobreza, la enfermedad y la muerte. Para dar sentido a una realidad tan divergente y dolorosa, Gotama pidió ayuda a los líderes espirituales de su entorno. Le sugirieron que ayunara y rezara, pero eso no pareció surtir efecto y, tras años de intentos, un Gotama aún confundido decidió buscar respuestas por su cuenta. Fue entonces, en la soledad de un bosque cercano, cuando se cree que encontró la iluminación. Aquello constituyó la base de lo que hoy conocemos como doctrina budista, que profesa que una existencia basada en el apego causa sufrimiento y que el dolor solo puede aliviarse mediante la liberación de la ilusión de permanencia.[16]

Gracias a su voluntad de comprender el mundo por sí mismo, Buda pudo regresar a la sociedad como un maestro sabio con sus propios planteamientos y una nueva filosofía de la «buena vida». Hoy en día, solemos definir la práctica de Buda en soledad como meditación o atención plena, prácticas populares pero no obligatorias para encontrar el sentido del tiempo en soledad.[17]

Más allá de ser un camino señalado hacia la iluminación espiritual, durante la mayor parte de la historia, la soledad ha estado reservada a devotos como monjes o monjas de clausura, a aquellos dispuestos a sacrificar los lazos sociales y familiares para alcanzar, según las religiones, la conexión con un ser supremo y un propósito superior.

A excepción de estas formas idealizadas de soledad emprendidas por figuras religiosas, la soledad fue vista principalmente con recelo durante los milenios siguientes. El miedo a la soledad parece, paradójicamente, derivar de lo que la hace atractiva: en ausencia de influencia social, la gente es libre para practicar la autorreflexión, la autosuficiencia y el pensamiento independiente. Ese era un poder que solo se confiaba a unos pocos y, con el tiempo, se ha considerado peligroso en manos de la mayoría despreocupada.[8]

Durante el paso de la Edad Media a la modernidad, muchos médicos creían que el equilibrio natural de una persona se veía alterado por ciertas formas de vida que afectaban a su salud mental. Advertían que las monjas y los monjes ascetas corrían un grave riesgo de melancolía debido a la extrema autodisciplina. Marsilio Ficino, un sacerdote y filósofo muy influyente en la Italia de mediados y finales del siglo xv, recomendaba a los eruditos que dejaran de pensar en soledad. Este sabio interesado además por la astrología y la medicina, consideraba que el exceso de cavilaciones secaba el cerebro, lo que, en su opinión, conducía a la depresión.[18] Sin embargo, esta línea de pensamiento no empezó aquí (los médicos, desde Galeno en la antigua Grecia (hacia el siglo ii), confundían la soledad con la melancolía, una especie de tristeza vaga) y, por supuesto, tampoco terminó, sino que continuó durante siglos.[19] El clérigo y académico de Oxford Robert Burton escribió en su exitosa enciclopedia de la depresión *The Anatomy of Melancholy (La anatomía de la melancolía)* en 1621 que la soledad provoca que las personas dejen de ser «criaturas sociables, [a] convertirse en bestias, monstruos, inhumanos, feos de contemplar».[20]

35

Incluso a mediados del siglo XIX, la soledad se consideraba una desviación en muchos sentidos. En su *American Practice of Medicine* de 1846, el médico Wooster Beach hablaba de varias enfermedades supuestamente derivadas o intensificadas por la soledad, como la pena, la melancolía, la epilepsia, la «enfermedad del amor» y la hidrofobia (un síntoma clave de lo que hoy conocemos como rabia). Su conclusión: «La soledad debe, por tanto, evitarse por todos los medios».[21,22] Las ideas sobre la soledad no eran muy diferentes al otro lado del charco. En la edición de 1850 de la revista *People's Medical Journal, and Family Physician* —en aquella época, una publicación que rivalizaba con la destacada *Lancet*—, el médico británico Thomas Harrison Yeoman escribió: «Las principales características de la melancolía son el amor a la soledad, la tristeza, el miedo, la desconfianza y la pesadumbre».[23]

En el mejor de los casos, algunas personas parecen haber mantenido una relación diferente con la soledad o quizá un reconocimiento incipiente de sus posibilidades. A pesar de los mensajes desalentadores sobre la soledad lanzados por la corriente dominante, en algunos momentos de la historia, pasar un tiempo a solas ha estado más o menos de moda sobre todo entre las clases privilegiadas con suficiente tiempo libre y posibilidades de privacidad. Durante el Renacimiento (siglos XV-XVII), algunos pensadores empezaron a entender la soledad de otra manera.[15,24,25] Los filósofos renacentistas deseaban emular las enseñanzas clásicas grecolatinas y, en ese contexto, reflexionar acerca del yo y el individuo. Los antiguos griegos creían, como profesaba Aristóteles, que el ser humano es un animal político, pero algunos también destacaban el valor del individuo. Sócrates era un filósofo locuaz y cosmopolita —famoso por su demostrada indiferencia hacia la opinión popular— que defendía la supremacía de la conciencia individual sobre la aprobación de la sociedad.[25-27] Más tarde, Séneca, el filósofo estoico romano, escribió: «El principal indicio, en mi opinión, de una mente bien ordenada es la capacidad de un hombre para permanecer en un lugar y entretenerse con su propia compañía».[28]

Durante el Renacimiento se redactaron inocentes ensayos personales sobre los pros y los contras de la soledad. A mediados del siglo xv, el político y filósofo francés Michel de Montaigne escribiría un controvertido ensayo titulado precisamente *De la soledad*: «Debemos reservar una habitación de retiro totalmente nuestra, y enteramente libre, donde asentar nuestra verdadera libertad, nuestro principal lugar de descanso y soledad». Con toda probabilidad, esta habitación propia estaba destinada únicamente a nobles como él y no a mujeres o sirvientes, sin embargo, el pensamiento de Montaigne representa una evolución en la aceptación de una plenitud en soledad (y, por cierto, nuestro cerebro no se deshidrata como una pasa). «Tenemos una mente que puede volverse hacia sí misma, que puede ser su propia compañía; que tiene con qué atacar y defender, recibir y dar. No temamos entonces, en esta soledad, languidecer en una incómoda vacuidad de pensamiento», escribió.[29]

Al mismo tiempo, Montaigne vivió en una época de bonanza económica en Europa. La intimidad se convirtió en una posibilidad y en un objetivo real, en primer lugar, para la clase noble, y luego para todos aquellos que pudieran permitirse construir más habitaciones o al menos levantar más tabiques en sus casas. Por primera vez, un número cada vez mayor de personas podía buscar la soledad, aunque solo fuera durante un rato. En algunos casos, incluso las mujeres —sobre todo si pertenecían a la alta sociedad— podían disfrutar de algo más que unos momentos de tranquilidad al margen de las responsabilidades familiares y sociales[24] (véase el cuadro 1.2.).

A pesar del cambio de mentalidad de algunas personas hacia la soledad, el tiempo a solas seguía siendo un tema controvertido. La mayoría de la gente seguía creyendo que el individuo solo se definía en relación con la sociedad y que los que se encontraban fuera de ese paradigma merecían la desaprobación social o, en todo caso, la compasión. Probablemente esta concepción tuviera su origen en el miedo a lo desconocido, puesto que la mayoría

37

de la gente no había experimentado la soledad total. A mediados del siglo XVIII, en los inicios de la era industrial, buscar un momento de soledad parecía una idea descabellada, puesto que la cotidianidad estaba basada en las interacciones sociales. Desde luego, aunque alguien deseara estar solo, la vida en casas pequeñas y abarrotadas y el trabajo en fábricas congestionadas imposibilitaban la satisfacción de ese deseo. Las clases trabajadoras no disponían de tiempo para dedicarse a la soledad autorreflexiva de Buda, aunque es posible que hicieran «pausas» para la soledad, según David Vincent, autor de *A History of Solitude (Historia de la soledad)*. Por otro lado, para algunas personas, la soledad sería una consecuencia de las largas y agotadoras jornadas de trabajo en el campo.[24]

En esta época, las élites gobernantes tampoco mostraban mucho entusiasmo ante la idea de que sus trabajadores encontraran su propio camino hacia la sabiduría (que en aquella época se consideraba estrechamente relacionada con la fe religiosa y la moralidad). Además, la mayoría de la población era analfabeta y, por tanto, incapaz de interpretar por sí misma las enseñanzas espirituales. Explicar la espiritualidad era competencia de los líderes religiosos, que definían el bien y el mal, y las búsquedas espirituales solo eran apropiadas en iglesias y reuniones sociales. Fuera de esos contextos, descubrir las propias verdades no enseñadas amenazaba el orden social establecido y era desalentado por los líderes religiosos.[24]

Esta estrecha visión no sufrió apenas cambios durante el periodo hipersocial de la Ilustración del siglo XVIII, cuando la agitación de ideas progresistas y liberales en innumerables «salones» estaba de moda y la soledad era vista por muchos como una perversión. Por ejemplo, el célebre filósofo escocés David Hume (1711-1776) escribió en su *Tratado de la naturaleza humana*: «Una soledad perfecta es, quizá, el mayor castigo que podemos sufrir. Todo placer languidece cuando se disfruta separado de la compañía, y todo dolor se vuelve más cruel e intolerable».[30] No obstante, había excepciones, como, por ejemplo, Daniel Defoe, autor de *Robinson Crusoe* (1719), que recomendaba la soledad cotidiana a cualquiera que tuviera la mentalidad adecuada para ello. En su ensayo *De la soledad* (1720), afirmaba que la esencia de la soledad no residía en el aislamiento de la celda de un monje, sino que podía encontrarse fácilmente en un lugar público, como el edificio de la Bolsa de Londres. Según este autor, el truco consiste en estar «perfectamente retirado del mundo» y dispuesto a concentrarse en uno mismo.[31] Para algunos marginados como Defoe, que sospechaban que la sociedad contenía más preguntas que respuestas, el tiempo alejado de los demás se convirtió en un lugar atractivo para el autodescubrimiento.

Cuadro 1.2. Mujeres en soledad

Las experiencias de las mujeres a lo largo de la historia son a menudo difíciles de descubrir, al menos desde el registro escrito (mientras que los hombres han escrito la mayor parte de la historia, las mujeres la han vivido de maneras raramente documentadas), y su relación con la soledad no es una excepción. Pero, como somos tres autoras con diferentes aunque profundas relaciones con la soledad, somos muy conscientes de la necesidad de intentar representar una verdadera diversidad de experiencias. La historia de las mujeres y la soledad hasta nuestros días es ciertamente incompleta, pero varias voces destacadas insinúan la importancia perdurable del tiempo en soledad para muchas mujeres de diferentes épocas, incluida la nuestra.[47] A lo largo de los siglos, la historia de la soledad femenina ha existido en los márgenes de la sociedad, al igual que la soledad masculina, pero la forma y el motivo por los que las mujeres han logrado la soledad difieren en algunos aspectos intrigantes. Esto se debe, en gran parte, a los estereotipos de género que perduran de alguna forma hasta nuestros días, como, por ejemplo, la idea de que las mujeres necesitan hablar para satisfacer sus necesidades emocionales. Del mismo modo, la noción de las mujeres como cuidadoras, por lo que se espera que estén siempre disponibles para los demás y que olviden sus propias necesidades en favor de las de su pareja o hijos. Estos estereotipos se salen del plano doméstico para alcanzar el ámbito profesional, puesto que las mujeres siguen estando sobrerrepresentadas en profesiones centradas en la contribución social y la comunicación interpersonal.[48] Históricamente, el panorama era más sombrío en cuanto al estatus secundario de la mujer en la sociedad. Se creía que las mujeres eran el sexo débil, y los hombres pensaban que una mujer abandonada a su suerte no tendría la fuerza mental para resistir las tentaciones del diablo. El manual definitivo sobre brujería, *Malleus maleficarum*, de 1486, que impulsó dos siglos de histeria europea por la «caza de brujas», nos ofrece la siguiente explicación: «Cuando una mujer piensa sola, piensa mal». Por tanto, si una mujer buscaba la soledad, con el fin de alejarse de las interpretaciones malintencionadas, debía declarar su devoción religiosa.[49]

Las llamadas madres del desierto no son tan conocidas como sus homólogos masculinos, pero, sin embargo, hubo mujeres ascetas cristianas en Oriente Próximo, el norte de África, Europa y las islas británicas en los siglos IV y V. Estas *ammas*, como se las solía llamar, se unían a comunidades monásticas, pero muchas también vivían solas como ermitañas. La elección de una vocación religiosa tan extrema era un giro de guion sobre los valores y expectativas sociales esperados y, posiblemente, una «huida» mental y física de la opresión patriarcal. (En particular, el voto de castidad que hacían las *ammas* era una buena solución para las mujeres que buscaban independencia física).[50]

La soledad, sin embargo, no era solo un medio de escape, sino un espacio significativo en el que las mujeres podían pensar y profesar como maestras espirituales. Sinclética de

Alejandría, que vivió en el Egipto romano de los siglos IV y V, fue una de ellas.[51] Se dice que era rica, bella y culta, pero que renunció a sus riquezas y se trasladó al desierto para llevar una vida santa. Aunque sin duda era partidaria de la contemplación silenciosa, mucha gente peregrinaba para escuchar sus enseñanzas. Una de las sabias frases de Sinclética rechaza la idea de que haya que ser un recluso para acceder a la soledad y sus beneficios, al tiempo que advierte del potencial de la rumiación: «Es posible ser un solitario en la mente mientras se vive en una multitud; y es posible para quien es un solitario vivir en la multitud de sus propios pensamientos».[52] La tradición eremítica decayó en los siglos IX y X, pero resurgió de nuevo cuando, en la segunda mitad de la Edad Media (1100-1500), las mujeres europeas volvieron a buscar la soledad de un modo diferente pero no menos extremo.[24] Esta es la época de las «anacoretas», en la que cientos de mujeres laicas decidieron vivir solas (siempre que pudieran mantenerse económicamente), encerradas en celdas de tres metros cuadrados sin escapatoria física, para dedicarse a la oración y la contemplación.[53]

La palabra *anacoreta* deriva del griego *anachero*, que significa «retirarse». Se creía que esa vida de relativo aislamiento (también aconsejaban a los visitantes desde su celda) las elevaba a un nivel superior de existencia. Aunque no tomaban los votos, eran una especie de supermonjas, pues tenían el poder de buscar la salvación para los demás; algunas personas creían que la anacoreta podía conducir a los muertos más allá del purgatorio. Más allá de sus evidentes limitaciones físicas, la anacoreta cumplía un poderoso propósito espiritual que superaba el de la mayoría de los cristianos de su época.[48]

A lo largo de los siglos se escribieron diversas guías para anacoretas en las que se elogiaba la vida en soledad total, tomando como modelos de conducta a los ermitaños del desierto. Una guía del siglo XIII, *Ancrene Wisse*, recordaba a la

41

anacoreta que el consuelo de su sacrificio era el servicio que prestaba a los demás: «La anacoreta es llamada *ancla*, y está anclada bajo la iglesia como un ancla en el costado de un barco sostiene la embarcación y evita que las olas y las tormentas lo hagan zozobrar». Este papel único representa un raro momento en la historia en el que la autoridad espiritual de las mujeres fue reconocida e incluso buscada. (También hubo anacoretas varones, pero siempre fueron superados en número por las mujeres).[54]

A diferencia de una *amma*, la anacoreta estaba sola en medio de la ciudad. Su celda solía estar adosada a una iglesia y tenía tres ventanas: una que daba al interior de la iglesia, otra que daba a un salón donde una sirvienta servía la comida y se llevaba los desperdicios y otra que daba al exterior. (La celda no tenía puertas con el fin de «proteger» su cuerpo físico de la tentación y el pecado). Se le aconsejaba llevar el pelo corto y vestir ropa sencilla, como hacían las madres y los padres del desierto. Pero ocupar un puesto importante en el centro de la comunidad diferenciaba a la anacoreta de lo que conocemos por eremita. Aunque compartían la opción de vivir apartados de la sociedad de forma extrema, la anacoreta se movía —al menos intelectualmente— entre la sociedad y la soledad con notable intención.[53]

En ese sentido, las anacoretas representan una interesante anomalía en la historia de la soledad femenina, e ilustran los extremos a los que las mujeres estaban dispuestas a llegar para que las dejaran pensar por sí mismas. Al mismo tiempo, la realidad de las mujeres que se encerraban voluntariamente en celdas como única forma aceptable de conseguir periodos significativos de soledad (y de escapar del panorama desigual de derechos legales y sociales que solo se concedían a los hombres) es sombría, al menos según la visión actual. Sin embargo, a diferencia de la mayoría de sus contemporáneas, las anacoretas tenían cierta autonomía sobre su cuerpo —no se esperaba

42

de ellas que se casaran o tuvieran hijos, por ejemplo— y se las animaba a leer y a escribir. Juliana de Norwich, también conocida como madre Juliana, es posiblemente la anacoreta más famosa de la historia. Vivió durante décadas en el confinamiento que había elegido. En *Revelaciones del amor divino* describe las revelaciones celestiales que recibió cuando se encontraba en lo que ella creía que era un estado cercano a la muerte a la edad de treinta años, es decir, antes de convertirse en una anacoreta. Este libro, escrito a mediados o a finales del siglo XIV, es la primera obra escrita por una mujer en lengua inglesa, según han confirmado diversos expertos.[55]

A lo largo de la historia, las mujeres que buscaban la vida en soledad o una manera de estar en el mundo poco convencional han corrido innumerables riesgos (y hay quien sostiene que aún lo hacemos, ya sea física o psicológicamente). Las beguinas representan un buen ejemplo de esta asunción de riesgos. Estas mujeres aparecieron alrededor del año 1200 en el norte de Europa y más tarde se extendieron hacia el sur. Se trataba de mujeres laicas que, sin pertenecer a ninguna orden religiosa, habían dedicado su vida al servicio (en vocaciones como la enseñanza o la enfermería).[56-58] Algunas vivían solas, mientras que otras optaban por un entorno comunitario, pero, con independencia de esta decisión, normalmente eran investigadas, reprimidas e incluso perseguidas por quienes recelaban de las mujeres que vivían sin supervisión masculina directa. Si una mujer y su cuerpo no estaban gobernados por alguien que no fuera ella misma, si no estaba bajo vigilancia constante, parecía inútil y potencialmente peligrosa para los hombres. (A pesar de los intentos de acabar con las beguinas, sobrevivieron de alguna forma hasta finales del siglo XX). Una excepción a esta dura realidad fue Mugai Nyodai (1223-1298), nacida en el seno de una noble familia samurái de Japón. Tras enviudar y criar a su hija, decidió estudiar con los abades de un monasterio y, finalmente, tomar sus propios votos monásticos.

Tras años de meditación, alcanzó la iluminación, por lo que se convirtió en la primera maestra zen. Cuando se le prohibió dirigir el monasterio de su maestro, fundó el primer convento budista de Japón.[59]

La historiadora Naomi Pullin, de la Universidad de Warwick, ha estudiado cómo las experiencias de vida en soledad y en sociedad han diferido históricamente entre hombres y mujeres. Según Pullin, en las islas británicas durante los siglos XVII y XVIII, lo natural era seguir el ejemplo de los demás, por lo que apartarse de la norma significaba un acto profundo. Al soportar el peso de las incesantes responsabilidades domésticas, las mujeres rara vez disponían de tiempo propio, pero, de vez en cuando, se las ingeniaban para estar con sus propias mentes. Pullin cuenta la historia de lady Elizabeth Anne Dormer, una dama de Oxfordshire que (infelizmente) se casó con Robert Dormer en 1668 y escribió reveladoras cartas a su hermana sobre su relación... con la soledad: «Exaltaba los beneficios emocionales y domésticos de su ropero, *un refugio seguro*, donde podía leer y escribir en privado. Esto contrastaba con la caótica y asfixiante situación doméstica *fuera de este lugar*, donde encontraba *poca tranquilidad*».[60]

A mediados del siglo XVIII, algunas mujeres notables también expresaban sus ideas sobre la soledad. Anne-Thérèse de Marguenat de Courcelles (marquesa de Lambert) organizó salones intelectuales en su casa de París a partir de 1710, donde se debatían temas candentes de la época. La marquesa escribió sobre la importancia de que las mujeres se refugiaran en su interior para pensar de forma independiente. (Lambert podía apreciar la paradoja de propugnar la filosofía de la soberanía individual de la época de la Ilustración en un salón abarrotado de gente). En una de sus obras más famosas, *Consejos de una madre a su hija* (1729), habla de la soledad como una virtud que hay que cultivar: «Asegúrate un retiro en tus propias adquisiciones mentales, al que puedas volver en cualquier

44

momento y ser tú misma. [...] Te aconsejo que, de vez en cuando, te retires del mundo para estar a solas».[61] Lambert y otros escritores de la época aceptaban que las mujeres estaban limitadas a una esfera particular (principalmente, el hogar), pero sostenían que era posible hallar diversas opciones dentro de ese confinamiento doméstico o a pesar de él. El pensamiento independiente en soledad era una de estas opciones.

Las escritoras posteriores mantuvieron una relación más compleja con la soledad, que consideraban un espacio de reflexión y crecimiento, aunque insuficiente. Este es el caso de la escritora y pionera feminista Mary Wollstonecraft, un espíritu salvaje nacido en Londres, que entendió la soledad como una puerta al cielo, pero un triste refugio al que regresar cuando sentía el rechazo de amantes o extraños. Así, en su obra *Vindicación de los derechos de la mujer* (1792) afirmó: «La soledad y la reflexión son necesarias para dar a los deseos la fuerza de las pasiones». Wollstonecraft murió a los treinta y ocho años, once días después de dar a luz a su segunda hija y solo seis meses después de contraer matrimonio con William Godwin. Ambos eran inadaptados sociales: Wollstonecraft tenía aventuras y abogaba por los derechos de la mujer, y Godwin era un conocido anarquista. Su hija, Mary Shelley, escribió *Frankenstein*, la historia de una criatura temida y despreciada por ser «diferente» y condenada a la más terrible de las soledades.[8, 62, 63]

Las mujeres del siglo XIX hablaban de la soledad y la utilizaban de un modo que hoy podríamos reconocer como feminista. La Marianne funcional de Kate Chopin en «The Maid of Saint Philippe» (1892) es una joven francoamericana de diecisiete años, fuerte y autosuficiente (y hábil cazadora), que vive en Luisiana en el momento en que su pueblo es tomado por los británicos. Hija única y huérfana, Marianne rechaza a varios pretendientes y busca la soledad y la independencia que siente cuando está a solas: «Enseguida sintió que estaba sola, sin más voluntad que obedecer en el mundo que la suya propia. Entonces, su corazón fue tan fuerte como el roble y sus nervios como el hierro».[64]

Ese mismo año, Elizabeth Cady Stanton (1815-1902), por entonces una famosa sufragista que luchaba por el voto femenino, se dirigió al Congreso de Estados Unidos para hablar de la «soledad del yo»: «Al discutir los derechos de la mujer, debemos considerar, en primer lugar, lo que le pertenece como individuo en un mundo propio, árbitro de su propio destino, un Robinson Crusoe imaginario con su mujer, Viernes, en una isla solitaria. Sus derechos en tales circunstancias son utilizar todas sus facultades para su propia seguridad y felicidad».[65] Esencialmente, Stanton argumentaba que lo que las mujeres hacían en soledad —darse el gusto de la soberanía de sus almas humanas— demostraba que son iguales a los hombres: «Para guiar nuestra propia embarcación debemos ser capitanas, pilotos, maquinistas; con carta de navegación y brújula, ponernos al timón; adaptarnos al viento y a las olas y saber cuándo desplegar las velas, y leer las señales del firmamento por encima de todo. No importa si el viajero solitario es hombre o mujer».[65] Las mujeres del siglo XX recogieron el testigo, argumentando además que las mujeres necesitaban su propio espacio en el que alimentar su hambre intelectual. *Una habitación propia*, un texto feminista ya clásico basado en dos conferencias impartidas por Virginia Woolf a estudiantes universitarias en la Universidad de Cambridge en 1928, fue solo una de las obras de Woolf que aludían al poder de la soledad.[66] Esa *habitación* era literal y figurativa, y Woolf argumentaba que era una de las muchas ventajas que los hombres tenían sobre las mujeres en aquella época. Disponer del lugar y del tiempo para disfrutar de la soledad —ya fuera para trabajar o simplemente para pensar— era clave, especialmente para escribir. A veces Woolf experimentaba con el sentimiento de la soledad y describió las relaciones que mantenían sus personajes con esta sensación, ya fuera positiva o negativa, pero, además, supo sacar partido a estos momentos solitarios que parecían fertilizar su pensamiento. Así escribió en *Las olas* (1931): «Cuánto mejor estar sola, como la solitaria ave marina que despliega sus alas posado en una estaca. Dejadme estar aquí sentada para siempre jamás, con cosas desnudas, esta taza de café, este cuchillo, este tenedor, cosas en sí mismas, tal como yo soy yo misma».[67]

La prolífica poeta, novelista y diarista belga-estadounidense May Sarton comprendió muy bien este concepto. En su libro de 1973 *Diario de una soledad*, escribió que el tiempo que pasaba a solas era su «verdadera vida». En su soledad (tanto literal, en la costa azotada por el viento de Nueva Inglaterra, como simbólica, como artista lesbiana nacida en 1912) escribió: «Espero abrirme paso hasta las profundidades ásperas y rocosas, hasta la matriz misma».[68] Sarton partió en busca de la soledad a mediados de los cuarenta, cuando sintió que las exigencias de la sociedad estaban apagando su fuego interior. En su juventud había tenido muchos amigos, amantes y compañeros de trabajo, pero sentía que tenía que buscar algo más en su interior. En su obra, Sarton exploró temas universales, como la búsqueda de la paz interior, el autoconocimiento y la satisfacción individual. En el poema «Canticle 6», perteneciente a su poemario *Inner Landscape*, Sarton escribe: «Uno en soledad nunca está solo: el espíritu se aventura, despertando / En un jardín tranquilo, en una casa fresca, permaneciendo solo allí».[69]

Ya no se considera que las mujeres que se escabullen en solitario sean las compañeras de juegos del diablo, pero todavía hoy parece haber un desprecio especial reservado a las mujeres que quieren volar solas. Elegir la soledad se asocia a menudo con los estereotipos negativos de ser difícil, egoísta, lastimera o triste. A menudo, esos estigmas negativos pueden interiorizarse, lo que lleva a las mujeres solteras a formarse una impresión negativa de su propio estilo de vida.[70] Por ejemplo,

47

en una entrevista en profundidad realizada a treinta y dos mujeres noruegas de entre treinta y cinco y cuarenta y cinco años, la investigadora Bente Heimtun analizó cómo se sentían cuando viajaban solas. Pidió a las participantes en el estudio que reflexionaran acerca de sus mejores momentos y también sobre los más difíciles, y la mayoría afirmó sentirse inhibidas y reprimidas por la «mirada del turista» cuando estaban de vacaciones o comían solas. Las participantes se sentían solas y cohibidas cuando no podían esconderse del juicio social. «No es agradable sentarse en un restaurante y sentir que todos te miran fijamente, entonces realmente te sientes sola, no importa cuántos libros lleves contigo», explicaba una de las entrevistadas.[71] (Los sociólogos argumentan que conquistar el derecho a cenar solas, en particular, es importante para que las mujeres puedan reclamar su espacio público, sacudirse el miedo a las valoraciones negativas de los demás y abrazar su propia soledad).

Decidir pasar tiempo en soledad sigue considerándose un acto un tanto radical, y algunas mujeres siguen viéndose obligadas a tomar medidas extremas para reivindicar su tiempo a solas. Hoy tenemos a las *hermettes*, término acuñado por Risa Mickenberg, una mujer neoyorquina que lidera una sociedad prácticamente clandestina de mujeres y que exige para ellas el respeto normalmente reservado solo a los ermitaños varones.[72] En una excepcional entrevista radiofónica sobre el tema en 2022, afirmó: «Estoy feminizando este hecho porque siento que la soledad femenina es un tabú». En cambio, Mickenberg (ahora retirada de su trabajo como publicista) y otras están desafiando el estigma de ser vistas como unas brujas o unas solteronas, estereotipos que persisten para las mujeres que han elegido vivir su vida en solitario, y esperan dar forma a un nuevo ideal femenino. «Ahora veo que a muchas mujeres les encanta estar solas. Y en lugar de ser un motivo de vergüenza o algo que debemos esconder, creo que deberíamos admitir que así es como queremos vivir de verdad».[73]

Al mismo tiempo, en la Europa continental, el romanticismo que estaba a punto de nacer vino acompañado de un mayor reconocimiento de las ventajas potenciales de la soledad. El célebre médico alemán Johann Georg Zimmermann, en su obra en cuatro volúmenes *La soledad* (1784-1785), afirmaba que el tiempo en soledad ofrecía momentos para la autorregulación y la autorreflexión y, por ese motivo, proporcionaba un espacio para curar activamente lo que aquejaba al alma.[32] Zimmermann criticaba la imagen del ermitaño piadoso y egocéntrico completamente aislado de los demás como la única o verdadera forma de soledad y, en su lugar, abrazaba la idea de que la soledad podía ser un conjunto de momentos que complementaban la vida social.

Zimmermann hablaba de la soledad con matices —comprendía que tenía riesgos y también recompensas— y subrayaba la importancia de tener la mentalidad adecuada, el valor suficiente e incluso el mejor contexto para pasar tiempo a solas. Sin embargo, según David Vincent, su obra no estuvo exenta de polémica en su época. Algunas personas reaccionaron con hostilidad al leer *La soledad*, pues consideraron que el trabajo de Zimmermann amenazaba el orden social establecido. «Había una gran diferencia entre retirarse a una habitación o al campo con el propósito de resguardarse y retirarse a estos mismos lugares a causa de una derrota emocional o a una pasión equivocada», escribió Vincent.[24]

Tras la inusual visión de la soledad de Zimmermann, llegó el Romanticismo, un movimiento intelectual y artístico caracterizado por su rechazo a las ideas de la Ilustración y su aceptación de la emoción, la trascendencia y el individuo. Los románticos de finales del siglo XVIII y principios del XIX y sus homólogos estadounidenses, los trascendentalistas, no podían ser más diferentes de los ilustrados. En esa época, el poeta William Wordsworth paseaba por el distrito de los Lagos «solitario como una nube»[33] y en la «dicha de la soledad», y Ralph Waldo Emerson caminaba por los bosques de robles y los pinares de Concord, Massachusetts, enfrascado en reflexiones sobre el autoconocimiento, la independencia y la autosuficiencia.[34] Estos idealistas desconfiaban de la sociedad y de las masas y no deseaban la compañía constante de los demás, sino que preferían un espacio en solitario para descubrir quiénes eran, a menudo utilizando el mundo natural como guía (en el capítulo 7 se explica con más detalle el impacto de la naturaleza en el ser humano). La soledad también encontró su lugar en los jardines británicos de «autorreflexión» cuidadosamente diseñados. A mediados del siglo XVIII, se puso de moda pasear por los jardines en busca de espiritualidad y sabiduría. De nuevo, la soledad era solo para las familias adineradas que disponían de más tiempo para «pensar».[35] Durante esta época, algunas familias ricas llegaron a contratar a «ermitaños de jardín» para que ocuparan lugares remotos de sus propiedades (algunos terratenientes también utilizaban las cabañas o las cuevas de vez en cuando para meditar y reflexionar sobre sí mismos). Los ermitaños a sueldo —nos los podemos imaginar como gnomos de jardín vivientes— habitaban en cuevas artificiales o en ermitas y recibían la visita de sus jefes cuando estos querían observar cómo era la trascendencia espiritual a través de la soledad. A algunos se les pedía que aconsejaran a los visitantes; a otros, que guardaran silencio, que no se bañaran ni se cortaran el pelo o las uñas y que vistieran túnicas como los druidas (los sabios de las sociedades celtas).[35]

Los eremitas pueden parecernos ahora un extraño acto carnavalesco (y un tanto inhumano, por cierto), pero la introspección que pretendían fomentar —por muy cultivada que fuera— era apreciada por las élites de la época, y los eremitas debían ser venerados. La popularidad de los jardines y las cuevas y el espectáculo de los ermitaños a sueldo ilustran la compleja relación de las personas con la soledad: aquellos que disponían de medios y, por tanto, de tiempo libre trataban de conectar con una sabiduría a la que antes solo podían acceder las figuras espirituales. Pero, aun así, la soledad seguía siendo una curiosidad, un elemento marginal.[24,35] Muchas personas se sentían fascinadas por la idea de

50

la soledad, pues entendían que había algo que merecía la pena explorar, sin embargo, no lograban conectar con la noción de que podían disponer de la soledad siempre que quisieran.

LA SOLEDAD EN MINÚSCULAS

Hasta ahora hemos examinado la historia de la soledad en mayúsculas, reservada en gran medida a los profetas, ermitaños, poetas y privilegiados con historias notables. Sin embargo, la soledad en minúsculas, la que experimenta a diario la mayoría de la gente, es más difícil de precisar. Resulta difícil saber cómo eran las vivencias de la mayoría de la gente, por ejemplo, mientras caminaban por las llanuras durante la prehistoria o huían de la peste en el siglo XIV, sin embargo, lo más probable es que la gente de a pie estuviera demasiado ocupada intentando sobrevivir y no dedicara mucho tiempo a pensar en el significado de la soledad en su vida cotidiana. Eso no significa que no desearan pasar más tiempo en soledad y, al menos desde una perspectiva actual, es difícil imaginar que no anhelaran pasar tiempo a solas cuando vivían y trabajaban (y se bañaban con poca frecuencia) en espacios reducidos. También es posible que tuvieran un tipo de tiempo en soledad —aun acompañados de otros— que a los investigadores nos resulta especialmente interesante, nos referimos al tiempo dedicado al trabajo. Es posible que muchas personas, aun sin saberlo, experimentaran una soledad positiva mientras amasaban el pan en la cocina, lavaban la ropa en el río o sembraban en los campos, unos junto a otros, en un silencio apacible.

A medida que la sociedad avanzaba, empezamos a saber algo más sobre la experiencia del tiempo «vacío» y sobre la percepción un tanto universal de estar atrapado haciendo algo que, más recientemente, se describe como «aburrido» o «monótono». Los historiadores sociales indican que, hasta mediados del siglo XIX, la gente aceptaba el «tiempo muerto» como parte de la condición humana. No necesariamente lo amaban, lo aceptaban o lo

51

odiaban, sino que simplemente formaba parte de la vida.[36] Sin embargo, una parte de la sociedad empezó a reconocer que en su vida había momentos que podían calificarse como vacíos o carentes de sentido, y, en la década de 1820, apareció por primera vez en la prensa escrita la palabra *aburrimiento*.[37] En las décadas siguientes, los escritores retrataron a montones de aficionados y debutantes en el aburrimiento, algunos incluso se enorgullecían de que su posición social les permitiera no hacer nada en particular, y, además, estar de mal humor por ese motivo.[38] Entre 1930 y 1940, el artista estadounidense Edward Hopper alcanzó la fama por retratar a personajes solitarios en escenas cotidianas. En contraste con los hipersociales años veinte, sus imágenes de personas mirando atentamente por una ventana, sentadas despreocupadamente en una cama o apoyadas en la barra de un bar (no físicamente solas, pero sí absortas en sus propios pensamientos) se convirtieron en la representación de la soledad en la vida moderna. Hopper se hizo célebre por captar los momentos conmovedores que experimentaban las personas cuando estaban a punto de alcanzar el sueño americano que se suponía que estaba a su alcance. Quienes contemplaban sus cuadros veían tristeza y derrota en sus figuras porque eso era lo que la mayoría de la gente creía que ocurría cuando uno estaba solo. Sin embargo, esa no era la intención de Hopper. El pintor retrataba a personas que se sentían satisfechas en su propio espacio, absortas en una tarea o un pensamiento.[39]

Tanto entonces como ahora, las interpretaciones erróneas de la obra de Hopper siguen ilustrando la falsa correlación entre la sensación de sentirse solo y el hecho de estar a solas que sigue dominando la concepción general de la soledad. De hecho, cuando la COVID-19 obligaba a la mayor parte del mundo a aislarse, los cuadros de Hopper dominaron las redes sociales. «Ahora todos somos cuadros de Edward Hopper», bromeaba un escritor en un tuit que se hizo viral.[40] Pero denunciar la soledad no parece ser lo que Hopper, un hombre taciturno y encerrado en sí mismo, tenía en mente. «Sentirse solo es un tanto exagerado», expresó en una ocasión. Podemos interpretar a este artista como un cronista de la soledad en *minúsculas*, la soledad más accesible que todos experimentamos.

Los participantes de nuestra investigación nos han proporcionado innumerables instantáneas de momentos de su vida cotidiana dedicados a la contemplación silenciosa mientras cortan el césped o tienden la colada que encajan bien con las imágenes de Hopper. La sensación de voyerismo que podemos tener al contemplar algunos de sus cuadros —como por ejemplo ese que se asoma al dormitorio de una mujer soltera— es natural, pero no tanto por estar contemplando su figura, sino más bien por la intimidad de la soledad que ella está experimentando en su corazón y en su mente. Se trata de un espacio pseudosagrado en el que su yo singular —en el cuadro que Hopper llamaba *Sol de la mañana*— está deliberadamente apartado y diferenciado de los demás.

A pesar de nuestra opinión acerca de que la obra de Hopper representa espacios solitarios empoderados, gran parte de la sociedad de principios del siglo xx se aferraba a la idea de que la soledad significaba tristeza. La percepción de la «soledad» como algo en gran medida indeseable evolucionó realmente cuando el adjetivo *solitario* se utilizó por primera vez en 1940 de forma peyorativa. La *soledad* quedó relegada a un segundo plano cuando *solitario* empezó a ocupar el primer plano. A mediados del siglo xx, la industria estadounidense consideraba que estar aburrido o solo era algo vergonzoso o peligroso, perjudicial para la salud, simplemente porque las empresas ganaban más dinero vendiendo objetos que permitían socializar amablemente, como por ejemplo teléfonos o entradas de cine, y, realmente, todavía es así.[41] Al mismo tiempo, después de la Segunda Guerra Mundial, los psicólogos sociales empezaron a estudiar los efectos nocivos para la psique humana de estar constantemente inmersos en los pensamientos, necesidades y deseos de otras personas (en el capítulo 6 se profundiza en este tema).

En la década de los cincuenta, sobre todo en Estados Unidos, millones de personas huían del centro de las ciudades para asistir a barbacoas, fiestas de barrio y tertulias de café en los suburbios hipersocializados, que se consideraban un bálsamo para el aburrimiento y la soledad. La década de los sesenta estuvo marcada por el éxodo de los *hippies* de los suburbios (que paradójicamente también ensalzaban el pensamiento comunitario y el activismo), y la soledad fue patologizada en los principales medios de comunicación.[42] El número de enero de 1960 de la revista *Maclean's* analizaba ese «problema social más común y menos examinado de nuestro tiempo». El artículo abría con la frase: «La soledad, según los psiquiatras, nace con cada uno de nosotros en el momento en que somos arrojados al frío mundo desde el cálido confort del vientre materno. Amenaza al hombre desde la cuna hasta la tumba». Por si esto fuera poco alarmante, el artículo continuaba: «Parece que el hombre nace con una necesidad de contacto y ternura. Si se aleja de sus semejantes, su mente puede confundirse y trastornarse».[43]

Veinte años después, denunciando esta prolongada histeria, Alfred Kazin escribió en el *New York Times*: «Aparentemente, estar solo un minuto en este país es parecer *solitario*, al menos para los demás». De hecho, Kazin estaba escribiendo sobre una retrospectiva de Hopper que regurgitaba muchas de las mismas impresiones manidas del artista como proveedor de corazones solitarios. «Lo que obviamente le obsesionaba no eran los *solitarios*, sino la tensa superficie de una soledad profundamente arraigada», escribió Kazin.[39]

Este breve repaso sobre la forma de entender y experimentar la soledad por parte de la sociedad a lo largo de la historia nos muestra que, por regla general, la soledad ha sido interpretada por las personas, o bien como una tragedia, o bien como algo de vital importancia para el desarrollo de la espiritualidad, o simplemente como algo que no se podían permitir. Y, a pesar de que pasar tiempo a solas es algo habitual, o al menos querer hacerlo, en mu-

54

chos momentos de la historia, la soledad ha quedado relegada a los extremos. Esto se debe a la idea persistente de que únicamente las personas especiales podrían, o tal vez deberían, elegir estar solas, y por razones muy específicas.

En consecuencia, muchos de nosotros seguimos considerando la soledad como algo periférico a nuestra vida cotidiana y como un acto excepcional o extremo tanto en el buen sentido como en el malo. En algunos casos, seguimos entendiendo la soledad como un sinónimo de privilegio (como si perteneciera a las élites tecnológicas de personajes como Bill Gates, que tienen el tiempo y el dinero para buscar deliberadamente la sabiduría al estilo de los líderes espirituales) o consideramos que forma parte del dominio de militantes de la naturaleza malhumorados (como Edward Abbey en *El solitario del desierto,* 1968)[44] o de personas con problemas que se apartan de la sociedad para luchar contra sus demonios y encontrarse a sí mismas (como en *Hacia rutas salvajes,* de Chris McCandless, 1996,[45] o en *Salvaje,* de Cheryl Strayed, 2012).[46]

Analizar la concepción de la soledad a lo largo de la historia de la humanidad resulta esclarecedor y tal vez algo frustrante, pero consideramos que este ejercicio también puede ser liberador. Como investigadoras, también podemos sentir la inercia que ha convertido a la soledad en algo negativo a lo largo del tiempo, pero nos centramos en contrastar ese arraigado dogma social con nuevos conocimientos. La mística perdurable y los conceptos erróneos en torno a la soledad nos animan a mostrar cómo es *realmente* la soledad hoy en día. Nuestro trabajo consiste en extraer la experiencia de la soledad de los márgenes de la historia y, con la ayuda de los sujetos de nuestra investigación, desenmascararla para colocarla justo en el centro de nuestras ajetreadas, cambiantes y prometedoras vidas.

Capítulo II

SOLEDAD COTIDIANA PARA PERSONAS CORRIENTES

Una de las autoras de este libro, Heather, estudió durante ocho años en una escuela católica, e incluso entonces, antes de ser periodista, hacía muchas preguntas. Ambas condiciones —la curiosidad y la escuela católica— eran en gran medida incompatibles. Ser curiosa la convertía en una alumna «difícil», y, en muchas ocasiones, las monjas, desesperadas ante sus preguntas sinceras del tipo «¿por qué el papa no puede ser una chica?», solían expulsarla del aula a los pasillos fríos y vacíos. Allí, sola, se sentía rechazada e incomprendida. De vez en cuando, incluso perdía la oportunidad de probar la tarta que alguno de sus compañeros de clase había llevado ese día a la escuela, lo que sin duda era un tipo de tortura especial. (Sin embargo, el lector no debe entristecerse, puesto que, años más tarde, se hizo justicia cuando Heather fue maestra de Religión en la escuela y dedicó horas a resolver preguntas «tontas»). En los últimos tiempos, Heather ha encontrado un profundo alivio y una inmensa perspectiva en el tiempo que es capaz de pasar a solas en la mayoría de los entornos.

Las tres hemos sentido la dureza y el aislamiento de la soledad al mudarse a un país nuevo. Cuando Thuy-vy tenía quince años, dejó atrás un ajetreado hogar en Vietnam y se trasladó a Dayton, Ohio, para estudiar. En una población que contaba con menos del 1 % de asiáticos, ella sobresalía mientras luchaba por comunicarse en inglés, lo que agravaba su sentimiento de marginalidad. En esas circunstancias, la soledad era más una vía de escape que un placer. Pero, ahora, Thuy-vy se levanta temprano por la mañana para pasar tiempo a solas y en paz. Netta sintió lo mismo a los veintiocho años, cuando dejó Estados Unidos para trabajar en una universidad alemana. En su primera noche en un pequeño apartamento (que aún no tenía electrodomésticos), se preguntó por qué había decidido mudarse al otro lado del mundo, lejos de su hogar, su cultura y su pareja. Netta llenó el profundo vacío de su nuevo hogar viendo vídeos en Internet sin parar. Más tarde, su relación con la soledad cambió por completo con el nacimiento de su primer hijo. En esos momentos, una ducha tranquila o un breve paseo le resultaban necesarios para recuperar el equilibrio.

Todos estos son ejemplos de nuestras propias relaciones polifacéticas con la soledad. Para nosotras tres, como para la mayoría de las personas, el tiempo a solas ha desempeñado un papel a veces importante, a veces secundario (y a veces positivo, a veces negativo), dependiendo de nuestras necesidades, deseos y circunstancias personales. Las tres abarcamos décadas de edad, por lo que podemos reflexionar de forma significativa sobre el papel que puede desempeñar la soledad desde los primeros años de la edad adulta hasta la mediana edad, tanto estando solteras como en pareja, con hijos o sin ellos. Hemos navegado por varios idiomas y culturas y nos hemos criado en estructuras familiares diferentes, con condiciones económicas distintas. Aun así, compartimos una cosa: valoramos profundamente la soledad como condición común en nuestra vida cotidiana. Al reflexionar sobre nuestras propias experiencias, y al registrar las de nuestros sujetos de investigación, ahora reconocemos que podemos acceder a la soledad en muchos lugares, en condiciones diversas, y utilizarla de innumerables maneras para lograr una serie de objetivos (profundizaremos sobre esto en los capítulos 3 y 4).

Para nosotras, la soledad implica mucho más que estar a solas. Su significado y sus cualidades difieren sustancialmente en función de quién la defina, pero, actualmente, para una gran mayoría, no suele adoptar las formas extremas que hemos observado en el pasado. Hoy en día, casi todos los momentos de soledad se sitúan en el término medio, en el enorme espacio entre la soledad cero y la soledad total, que los investigadores consideramos la soledad cotidiana de la gente corriente. Este es el espacio importante pero descuidado que hemos explorado en nuestra investigación.

La definición exacta de *soledad* continúa siendo objeto de debate en el ámbito académico. Esta falta de definición es un problema para los científicos que estudian este tema, puesto que para compartir y comparar los resultados de una investigación es necesario emplear un lenguaje común. Imaginemos a dos médicos que miden la temperatura de un paciente, pero no se ponen de acuerdo sobre los grados que indican la presencia de fiebre. Como sus opiniones difieren, uno de ellos tratara a este paciente como si estuviera enfermo, y el otro no. Si el paciente realmente estuviera ardiendo y no recibiera tratamiento, podría morir. En este caso, como en la mayoría, los médicos y los investigadores deben utilizar palabras y definiciones específicas para comunicarse con claridad ante problemas comunes e identificar las soluciones. Cuando nos referimos a la soledad, puede que no nos estemos jugando la vida de nadie, pero, en función de nuestro carácter, tenemos mucho que ganar o que perder. Por ejemplo, una persona puede pasarse días enteros sin tiempo para sí misma sin odiar la vida por ello, y, sin embargo, otra necesita estar al menos una parte del día a solas consigo misma si no quiere caer en el mal humor y volverse improductiva.

Definir la soledad a partir de las experiencias de la gente corriente —y no solo de las cavilaciones de los poetas y profetas que conocimos en el capítulo 1— se convirtió en uno de nuestros objetivos más importantes. Para elaborar una definición de la soledad que pudiera ser compartida por otros investigadores, teníamos que precisar sus componentes básicos, al menos para construir una imagen de la naturaleza y de las condiciones de la soledad tal y como la experimentan muchas personas. ¿Cuándo y cómo se produce? ¿Dónde se produce y por qué? ¿Cuándo es buena o mala, o ninguna de las dos cosas? Esperábamos que responder a estas y otras preguntas nos ayudara a describir la soledad de una forma precisa e inclusiva que permitiera a los investigadores evaluar sus posibles beneficios y costes. Gracias a la generosa aportación de muchas personas de todo el mundo, logramos hacer eso y mucho más. Pudimos empezar a destilar la esencia de la soledad y lo que la sustenta para muchas personas. Algunos de los datos que recogimos no representaban ideas totalmente nuevas para nosotras ni para otros investigadores de la soledad, pero muchos datos realmente nos sorprendieron e inspiraron.

Durante una fase de nuestra investigación, comenzamos cada entrevista con la pregunta: «¿Qué te viene a la mente cuando escuchas la palabra *soledad*?». Hicimos esa pregunta básica porque sabíamos que la soledad suele tener una connotación negativa; incluso los diccionarios confunden la idea de la soledad con la sensación de *sentirse solo*, con la definición de *solitario* o *deshabitado*, que son tres términos completamente diferentes y objetivamente no relacionados entre sí ni con la soledad. Nos preguntábamos si ese matiz afectaba a las experiencias de nuestros participantes. No nos dimos cuenta de lo esclarecedora que resultaría esa simple pregunta hasta que empezaron a llegar las respuestas.

Al principio, algunas de las personas ofrecieron una definición de la soledad que difiere de la manera en que la experimentan en sus propias vidas.[1] Algunos de los sesenta participantes con los que hicimos entrevistas en profundidad durante nuestro «estudio narrativo» hicieron referencia a monjes en monasterios silenciosos y a algunas de las otras imágenes estereotipadas de las que ya hemos hablado. Otros pensaron inmediatamente en aislamiento, lejanía y tristeza. Pero, cuando los animamos a definir el tiempo que pasan a solas en sus vidas, la mayoría de las descripciones fueron muy diferentes y abrumadoramente positivas. Parece que muchas personas continúan pensando en una soledad en mayúsculas, a pesar de su deseo o necesidad de estar un tiempo a solas.

Las entrevistas nos enseñaron que la soledad depende del ojo del espectador. Es tan simple o compleja, tan liberadora o limitante como nuestras propias percepciones y circunstancias. Queremos arrojar luz sobre estas historias porque nos ayudan a sacar la soledad de los márgenes y a aclarar el hecho de que la soledad en minúsculas puede ser significativa de manera habitual para todo tipo de personas. Esperamos que comprender que el tiempo en soledad adopta muchas formas distintas abra un mundo de posibilidades a quienes aún no ven cómo pueden hacer un hueco para la soledad positiva en medio de vidas ajetreadas y felizmente sociales.

Nuestro estudio pretende mostrar una comprensión general de la soledad, por lo que recurrimos a la intervención de miles de sujetos de investigación procedentes de todas las regiones del mundo: Estados Unidos, Europa, Bangladesh, India, Irán, México, Egipto, Vietnam, China, Malasia, Filipinas y distintos países del África central y subsahariana. Entrevistamos a madres solteras en apuros, a estudiantes «hambrientos», a jubilados acomodados, a artistas prolíficos y a magnates de Wall Street. Nuestras preguntas obtuvieron cientos de respuestas diversas e inspiradoras sobre la soledad, lo que resultó maravilloso, pero también supuso un problema.

Como mencionamos en la introducción, Netta y Thuy-vy llegaron al estudio de la soledad como investigadoras *cuantitativas*, es decir, centradas en lo que la estadística puede mostrar sobre los aspectos del comportamiento humano objeto de estudio. Por ese motivo, los estudios que diseñan permiten traducir la experiencia humana en cifras, de esta manera, si una teoría es correcta, ofrece

61

un patrón numérico consistente. Ambas se sienten cómodas con esta manera de enfocar la ciencia porque saben que las conclusiones que pueden extraerse de este tipo de datos suelen ser fiables y dignas de confianza. Por supuesto, los números pueden contarnos algunas cosas sobre la soledad y facilitarnos la tarea de agrupar sujetos, sin embargo, ambas investigadoras pronto se percataron de que esos datos están lejos de contar la historia completa. Si querían captar los matices de la soledad cotidiana, sabían que tendrían que ir más allá de los caminos conocidos. Por tanto, decidieron adentrarse en las aguas de la investigación *cualitativa*, que pretende captar cómo se comporta la gente y cómo experimenta el mundo de una forma más subjetiva. Esto significa aceptar que cada persona experimenta la realidad a su manera, una propuesta apasionante y a veces alucinante para los científicos.

Realmente, resultó una práctica fascinante escuchar las experiencias de los participantes en la investigación, no obstante, al principio, nos sorprendió la individualidad y riqueza de las respuestas. Por ejemplo, una persona nos contó que puede disfrutar de la soledad mientras se desplaza por Reikiavik en un autobús abarrotado. En cambio, otra persona, en este caso de Oxfordshire, pone el despertador muy temprano por la mañana para tener unos minutos para sí misma antes de que su casa se llene de vida. Un participante necesita una hora de silencio en la playa de Waikiki para aprovechar los beneficios del tiempo a solas, mientras que otro puede disfrutar de sus efectos positivos durante un paseo de diez minutos a la hora de comer por Central Park. ¿Es posible que manifestaciones tan diversas puedan generalizarse con el fin de que resulten útiles para explicar la soledad y beneficiar al conjunto de la población?

En resumen, no nos ha quedado más remedio que adquirir nuevas habilidades de investigación. La investigación y el análisis cualitativo constituyen un método científico dinámico y exigen atenerse a un conjunto de reglas distinto al empleado cuando se trabaja únicamente con números. Al analizar las largas conversaciones que mantuvimos con nuestros sujetos, tuvimos que reconocer los temas recurrentes, clasificarlos en función de ese aprendizaje y construir nuestros propios modelos para explicar los fenómenos que describían.[2] Al hablar de las actitudes y actividades de los participantes en soledad y de lo que esperan encontrar en ese espacio, pudimos reflexionar sobre cómo esas experiencias conforman sus definiciones personales de la soledad y cómo caracterizan lo que allí sucede.

Algunos descubrimientos no hicieron más que corroborar nuestras suposiciones básicas sobre el tiempo en soledad, pero, sin embargo, otros hallazgos resultaron sorprendentes. Confirmamos que efectivamente cada persona tiene una definición propia de la soledad, pero además una serie de expectativas y condiciones que hacen del tiempo en soledad una experiencia positiva. Dicho esto, al registrar los relatos de personas en soledad positiva, identificamos varios temas generales sobre cómo las personas alcanzan ese estado en su vida cotidiana. Para empezar, esos temas se refieren a si una persona necesita estar físicamente sola para alcanzar la soledad o si necesita estar mental o psicológicamente apartada de los demás. Como era de esperar, muchas personas afirmaron que el hecho de estar solas físicamente era importante, pero no hubo consenso en cuanto a su necesidad para obtener una soledad positiva. Sin embargo, hubo un fuerte acuerdo en que la soledad requiere una independencia mental de los demás. Como resultado, llegamos a un modelo conceptual que reconoce tanto la separación física como la mental como formas legítimas de soledad.

Los sujetos de nuestro estudio compartieron sus experiencias de una forma tan rica y abierta que nos ayudaron a moldear nuestra definición de la soledad como «un estado en el que la persona, aunque no esté a solas físicamente, sí está distanciada mentalmente de los demás, y dedica intencionadamente al yo toda su atención». Esta definición es deliberadamente abierta, ya que permite una amplia gama de experiencias, pero también es muy concreta en sus requisitos. En nuestras conversaciones observamos cómo se perfilaban cuatro «formas» distintas de soledad: completa, privada, acompañada y pública. Cada categoría ofrece una ventana fascinante al modo en que cada persona se desplaza entre su mundo individual y su mundo social.

LA SOLEDAD COMPLETA
O LA SOLEDAD AL ESTILO DE BUDA

En nuestra investigación nos esforzamos por dar un nombre a este tipo de soledad completa que se caracteriza por estar física y psicológicamente separado de los demás y desprovisto de estímulos externos. *Puro, total* y *perfecto* son algunos de los términos que otros investigadores han empleado para describir este estado de soledad en el que uno está dispuesto y es capaz de centrarse por completo en sí mismo sin más distracciones que sus propios pensamientos.[3] Este tipo de soledad tiene una cualidad profunda, ininterrumpida y concentrada. Puede que sea la descripción más obvia de la soledad que nos viene a la mente, lo que es comprensible a causa de la forma tradicional en que ha sido entendida la soledad como una práctica restrictiva física y mentalmente (tal y como hemos comentado en el capítulo 1). La mayor parte de los sujetos de la investigación no hicieron referencia a esta soledad al estilo de Buda, que tampoco concuerda con nuestras experiencias de soledad, por lo que no incluimos aquí un debate extenso sobre ella. En su lugar, nos centramos en los otros tres tipos de soledad que se experimentan con más frecuencia.

Aun así, resulta útil considerar brevemente lo que significa hoy en día esa versión drástica del tiempo en soledad, pues continúa siendo valorada por la corriente dominante. A muchos periodistas les encantan las historias de «ermitaños modernos»,[4,5] y todos parecen plantearse cuestiones parecidas: ¿por qué alguien decide pasar tanto tiempo a solas y qué es lo que hacen con él? Tales relatos ofrecen una visión extrema de la soledad y esto genera bastante confusión. De este modo podríamos plantearnos: «Vaya, jamás podría estar treinta años en un bosque sin hablar con nadie, así que la verdadera soledad no es para mí». Si la soledad implicara esto, la mayoría de la gente sería incapaz de aceptarla.

La soledad *pura* también es utilizada como punto de referencia por ciertos investigadores que intentan simular esas condiciones limpias en el laboratorio para evaluar si es sustancialmente diferente de otras maneras de experimentar la soledad.[6] Muchos investigadores se aferran a esta descripción de la soledad simplemente porque es práctica y directa. Si tenemos en cuenta que la soledad puede incluir cualquier elemento social o distracción (como, por ejemplo, jugar a un videojuego estando a solas), algunos investigadores se preguntan si de este modo realmente estamos estudiando la soledad. El análisis de la soledad completa es una opción comprensible para los investigadores, y las tres autoras podemos aceptarla como un estado absoluto alcanzado o requerido por algunas personas. No obstante, un concepto tan limitado nos impide estudiar otras formas de estar en soledad que pueden ser gratificantes y satisfactorias.

En nuestro proceso de recopilación de historias de soledad, muchas personas han mencionado la necesidad de estar psicológica y físicamente separado de los demás (lo que llamamos *soledad privada*), pero prácticamente no han hecho referencia a la necesidad de las condiciones extremas que definen la soledad completa. Algunos participantes citaron la necesidad de ese tipo de «nada» en algunas ocasiones, con un silencio total y un aislamiento completo de los demás, para lograr una soledad positiva. Sin embargo, la mayor parte de las veces, la soledad parece darse a lo largo de un continuo, lo que significa que todo tipo de experiencias, bajo diversas condiciones, cuentan como soledad.

Al entrevistar a personas normales que hablaban de una manera significativa de sus experiencias diarias de soledad, obtuvimos información sobre puntos de vista más normativos de la soledad, que no representan ni una lucha ni un triunfo en condiciones extremas. Por tanto, consideramos que la llamada *soledad completa* no es desde luego la única soledad real. A raíz de los relatos obtenidos en nuestra investigación y también por experiencia propia, podemos afirmar que otras formas de soledad son reales y accesibles sin necesidad de tomar medidas drásticas.

LA SOLEDAD PRIVADA O LA SOLEDAD TERRENAL

Este tipo de soledad tan común es el que describen la mayoría de las personas de nuestro estudio. Hay muchas variaciones dentro de este estado de soledad intermedio, pero el sello distintivo de la *soledad privada* es el hecho de estar físicamente separado de los demás. Con independencia de los motivos por los que deciden pasar un tiempo en soledad, la mayoría de las personas, para alcanzar un estado de soledad positivo, necesita estar a solas en un espacio privado. Podemos considerar la soledad privada como una versión más realista de la soledad completa. Se trata de un espacio en el que podemos hacer lo que queramos: leer en silencio, escuchar música a todo volumen, ver una serie de Netflix o cualquier otra cosa con la condición de que lo hagamos a solas. La soledad común y corriente no requiere filosofar sobre el sentido de la vida. En realidad, no insiste en que pensemos o hagamos nada si no queremos.

Algunas personas expresaron su incapacidad para relajarse totalmente, ensimismarse, alcanzar la profundidad mental o ser ellos mismos cuando hay otras personas a su alrededor. Un participante describió la necesidad de «asegurar el entorno físico», un lugar donde no le molestaran, para poder entrar en «su propia esfera mental». Para algunos incluso la idea de que una persona ajena pueda interrumpir su soledad privada (un familiar que vuelve de viaje o el cartero que llama al timbre) desbarata algunos momentos positivos de soledad.

Entre los participantes de nuestro estudio que se describían a sí mismos como empáticos o cuidadores, el deseo de soledad y, en concreto, la necesidad de soledad privada, parecía más frecuente. Describieron su carga emocional y su necesidad de reservar un espacio y un tiempo en el que pudieran sentirse libres para equilibrar el peso de los sentimientos y las necesidades (y las opiniones y los ruidos) de los demás. Una de las participantes, Hella, de cuarenta y nueve años, declaró: «Creo que mi empatía, en general, es una de las razones por las que necesito la soledad. Lo que anhelo en parte de la soledad es un respiro de las necesidades y los problemas de la gente, porque creo que en cierto modo los asumo. Por eso considero que únicamente cuando estoy sola puedo deshacerme de los sentimientos de los demás».

Del mismo modo, Rebeca, una islandesa de cuarenta y ocho años, habló de la necesidad de escapar del papel de madre, esposa, hermana y gerente, aunque fuera por un breve espacio de tiempo, para centrarse en sí misma: «Soy empática, de hecho, creo que esa es una de las razones por las que necesito tiempo para mí... Entiendo la soledad como esos momentos en los que puedo dejarme llevar aunque sea por un rato y dejar de pensar constantemente en el trabajo, en la familia o en las necesidades de otras personas». Sam, un estadounidense de treinta y nueve años, nos contó que tanto él como su pareja necesitan tiempo para estar lejos de todo el mundo, incluido el uno del otro: «Creo que realmente captamos las emociones de la otra persona. Por eso, como somos demasiado empáticos, podemos sentir de verdad el mal humor o el estrés que desprende la otra persona». Sam destacó que la necesidad de pasar un tiempo alejados de manera voluntaria no supone ningún problema para su relación de pareja, pues ambas personas están de acuerdo.

Como ya hemos comentado, el deseo de soledad física resulta especialmente atractivo para los cuidadores, puesto que sus circunstancias familiares o laborales (enfermeros, terapeutas, trabajadores del hogar) les obligan a estar en contacto con otras personas durante largos periodos de tiempo. Scott, un inglés de sesenta años, llevaba mucho tiempo cuidando de su cónyuge, que

67

padecía esclerosis múltiple: «Casi siempre tienes que estar pendiente de otras personas, compañeros de trabajo, amigos, etc. Por eso, cuando estás sentado a solas reflexionando, solo estás tú, y no tienes que pensar en nadie más». Terry, un párroco ya jubilado de un pequeño pueblo inglés, describió una vida en la que «normalmente, hay alguien más que quiere algo de mí». Ahora, en su nueva situación, ha decidido alejarse intencionadamente de los cuidados para dedicarse al autocuidado: «Me estaba enfrentando a todo tipo de cosas al mismo tiempo, y necesitaba reflexionar». Por ese motivo, Terry ha decidido quedarse un día a la semana solo en su casa para dedicarse a lo que quiere.

Para muchas personas, la soledad privada es un espacio importante en el que pueden desinhibirse, por ejemplo, cantando a voz en grito o bailando de manera desenfrenada sin miedo a molestar a los demás. Elliott, de veintiocho años, nos contó que necesita un espacio privado donde poder mostrarse abierto, libre y ser él mismo: «Me gusta practicar con la guitarra o ponerme los auriculares y cantar y bailar torpemente en mi habitación, eso no es algo que quiera hacer cuando todo el mundo está mirando». La soledad privada es necesaria para personas como Elliott porque les resulta imposible desconectar de la presencia de los demás, aunque sean desconocidos, pues se consideran observados y juzgados. Los psicólogos sociales llaman a esto el «efecto foco», que se traduce en la sensación de tener una luz sobre nosotros que destaca los defectos. Esta manera cohibida de moverse por el mundo, que puede ir de leve a grave, puede hacer difícil sentirse solo, incluso rodeado de extraños.

No obstante, aunque se trata de un fenómeno bastante común, lo cierto es que, a pesar de que la gente suele observar a los demás, lo más probable es que apenas nadie se percate de la pequeña mancha de vómito de bebé que luces en los pantalones y que para ti resulta tan evidente. Dos fascinantes estudios ponen de relieve este punto. El primero de ellos, publicado en el año 2000 por Thomas Gilovich de la Universidad de Cornell, junto con colegas de la Universidad Northwestern y el Williams College,[7] demuestra que la mayoría de nosotros sobrestimamos la atención que dedican los demás a lo que hacemos o a nuestro aspecto. En una fase de este estudio (un tanto hilarante) se le pedía a un estudiante «objetivo» reclutado que llevara una camiseta de Barry Manilow. (A pesar de haber vendido casi mil millones de discos como solista, Manilow era impopular entre los universitarios de la época, y quienes tuvieron que llevar puesta su camiseta afirmaron sentirse «avergonzados»). El objetivo debía entrar en una sala donde ya había «observadores» y tomar asiento. Más tarde, los investigadores le preguntaron tanto al objetivo como a los observadores quién se había fijado en qué. Confirmando el *efecto foco*, los objetivos sobrestimaron —el doble— el número de personas que creían que se habían fijado en su mortificante atuendo. En las cuatro fases siguientes del experimento, los investigadores comprobaron el *efecto foco* en objetivos con camisetas «más chulas», e incluyeron a algunos sujetos que hacían y decían cosas que percibían como difíciles de ignorar. Con independencia del contexto, los observadores no prestaron al objetivo la atención que esperaba. Los investigadores concluyeron que «las personas tienden a creer que destacan a los ojos de los demás, tanto positiva como negativamente, más de lo que realmente lo hacen».

Un segundo conjunto de estudios realizados en la Universidad de Yale por Erica Boothby y sus colegas, publicado en 2016,[8] replicó los hallazgos de Cornell, pero con un giro interesante. El efecto foco parecía estar en juego cuando, de nuevo, los investigadores pidieron a un objetivo que llevara una camiseta específica, esta vez con la imagen del famoso narcotraficante colombiano Pablo Escobar. Los que llevaban la camiseta volvieron a sobrestimar el impacto que causaría en los demás. Pero el estudio también reveló otro fenómeno que los investigadores denominaron «la ilusión de la capa de invisibilidad», según la cual las personas subestiman la atención que les prestan los demás. Suena contradictorio, pero los dos estados existen al mismo tiempo: suponemos que las demás personas se fijan en lo mismo que nosotros (una camiseta ofensiva, un mal corte de pelo), pero eso rara vez es cierto. Somos más y, a la vez, menos anónimos para los demás de lo que la mayoría de nosotros generalmente percibimos, pero, lo que es más importante, probablemente las demás personas no se centran en nuestros defectos percibidos.

¿Por qué algunas personas se sienten así? ¿Existe alguna forma de superarlo, de acceder a tipos de soledad que no requieran la separación física de los demás? Al igual la mayoría de nuestras sensaciones, ya sea acompañados en soledad, lo más probable es que el efecto foco tenga un origen evolutivo. En un estudio de 2013, investigadores del Reino Unido y Australia les mostraron a los sujetos de su estudio una serie de fotografías de rostros y les pidieron que indicaran si la mirada se dirigía hacia ellos o hacia otra parte. De este modo determinaron que «los humanos tienen una expectativa previa de que la mirada de otras personas se dirige hacia ellos».[9] Esta preconcepción domina la percepción, en particular cuando los rostros son difíciles de ver, los sujetos asumen que los están mirando. Desde el punto de vista de la evolución, en la época en que éramos presas de grandes carnívoros, suponíamos que un depredador nos estaba mirando aunque no fuera así, porque era la apuesta más segura. Aunque ahora no se aplica a la mayor parte de nuestra vida cotidiana, ese sistema de defensa puede ser difícil de ignorar, aunque no imposible de superar.

Los resultados de estos estudios pueden ser útiles para muchos de nosotros —aquellos que sentimos que no estamos realmente solos a menos que lo estemos físicamente—, pues pueden ayudarnos a pensar de otra manera sobre cómo y cuándo podemos acceder a la soledad. Hay formas de combatir el efecto foco y la timidez (se explica en otro libro),[10] pero a algunas personas les puede liberar saber que probablemente estén más solas de lo que creen en presencia de otra gente. Esta afirmación puede ayudar a quienes viven en familias numerosas y en ciudades abarrotadas a poner la soledad positiva a su alcance, aunque les resulte imposible separarse de los demás. Incluso si no se puede superar el efecto foco, también es importante comprender la propia necesidad de soledad privada. Comprender que necesitamos estar a solas físicamente para beneficiarnos de la soledad puede motivarnos a crear ese espacio individual, aunque solo sea por un corto periodo de tiempo.

LA SOLEDAD ACOMPAÑADA O LOS COMPAÑEROS DE SOLEDAD

Los dos tipos de soledad de los que hemos hablado hasta ahora (completa y privada) se basan en estar físicamente separado de los demás. Las otras dos (acompañada y pública), quizá sorprendentemente, no. Por compañero de soledad no solo nos referimos a la pareja, sino también a cualquier otra persona con la que tengamos una relación familiar o cercana. Escuchamos historias positivas de soledad de nuestros sujetos de investigación que alcanzaron ese estado con familiares y amigos. En esa compañía, muchos de nuestros participantes sintieron que tenían la libertad de volverse hacia dentro y conectar consigo mismos. Esencialmente, tienen la capacidad de estar psicológicamente separados de los demás aunque compartan el mismo espacio.

Esto supuso para nosotras concebir la idea de que la soledad acompañada es una forma de soledad tan legítima como cualquier otra. En algunos casos, la presencia de otras personas enriquecía la soledad en lugar de restarle valor. Los recuerdos de soledad compartida perduran en la mente de algunos de nuestros participantes. Tal es el caso de Scott, un inglés de sesenta años: «A mi padre le gustaba mucho pescar, y yo solía acompañarlo. Me sentaba a la orilla del río, junto a mi padre, con los pies metidos en el agua del Támesis, en perfecta paz y tranquilidad. Es un recuerdo muy, muy vívido… sentado junto a mi padre en perfecto silencio no porque tuviera que hacerlo, sino porque disfrutaba de ello».

Los compañeros de soledad también describen lo que suponía compartir actividades tranquilas en la naturaleza, en casa e incluso de viaje. Kaitlin, de cuarenta y ocho años, nos habla de la soledad significativa que ha alcanzado al ver cosas nuevas en compañía de una amiga: «De alguna manera, viajaba sola con otra persona. En muchas ocasiones, visitábamos lugares juntas, pero de manera relajada, separadas la una de la otra de alguna manera. Así que básicamente vivíamos experiencias diferentes. Tenía la sensación de alcanzar ese estado de soledad, pero en compañía». Las experiencias de soledad acompañada se asemejan, en cierto modo, a la vida de los monjes en un monasterio compartiendo la soledad y el silencio.[11] El poeta austro-alemán Rainer Maria Rilke (1875-1926) consideraba a su mujer la «guardiana de su soledad».[12] En una carta a un amigo escribió: «Considero que esta es la tarea más elevada para un vínculo entre dos personas: que cada una proteja la soledad de la otra».[13] Tanto si se trata de un monje como de un compañero de viaje, la clave es un acuerdo tácito para darse mutuamente el espacio psicológico necesario para alcanzar la soledad mientras se está en compañía del otro.

En nuestra investigación, la soledad acompañada la alcanzaron personas con hijos en casa (generalmente, adolescentes o mayores), pero fue descrita con más frecuencia por quienes mantenían relaciones duraderas. Colleen, una mujer inglesa de 69 años, nos dijo que rara vez está sola en casa, pero que a menudo se siente «totalmente relajada... en una pequeña burbuja, centrada en mí». Aunque esté en el salón mientras su marido ve la televisión, afirma sentirse completamente alejada: «En realidad no estoy con él, sino inmersa en mi libro». A veces, encontrar la soledad en compañía de otra persona requiere un proceso de aprendizaje. Claire, una viuda estadounidense de más de ochenta años, llegó a comprender el valor de la soledad durante su largo matrimonio. Ya fuera en un pequeño apartamento de Manhattan o, más tarde, en una casa más grande, ella y su marido encontraron la manera de retirarse a sus propios espacios psicológicos cuando era necesario.

72

Aunque Sandra es bastante más joven, pues solo tiene 39 años, comparte una experiencia parecida a la de Claire. Aunque ella y su marido estén juntos en casa, consiguen darse un espacio mental para estar completamente sumergidos en sus pensamientos y acciones. Sandra nos explica que para ella es una sensación nueva: «La soledad no es algo que hubiera experimentado realmente antes, además no entendía muy bien en qué consistía cuando mi marido me lo explicaba. Considero que es un regalo, he aprendido a ponerme en contacto con mis propias necesidades y mi propia soledad y a apreciar ese espacio».

La soledad acompañada se hizo evidente, y quizá más prevalente, durante la pandemia, cuando íbamos al trabajo o a la escuela sin salir de casa, de modo que compartíamos mucho más tiempo del habitual con nuestros familiares. Algunos de los participantes en el estudio construyeron momentos de soledad en los que cada persona era libre de tener su propia experiencia y perspectiva a pesar de compartir la misma estancia. A veces incluso describían haber vivido las experiencias de soledad más memorables durante ese tiempo. Rebecca, de 49 años, madre de dos hijas adolescentes, nos contó cómo trabajaba codo con codo con ellas en proyectos de arte. Todas se sentaban a la misma mesa, pero no hablaban ni interactuaban de forma significativa. Las tres habitaban sus propios mundos, en cierto modo, mientras eran conscientes y se sentían reconfortadas por la presencia de las otras: «Estaba con mis dos hijas, esta experiencia para mí es muy especial porque, aunque cada una estaba centrada en sus cosas, en lugar de estar en tres habitaciones distintas de la casa, preferíamos sentarnos juntas en la misma mesa. Queríamos crear juntas».

LA SOLEDAD PÚBLICA O SOLO ENTRE LA MULTITUD

Nuestros participantes hablaron de otra forma de soledad que implica separación psicológica pero no física: estar solo en público, en presencia de otros. Es muy diferente de la soledad acompaña-

73

da, porque la única persona que conoces allí, o que te importa reconocer, eres tú. (A este respecto, el historiador de la soledad David Vincent se refiere a un tipo de soledad intermedia que se experimenta cuando otra persona no es un «compañero» de soledad, pero tampoco un «extraño».[14] En el pasado —y quizá todavía en algunos lugares—, los subordinados podían ser tratados como invisibles por sus «empleadores» que, de este modo deshumanizador del otro, accedían a la soledad).

La soledad pública se busca en un entorno menos seguro que la soledad acompañada. Las personas a tu alrededor no saben que quieres estar solo, y en cualquier momento pueden producirse intrusiones que, directa o indirectamente, te comprometan y rompan tu burbuja de soledad. En la otra cara de la moneda, resulta más fácil acceder a la soledad pública pues no tienes que prestar ninguna atención a los que te rodean. Peter lo explicaba de esta manera: «Si paseas con un compañero, tienes que hablar, o no tienes que hacerlo, pero tiendes a hablar; si paseas solo, simplemente disfrutas del paisaje».

Nuestros encuestados ofrecieron muchos otros ejemplos interesantes de cuando están en el mundo y en soledad. Los retiros en silencio fueron un ejemplo popular de una actividad en la que las personas estaban rodeadas de extraños pero se sentían seguras para profundizar en sus propios espacios psicológicos. Pero un retiro de silencio no era necesario para la mayoría de la gente. En palabras de Peter: «Por ejemplo, si estás de vacaciones, a veces es agradable sentarse y ver pasar el mundo. Eso también es soledad, porque estás ahí sentado, tal vez en el paseo marítimo o algo así, y observas a la gente, pero en realidad estás muy tranquilo y relajado».

Poder acceder a la soledad en público puede ser especialmente beneficioso para los habitantes de las ciudades. Dos de nuestros participantes —aunque separados en edad por más de veinticinco años— vivieron en el norte de Londres en algún momento de sus vidas y ambos aprovechaban las piscinas públicas en un parque cercano. Grace, de 65 años, describió la experiencia de nadar despacio a braza en la «suavidad de un estanque a cielo abierto» disfrutando de lo «delicioso» de la actividad y sintiéndose sola, a pesar de estar rodeada de bañistas. Alex, originario de un clima mucho más cálido que el del Reino Unido, disfruta de la natación al aire libre en invierno, pues le resulta una experiencia muy «estimulante» (¡le tomamos la palabra!). Durante ese tiempo, se concentra intensamente en su conexión con la naturaleza: «Simplemente te sientes, no necesitas hablar, te conviertes en parte de la naturaleza» (más información sobre la soledad en la naturaleza en el capítulo 7).

En soledad o no, la gente suele equivocarse al predecir lo que va a disfrutar u odiar. Imagina que tú y un amigo tenéis entradas para la ópera y él cancela en el último momento. Al imaginar su asiento vacío a tu lado, dudas y te planteas no ir. Pero, como tenías tantas ganas de ver esa ópera, finalmente decides asistir de todos modos. Durante la representación echas de menos a tu amigo, pero no la forma en que suele susurrarte comentarios al oído durante el espectáculo. La verdad es que disfrutas muchísimo. Entonces, ¿por qué pensabas que si ibas solo no lo pasarías bien? Algunos estudios demuestran que las normas sociales influyen en nuestra percepción de lo que es aceptable hacer solo en espacios públicos.

La búsqueda de la soledad en espacios tradicionalmente diseñados para actividades comunitarias, como parques y restaurantes, puede plantear retos únicos. El miedo a ser juzgado u observado, al aburrimiento y a la soledad distrae a muchas personas en esos entornos y se interpone en el camino de la soledad positiva. Una encuesta entre consumidores de Estados Unidos, India y China demostró que las personas suelen anticipar menos placer y temen más el juicio de los demás cuando se les pregunta por actividades «divertidas» en público, como ir a un restaurante o al cine.[15] Esos participantes expresaron su preocupación por que los demás pensaran que estaban solos porque tenían pocos amigos con los que disfrutar de esas actividades. Por el contrario, si el objetivo principal de la actividad era utilitario, como ir a la compra o pasear por un parque público (presumiblemente para hacer ejercicio), el miedo y las dudas disminuían porque se percibían como actividades en solitario más «aceptables».[15]

La comida, que consideramos tanto necesaria como divertida, presenta una imagen especialmente compleja de la soledad pública. La historia social de comer en compañía está tan arraigada en nuestra psique colectiva porque desde que los humanos cocinaron por primera vez con fuego siempre se han reunido alrededor de la comida.[16] Si pensamos en celebraciones como el Chuseok en Corea, el Iri-ji en África Occidental o el Día de Acción de Gracias en Estados Unidos, está claro que la comida une a la gente.[17] En cambio, cenar solo puede parecer una aberración. Un experimento reciente nos muestra por qué es así. Los investigadores[18] pidieron a 248 adultos estadounidenses que habían cenado en un restaurante en los últimos seis meses que se imaginaran comiendo en presencia de otros clientes y sometidos a una de las siguientes condiciones: (1) con clientes que también cenan solos o (2) con clientes que cenan en grupo, y cuando el restaurante estaba (3) lleno o (4) vacío. Se les preguntó a los participantes cómo de solos se sentirían en los distintos escenarios y si anticipaban que serían observados con desprecio. Los que se imaginaron comiendo solos rodeados de otros clientes que cenaban en grupo anticiparon una mayor sensación de soledad y una evaluación negativa por parte de los demás, especialmente en un restaurante lleno.

Para mitigar esos sentimientos negativos, incluso las personas a las que les encanta viajar solas a veces intentan desviar el posible juicio negativo de los demás utilizando «accesorios» (libros, teléfonos inteligentes) para demostrar que están ocupados durante las comidas y que no «echan de menos» a un acompañante.[19] Estas sutiles señales pueden utilizarse estratégicamente para comunicar el propósito de su soledad cuando hay otras personas cerca. (También utilizamos esos accesorios a veces para indicar que queremos estar solos). Comer solo sigue teniendo tan mala fama que unos científicos australianos están diseñando un compañero de mesa robótico, Fobo, que se comporta como un compañero humano[20] (aún no sabemos si está programado para eructar y luego, por supuesto, pedir disculpas).

Mientras algunos recurren a compañeros de comida mecánicos, hay mucha gente que rechaza la percepción de que las cosas «divertidas» no puedan hacerse en solitario. El creciente fenómeno de la «mesa para uno» es una forma estupenda de aprovechar lo maravilloso de la soledad pública.[21] Digamos que alguien lleva una vida hipersocial, siempre habitando y trabajando en presencia de otros con pocos momentos a solas. Quizá escaparse a comer y cenar solo le ofrezca la oportunidad de vivir una experiencia enriquecedora por su cuenta. Cliff, un ciudadano británico de 60 años, nos cuenta: «Voy a una cafetería o lo que sea, pido comida o pido una copa. Y no es que no me sea posible mantener conversaciones con la gente, simplemente no quiero hacerlo. Disfruto de la experiencia de estar allí».

Y consideremos el caso de los *foodies* finlandeses que ensalzan las cenas en solitario como forma de experimentar plenamente la comida y el ambiente en el que se sirve.

Los autores de un artículo de 2022 sobre las «comidas recreativas fuera de casa» en Finlandia hablaban del creciente fenómeno cultural de las cenas en solitario, que tiene su origen en el deseo de apreciar mejor el sabor de la comida y la bebida, de forma parecida a como se experimentan las obras de arte en un museo (ojalá se pudiera abrir una de las latas de sopa Campbell de Andy Warhol).[22] A algunas personas les gusta hablar de los cuadros que están viendo o del sabor de la comida que están degustando, pero otras prefieren disfrutar de esta experiencia en soledad, pues piensan que de ese modo resulta más intensa. El fenómeno no es exclusivo de Occidente. Un estudio con quinientos comensales en Macao demostró que el atractivo de cenar solo es habitual en China y cuestionó la idea de que las cenas deban ser en grupo.[23]

En Japón se observaron emociones positivas similares, ya que los comensales solitarios no esperaban una evaluación negativa por parte de los demás.[24] La excepción en la bibliografía de investigación es Taiwán, donde los comensales solitarios consideraban que la actividad resultaba un tanto triste.[24]

Otros comensales solitarios han expresado su convencimiento a pesar del juicio de los demás. En un estudio de publicaciones de Instagram, los investigadores extrajeron publicaciones con el hashtag #tableforone y buscaron temas recurrentes.[25] Lo que encontraron fue un sentido de empoderamiento expresado por aquellos que disfrutaban comiendo solos y un reconocimiento de que es valioso para ellos por el placer de estar consigo mismos. Al igual que los sibaritas finlandeses descubrieron que ir solos les daba espacio para saborear los sabores y disfrutar de la experiencia que ofrecen los restaurantes de lujo. Según esta investigación, los mensajes expresaban «la importancia de valorar el tiempo a solas», además de la idea de que comer solo es una forma de autocuidado, legítima por derecho propio. Algunos de los mensajes en las redes sociales también se rebelaban contra el estigma de comer solo y contra la suposición de que tenían que hacerlo en compañía de otra persona si querían disfrutar de la experiencia.

A pesar de que como investigadoras consideramos muy valiosas las descripciones de nuestros sujetos sobre la soledad acompañada y pública, otros estudiosos no están de acuerdo, pues sostienen que cualquier tiempo que pasemos en presencia de otros, aunque no interactúen con nosotros, nos hace vulnerables a la influencia social, a sutiles empujones para comportarnos de determinada manera. Por ejemplo, mientras estamos sentados en un restaurante, podemos fijarnos en lo que piden los demás, y esto puede influir en nuestra decisión de tomar uno u otro plato. Estos investigadores también sugieren que podemos sentir las afirmaciones o juicios de los otros, y nuestros sentimientos y pensamientos en ese momento pueden estar teñidos por ese estigma. Sostienen que este «ruido» afecta negativamente a la calidad de la soledad.[26]

Pero muchas personas, incluidos algunos de nuestros participantes, pueden desviar la atención negativa o simplemente no son susceptibles a ella. Algunos de los participantes en nuestro estudio parecen capaces de construir un espacio a su alrededor, al menos mentalmente, en el que se aíslan de lo que ocurre en el exterior: «Puedo encerrarme en lo que estoy haciendo, y estoy solo en mi cabeza sin que sea un problema si pasan cosas en la periferia. Y puedo entrar y salir si me hacen una pregunta o algo así, pero a menudo estoy absorto». (La madre de Heather era así, podía hacer crucigramas a pesar de que la alarma de incendios gritara sobre su cabeza).

Al examinar las ricas experiencias vividas por los sujetos de nuestra investigación, hemos sido capaces de ofrecer una narrativa alternativa a la estrecha idea de que la soledad es solo para un tipo especial de persona en un lugar particular y de una determinada manera. Por esta razón, somos capaces de legitimar formas de pasar el tiempo a solas desestimadas por otros investigadores. Con este nuevo conocimiento en la mano, podemos centrar nuestra atención en entender por qué la soledad puede ser un espacio tan abundante y en los muchos beneficios que ofrece.

Capítulo III

¿QUÉ HACE GRANDE A LA SOLEDAD?

Cuando Thuy-vy estaba en octavo curso, se mudó con su familia desde el campo a la ciudad. Allí, le permitieron salir sola por primera vez, y ella aprovechó cada oportunidad. Montaba en su oxidada pero fiable bicicleta, con un mapa de papel en la mano, y exploraba nuevas rutas. A pesar de que temía lo desconocido, salía sola de todas formas, ansiosa por explorar su mundo en expansión. Durante esas salidas, Thuy-vy aprendió que el mundo no era un lugar tan aterrador aunque sus padres no estuvieran cerca y que su miedo en general era más grande que la cosa en sí. Era precavida en lugares desconocidos, por supuesto, pero también observaba, se adaptaba y cuidaba de sí misma. En esas aventuras en solitario, Thuy-vy encontró su camino por la ciudad y, en cierto modo, su propia mente.

Netta ha vivido experiencias similares en soledad. Cuando terminó el instituto, viajó por primera vez sin su familia. Atravesó la campiña inglesa y se adentró en un espacio en el que tomaba sus propias decisiones. Se perdió muchas veces y «extravió» su pasaporte y su dinero, pero, aun así, disfrutó de la independencia y de las aparentemente infinitas posibilidades de exploración. Ahora, años después, y con dos hijos en edad escolar, la soledad ha tomado una forma diferente. Cuando tiene tiempo para sí misma, Netta se siente aliviada en ese espacio. Allí puede respirar profundamente sin tener que pensar en qué decir o en cómo reaccionar ante otra persona. Cuando está sola, Netta puede hacer lo que quiera y puede hacerlo tan bien o tan mal, tan despacio o tan deprisa como quiera.

Del mismo modo, Heather utiliza la soledad como un lugar de descubrimiento y, más recientemente, de sanación. No hace mucho, emprendió su propio viaje por el Reino Unido tras la muerte de su madre. Ante la profundidad de su dolor, temía quedarse sola con sus propios pensamientos, pero también sabía que necesitaba estar sola y caminar. Durante esos meses, Heather se refugió en la sensación de hacer las cosas con calma: atarse las botas, ponerse la mochila y marchar a su propio ritmo. En ese ritual solitario, empezó a sentir de nuevo los latidos de su corazón. En soledad, Heather pudo trazar un mapa hacia un lugar intermedio desde el que, aunque incompleta y sabiendo que nunca volvería a ser la misma, empezar a incorporar la traumática pérdida de su madre en una versión diferente de sí misma.

Cuando reflexionamos sobre estas experiencias solitarias, comprendemos que, aun siendo positivas en su mayoría, la soledad no siempre ha sido para ninguna de las tres un lugar maravilloso, sino que, en ocasiones, puede resultar difícil, incluso un reto plagado de dudas e incertidumbre. Sin embargo, la mayor parte de las veces, la soledad empieza siendo neutral, como un bloque de arcilla que podemos modelar a nuestro gusto. Por experiencia propia sabemos que es posible obtener muchos resultados positivos si decidimos pasar un tiempo a solas (en el capítulo 4 hablaremos más sobre este tema).

¿Por qué la soledad puede resultar tan poderosa para cualquier persona? Esa pregunta ha impulsado en buena medida nuestra investigación, y aún continuamos construyendo sobre lo que hemos aprendido. Lo que hemos visto hasta ahora indica que la soledad genera un entorno en el que pueden suceder dos cosas importantes:

cada uno puede ser el capitán de su propio barco y, mientras desempeña ese papel, conectar con su verdadero yo. La soledad es el lugar ideal para *hacer lo que quieres* (autonomía) y *ser quien eres* (autenticidad).

Haz lo que quieras

Lo que ayuda a las personas a prosperar de la manera descrita en las tres historias anteriores está relacionado con un marco que los psicólogos llaman «teoría de la autodeterminación».[1,2] La base de esta teoría es que, además de tener necesidades físicas, como comer y beber, los seres humanos también tenemos necesidades mentales. Las tres necesidades básicas en este sentido son la relación (conexión con los demás), la competencia (sentirse capaz) y la autonomía (tener la sensación de que somos nosotros, y no otros, quienes dirigimos nuestras propias acciones significativas). Cuando satisfacemos esas necesidades, alcanzamos una sensación de bienestar, crecemos y maduramos de forma saludable y afrontamos las tareas de la vida con energía, incluso con pasión. Cuando esas necesidades no están cubiertas, la salud mental suele resentirse y la motivación decae.[1,2]

La autonomía es una propiedad clave de la motivación positiva, el rendimiento, la plenitud y el bienestar. Ser una persona «autónoma» significa tener la capacidad de elegir libremente. Todos queremos pensar por nosotros mismos y trazar nuestro propio destino y, cuando se nos niega esta posibilidad, lo normal es que nos rebelemos (el deseo de autogobierno ha motivado muchas revoluciones a lo largo de la historia). La soledad nos brinda la oportunidad de ser agentes independientes, de establecer contacto con lo que realmente pensamos, valoramos y necesitamos, y de adoptar un comportamiento coherente con nuestras ideas (véase el cuadro 3.1).[3]

Al principio de la pandemia de COVID-19 fuimos testigos de una poderosa muestra del vínculo entre soledad y autonomía. En general, algunas personas disponían de mucho tiempo a solas, mientras que otras andaban escasas de tiempo. Eso se traducía en demasiada o muy poca soledad, dependiendo de lo que cada uno considerara «normal» o «ideal» antes de la pandemia. Por supuesto, mucha gente se sentía frustrada porque no podía moverse libremente. La mayoría echaba de menos el contacto físico con la familia, los amigos, los compañeros de trabajo, incluso con el camarero de la cafetería del barrio.[4]

Las experiencias de otros estuvieron marcadas por una compañía excesiva (por ejemplo, los padres de niños pequeños), y su autonomía y su felicidad se resintieron. Por ejemplo, Netta paseaba todos los días por el campo que había junto a su casa para reflexionar y centrarse. Estos paseos eran muy beneficiosos para ella, pues la actividad a la que acude para sentirse libre. Por otro lado, en los primeros momentos del confinamiento, a Heather le suponía un esfuerzo estar con su pareja todo el día en casa los siete días de la semana. Estaba acostumbrada a estar sola la mayor parte del día y, de pronto, tenía que trabajar codo con codo con su pareja mientras el zumbido interminable de las reuniones de Zoom resonaba por toda la casa.

En cambio, muchos de los que experimentaban una soledad extrema tenían que luchar en ese espacio de aislamiento. Los confinamientos impuestos por los Gobiernos durante las primeras fases de la crisis sanitaria hicieron que muchos investigadores y profesionales médicos se preguntaran por los efectos psicológicos a corto y largo plazo del confinamiento y la falta de contacto social.[5]

Cuadro 3.1. Soledad(es) en los polos

En 1992, las noruegas Liv Arnesen y Julie Maske emprendieron la primera travesía femenina sin apoyo del casquete glaciar de Groenlandia. Dos años más tarde, a los cuarenta y un años, Arnesen volvió a ser noticia por ser la primera mujer en esquiar en solitario y sin apoyo hasta el Polo Sur. Como ella misma relató en su libro *Skiing into the Bright Open,* durante cuarenta días y 1200 kilómetros, se deslizó a través de los «inmensos e inexpresivos espacios blancos» de la Antártida.[7] La fortaleza mental y física que se requiere para realizar una expedición tan agotadora en estas condiciones es evidente (temperaturas bajo cero, viento casi constante, trineos pesados y grietas traicioneras), pero, si además se emprende en solitario, se convierte en una hazaña al alcance de muy pocas personas. Sin embargo, Arnesen encontró consuelo en la soledad: «Me acordé de todos los que, antes de mi partida, creían que el hecho de estar sola sería lo más duro en una expedición como la mía. Al contrario, aunque no soy una loba solitaria, lo cierto es que lo que más me atraía era la idea de estar sola durante tanto tiempo. [...] La soledad es tan necesaria como la comida y el sueño; solo así es posible hallar la calma para entrar en contacto con uno mismo».[7]

Como una manera de prepararse para su viaje, Arnesen no solo había leído los relatos de los exploradores que la precedieron (todos hombres, hasta entonces), sino que, además, había planificado cada detalle, pues un mínimo error suponía la diferencia entre la vida y la muerte. En sus memorias, Arnesen describió que, para ella, «ser independiente con todo lo necesario (tienda, comida, saco de dormir, hornillo y combustible) significaba ser capaz de arreglárselas con medios sencillos. Mucho más tarde, pude darle un nombre a esto: sensación de libertad».[8] Arnesen vivió tan intensamente su soledad que, cuando llegó a la estación Amundsen-Scott del Polo Sur en la Nochebuena de 1994, se sintió algo abrumada por el recibimiento. Según contó en una entrevista: «Estaba más cansada después de tres o cuatro días en el Polo Sur que tras esquiar sola durante cincuenta días».[9]

En 2001, Arnesen y la exploradora estadounidense Ann Bancroft se convirtieron en las primeras mujeres en cruzar la

Antártida: un viaje de 94 días, 2725 km de soledad en compañía. En Bancroft, Arnesen había encontrado una compañera de aventuras que compartía su deseo de coexistencia pacífica en la naturaleza. «No quería pasar cien días en el hielo con alguien que necesitara hablar, hablar y hablar todo el tiempo. Para mí, parte del atractivo de la naturaleza remota es la soledad, la posibilidad de estar con nuestros propios pensamientos», escribió en *No Horizon Is So Far*, un relato que escribió en colaboración con Bancroft en el que cuentan su histórica hazaña. (Heather tuvo el privilegio de conocer a Arnesen en Oslo hace años. Era humilde y realista, y cuando hablaba de la sensación de autonomía e identidad durante sus exploraciones polares, resultaba una mujer inspiradora).[10]

Al mismo tiempo, otros prosperaron inesperadamente incluso cuando se vieron obligados a reducir las interacciones físicas con los demás. Thuy-vy, por ejemplo, había vivido sola durante varios años en la escuela de posgrado y acudía a pocas reuniones sociales. Aunque no estaba acostumbrada a la alteración de la rutina provocada por la pandemia, como el hecho de no acudir en persona a su universidad para dar clase y asistir a reuniones, la soledad adicional tuvo en ella pocos efectos adversos. Muchos participantes en el estudio compartían con ella esa misma visión. Durante ese tiempo, muchos habían sentido que el resto de la sociedad por fin entendía cómo vivían muchas personas antes de ser golpeadas por la pandemia.

Durante los primeros meses de pandemia, realizamos un estudio que recogía las experiencias de 2035 personas (con edades comprendidas entre los 13-16 años, 35-45 y, por último, 85-90).[6] Hallamos que la autonomía como beneficio de la soledad era una expresión común en todos los grupos de edad (aunque era menos frecuente en los adolescentes, que también expresaron una menor inclinación hacia la soledad). Los temas relacionados con la autonomía incluían la sensación de autosuficiencia, la liberación de la presión exterior y una mayor autoconexión. Quienes describieron la autonomía como un beneficio de la soledad también informaron de un estado de ánimo más tranquilo durante ese tiempo y una mayor disposición hacia la soledad voluntaria, lo que generaba una especie de bucle de retroalimentación al elegir la soledad para obtener sus beneficios. Algunos de los comentarios que escuchamos de parte de los participantes hablaban de la manera en que la autonomía convierte a la soledad en algo positivo: «Confío en mis padres, pero prefiero hacer las cosas a mi manera» (varón, 13 años); «puedo ser más independiente y pensar por mí mismo» (varón, 15 años). Una mujer de 30 años dijo haber aprendido «a desear mi propia compañía y sentirme cómoda con ella. Me ha hecho ser más confidente conmigo misma».

Otros comentarios reveladores en nuestro estudio de hitos sobre la soledad y la autonomía en distintos tramos de edad fueron los siguientes:

- «Aprendí a escuchar mis propios deseos, necesidades y anhelos. Intenté disfrutar de los momentos y de las actividades que realmente me gustan» (varón, 36 años).
- «Tengo libertad para relajarme y ser yo mismo cuando estoy solo. Hacer las cosas que quiero sin distracciones ni interrupciones» (varón, 41 años).
- «Los momentos en los que estuve sola me parecieron buenos, ya que pude dedicar tiempo a hacer las cosas que me gustan» (mujer, 63 años).
- «He podido relajarme al sentir que no tenía que rendir cuentas a nadie más que a mí mismo» (hombre, 77 años).

En otras conversaciones de nuestra última investigación, también hemos podido escuchar la idea de que pasar tiempo en soledad es un importante acto de autocuidado porque implica darse prioridad a uno mismo y satisfacer la necesidad de autonomía. La soledad es un espacio en el que podemos ponernos a nosotros mismos en primer plano y hacer lo que queramos de la forma que más nos convenga. En palabras de Jean, una mujer galesa de 67 años: «En mi cabeza, la soledad es tiempo para mí. Creo que es importante tener ese tiempo a solas para reflexionar y hacer cosas que sean solo para ti».

Para algunas personas resulta fácil dedicarse algo de tiempo a sí mismas, sin embargo, para otras, esta decisión supone un continuo tira y afloja con otras personas. Una cultura familiar, amistosa o comunitaria de «unión», con diversas expectativas y responsabilidades, puede limitar la disponibilidad y la aceptación del tiempo a solas de una persona. En ese entorno buscar la soledad puede llegar a representar un desafío. Una madre alemana de 47 años de edad con dos hijos adolescentes describió la manera en que encaraba esta decisión como el gesto de «ponerme firme y decir que tengo que hacer algo para mí yo sola».

SER QUIEN ERES

La autonomía en soledad tiene un poder gemelo: la autenticidad. Si la autonomía es ser libre *para hacer* lo que uno quiere, la autenticidad es ser libre *para ser* quien uno es. «Conócete a ti mismo» es una de las tres llamadas máximas délficas, o reglas morales, grabadas en la entrada del Templo de Apolo en Delfos, Grecia (según el escritor y geógrafo del siglo II Pausanias). Al menos desde entonces, el autoconocimiento ha sido una búsqueda apasionante durante miles de años.[11] Las antiguas enseñanzas del budismo y el cristianismo también hablan de la importancia de la reflexión sabia para la evolución espiritual.[12,13] Conocernos a nosotros mismos es otra forma de decir que somos auténticos en nuestros pensamientos y acciones. Llegaremos a cómo y por qué la soledad fomenta la autenticidad (pero no la garantiza); sin embargo, primero es esencial entender qué significa ser auténtico, por qué es algo bueno y qué ocurre si no somos fieles a nosotros mismos. Al tratar de definir qué significa ser auténtico surgen muchas cuestiones morales, éticas y prácticas, y los estudiosos han escrito volúmenes sobre cómo llevar una vida auténtica con confianza y convicción.[14-17] En resumen, la autenticidad es la conciencia de nuestros pensamientos y sentimientos, la receptividad a nuestras reacciones reales (a menudo viscerales) ante nuevas experiencias e información, y un comportamiento coherente con esa conciencia. Significa sencillamente ser real o fiel a uno mismo —y hacernos cargo de lo que sea—,[18] pero, en la práctica, puede ser una empresa compleja. Ser fieles a nosotros mismos es difícil porque nos hace vulnerables y abiertos al escrutinio y al rechazo.[19] ¿Quién de nosotros no ha retocado alguna vez una foto nuestra antes de publicarla en Instagram por ese motivo (qué pensará la gente si ve mis arrugas, granos, etc.)? Y muchos de nosotros ocultamos opiniones reales a amigos, familiares y compañeros de trabajo por la misma razón.

Ser auténtico también puede hacernos sentir separados de la manada y, por tanto, expuestos[20] (recordemos que en el capítulo 1 hablamos de los imperativos evolutivos de no quedarnos a solas en mitad de la sabana). Pero también puede fomentar un sentido de lo real frente a lo falso, de lo lleno frente a lo vacío.[21] La autenticidad es uno de esos atributos parecidos al santo grial, como la independencia y la individualidad, a los que muchas personas aspiran pero que les resultan difíciles de conseguir. Solemos aplaudir a la gente que «mantiene su autenticidad», como los famosos que publican fotos suyas sin retocar en redes sociales. Esto se debe a que, aunque seguir nuestro propio camino puede ser inmensamente gratificante, también puede ser arriesgado.

Parece que los seres humanos tenemos una relación fría/caliente con la autenticidad: puede que no nos guste de los demás, al menos en determinados entornos, pero la valoramos mucho para nosotros mismos en general. Un análisis de 136 estudios sobre «integrarse» en lugar de «desmarcarse» en el lugar de trabajo reveló que las personas auténticas obtienen peores evaluaciones de rendimiento que sus compañeros menos auténticos (o más «auto-controlados») y también tienen muchas menos probabilidades de ascender a puestos de liderazgo.[22] Pero los investigadores también han descubierto que, en general, somos más felices cuando somos fieles a quienes somos. Numerosos estudios han demostrado que la autenticidad reduce el estrés, la ansiedad y la depresión, y aumenta la autoestima y la satisfacción vital.[23,24] Piensa en los momentos de tu vida en los que has sido más auténtico. Pueden ser, de hecho, los momentos más significativos que recuerdes, instantes en las que se sentiste plenamente conectado contigo mismo o con los demás. En esos momentos, parece que todo está alineado en el universo y que la satisfacción está al alcance de la mano.[25] Haz caso a Mahatma Gandhi (1869-1948) cuando dijo: «Lo interior debe estar en armonía con lo exterior. Debemos ser capaces de pensar y sentir como actuamos».[26]

La autenticidad —aunque pueda expresarse de forma diferente— es importante no solo en las culturas occidentales (como las estudiadas en el Reino Unido y Estados Unidos), sino también en las orientales (como las estudiadas en China, India y Singapur). Esto es algo sorprendente porque los investigadores tienden a pensar que las culturas occidentales están orientadas hacia el *yo*, por lo que dan prioridad a rasgos como la individualidad, el autoconocimiento y la conexión con uno mismo. Por el contrario, las culturas orientales se centran en el *nosotros* y en formar parte de un colectivo, conectar con los demás y ajustarse a las normas sociales. O eso dicen los estereotipos. Si atendemos a esas simplificaciones, cabría esperar que la autenticidad, un concepto muy relacionado con el yo, no desempeñara ningún papel en las culturas orientales. Pero investigadores del Reino Unido y Alemania han puesto a prueba esta suposición en una investigación transcultural sobre si la experiencia de la autenticidad es un subproducto de los ideales occidentales, como la libertad y la independencia. Sus hallazgos sugieren que no es así y que la búsqueda de la autenticidad es algo natural en el ser humano.[27]

90

Por el contrario, cuando somos poco auténticos, decimos y hacemos cosas para agradar o complacer a los demás.[28] Piensa en cómo nos enfrentamos a la tristeza cuando estamos en la calle. Si alguien nos pregunta en la oficina de correos cómo estamos, respondemos rápidamente con un «bien», aunque nos entren ganas de llorar, porque suponemos que los desconocidos no quieren ver ni oír nuestras verdaderas emociones. A menudo soportamos estos momentos difíciles creando interacciones sociales muy poco auténticas, porque incluso las personas más auténticas sienten que carecen de espacio para ser ellas mismas. También hay momentos en los que muchos de nosotros ocultamos nuestras emociones por miedo a que no sean validadas o correspondidas. En esas situaciones, la falta de autenticidad puede resultar mejor que el rechazo social, pero sigue sin hacernos sentir especialmente bien con nosotros mismos o con nuestras experiencias. La conclusión es que sentirse juzgado, socialmente incompetente o aislado y ajustarse a las expectativas sociales crea las experiencias más inauténticas. Los estudios demuestran que la falta de autenticidad puede provocar estrés y agotamiento, e incluso sentimientos de impureza e inmoralidad.[29,30]

MOSTRAR LA AUTENTICIDAD EN SOLEDAD

En el todavía reciente estudio de la autenticidad, los científicos y los psicólogos se han preguntado sobre todo qué hace por nosotros la autenticidad social, cuando estamos acompañados y compartimos nuestro verdadero yo con los demás. Es decir, se ha prestado poca atención a la autenticidad en soledad, pero hasta la fecha se han hecho algunos hallazgos convincentes. Uno de los primeros estudios sobre el tema demostró que, a pesar de que pueda parecer extraño, es posible sentirse falso en soledad. Incluso cuando estamos a solas, puede ser difícil evaluar en cada momento si somos fieles a nosotros mismos o si la presión por encajar y ajustarnos a las normas sociales nos impide ser auténticos.

91

Si alguien no es auténtico en soledad, puede sentirse aburrido, inquieto y triste.[31] Estos sentimientos indican una falta de conexión con algo (con uno mismo o con los demás), al menos en su mente, y una sensación de alienación. La falta de autenticidad en soledad parece tener las mismas desventajas: estrés, ansiedad y depresión.[32] Estos hallazgos dan credibilidad a la idea de que, incluso cuando estamos a solas, es importante que nos sintamos vinculados de alguna manera a nuestro yo auténtico para acceder a los beneficios de la soledad.

Debido a la evidente relación entre soledad y autenticidad, decidimos investigar un poco más. Realizamos una serie de estudios en los que les pedimos a los participantes que recordaran momentos auténticos e inauténticos (tanto en entornos sociales como en soledad). Nos interesaba saber si pasar tiempo a solas nos da espacio para ser auténticos. En cuatro estudios distintos, realizados mediante encuestas en línea y entrevistas en el laboratorio, obtuvimos la opinión de 700 personas de entre 18 y 63 años, residentes en el Reino Unido y en Estados Unidos. Tras explicarles el significado de ser auténtico o ser inauténtico, les pedimos que pensaran en ese tipo de experiencias en su propia vida y en cómo les hacían sentir. A algunos se les pidió que informaran sobre las experiencias que habían tenido el mismo día de la encuesta, mientras que a otros se les pedía que indagaran en sus vivencias de los últimos meses.[33] Primero analizamos la autenticidad social y vimos que, como era de esperar, pasar tiempo con personas «cercanas», como un buen amigo, es una forma de sentirse auténtico. Nuestros participantes recordaron sentirse presionados e incómodos en algunos encuentros sociales en los que las expectativas de los demás eran un factor importante. Afirmaron sentirse escrutados y juzgados, sentimientos que se midieron puntuando la afirmación «Me sentí preocupado por lo que los demás pensaran de mí». Durante estas experiencias, los participantes también afirmaron tener una autoestima más baja y emociones de ansiedad y tristeza. En definitiva, el bienestar se resentía ante la aparición de las sensaciones de presión e incomodidad. A continuación, analizamos aquellos momentos en soledad en los que los sujetos del estudio se sentían o no en su «auténtico» yo. Cuando se les pidió que recordaran un momento «inauténtico» en soledad, a menudo relataron experiencias en las que la evaluación y la presión social se adentraron en su soledad.

En última instancia, descubrimos que las interacciones sociales auténticas y la soledad auténtica comparten algunos elementos positivos. Tanto en soledad como en compañía, la autenticidad permite a las personas actuar o ser fieles a sí mismas; experimentar un sentimiento de confianza, logro u orgullo; sentirse cómodas, relajadas y en paz interior; aceptarse a sí mismas por lo que son, y dedicarse a las actividades que les apasionan. También aprendimos que la autenticidad en soledad tiene algunas ventajas exclusivas. Los participantes describieron esas experiencias como una oportunidad para elegir actividades acordes con sus propios intereses y disponer de un espacio para la autorreflexión, donde poder atender a sus propios pensamientos y sentimientos. Por el contrario, la soledad inauténtica no permitió que los participantes pudieran comprenderse a sí mismos. Estos hallazgos se suman a la literatura existente sobre la autenticidad de dos maneras. Por un lado, hemos aprendido que la soledad nos ofrece tantas o más oportunidades de ser auténticos que los momentos en sociedad. Y, por otro lado, los sujetos de la investigación afirmaron experimentar la falta de autenticidad con más frecuencia en compañía que en soledad.[32]

Nuestros estudios narrativos basados en sesenta entrevistas extensas con personas de diversas partes del mundo confirman muchos de esos factores que vinculan soledad y autenticidad. Uno de nuestros participantes, Baris, un hombre turco de 27 años, afirmó que la soledad es un momento crucial para la autorreflexión, pues le ayuda a evaluar dónde se encuentra en el presente y hacia dónde debe dirigirse en el futuro: «Me muestra el lugar en el que estoy ahora, en el que puedo verme a mí mismo. Y me ayuda a responder a la pregunta ¿debo quedarme aquí o ir allí?». Por su parte, Lucas, un joven portugués de 21 años, confirmó la idea de que la autenticidad en soledad aumenta el bienestar: «Me quiero cuando soy yo mismo, y una cosa importante en nuestras vidas es querernos a nosotros mismos. Necesitamos aceptarnos a nosotros mismos y ese tiempo a solas para mí es para aceptarme a mí mismo. Ser quien soy, con todos mis defectos y todas mis dudas, y todos mis pensamientos exagerados, y toda mi curiosidad. Necesito aceptar todo eso».[34]

¿Por qué la soledad es un espacio tan positivo para acceder a la autenticidad? Tan solo podemos especular, basándonos en lo que nos han contado los sujetos de nuestra investigación, pero parece que hay algunas razones principales. En primer lugar, la soledad permite a muchas personas desprenderse del juicio de los demás y de la vulnerabilidad que conlleva esa sensación. En cambio, puede ser un espacio que carece de autoconciencia y fomenta la autoindagación. La soledad es un «dejarse llevar» o al menos puede serlo. (No obstante, debemos recordar que el tiempo en soledad, en ocasiones, puede ser duro para cualquier persona, y, para algunas personas, siempre resulta difícil. En el capítulo 9 aprenderemos a ser más resistentes en soledad). Para muchas personas, la preocupación por lo que piensan los demás solo desaparece cuando conectan con su auténtico yo (nuestros pensamientos, sentimientos y valores más profundos) en soledad.

La soledad también ofrece una poderosa oportunidad para autogobernarse. Los estudios han demostrado que, cuando nos centramos en nosotros mismos, nos sentimos más capaces de ser nosotros mismos. En un estudio en línea con 619 adultos, en su mayoría veinteañeros y treintañeros, aquellos que invertían en autorreflexión tenían más probabilidades de sentirse auténticos o fieles a sí mismos. Esta capacidad se demostraba cuando respondían afirmativamente a «Me encanta explorar mi *yo interior*» y «Mis actitudes y sentimientos sobre las cosas me resultan fascinantes». Los investigadores, procedentes del sur de Estados Unidos, sugirieron que las personas que en general están más en contacto consigo mismas experimentan el «sentido» más fácilmente y se sienten más satisfechas con su vida en general.[35]

También obtuvimos pruebas de este fenómeno en nuestros estudios narrativos. Algunas personas experimentan la autenticidad de una manera más natural cuando están en soledad en diferentes condiciones (por ejemplo, en soledad acompañada o pública, como vimos en el capítulo 2), mientras que, para otras, la soledad privada es un requisito fundamental en el proceso de llegar a ser auténticas. Una mujer de 53 años participante en el estudio aseguraba que solo le es posible sentirse auténtica en soledad cuando está completamente aislada y sabe que durante ese espacio no va a ser interrumpida: «Cuando tengo la sensación de que pueden interrumpirme de alguna manera, me siento cohibida en soledad. Me siento observada y no puedo ser yo misma. Siento que tengo que seguir actuando de alguna manera, pues la posibilidad de que alguien pueda entrar en la habitación no me permite sentarme, por ejemplo, a escribir o hacer lo que realmente quiero». Pero, cuando la gente es capaz de relajarse, la soledad parece el lugar ideal para acceder a la auténtica esencia. Jack, de 22 años, de Malasia, expresaba: «Estos momentos de soledad representan una oportunidad para explorar mis intereses y mis aficiones. Pasar momentos a solas es una forma de mantenerme fiel a mí mismo. Realmente me ayuda a consolidarme como persona».

Ese mismo grupo de participantes en la investigación nos dijo muchas veces que el tiempo a solas puede conducir a una mayor conciencia del yo y a versiones más verdaderas de sí mismos. Un participante expresó esta idea con elocuencia: «Siento que ese espacio está lleno de autenticidad, de honestidad, de conciencia, de atención plena en cierto modo. Cuando estoy solo, tengo tiempo y espacio, una fase sin interrupciones, para tener una conversación conmigo mismo, y reconocer lo que siento». Phil, un hombre estadounidense de 56 años, nos dijo: «A lo largo del día apreció que soy más consciente de lo que siento, de mis emociones, y la soledad me aporta un espacio de reflexión y la oportunidad de mirar hacia dentro». Samantha, una mujer suiza de 42 años, afirma: «Se siente como si estuvieras desplegando el tipo de energía que normalmente está contenida y envuelta en todas esas otras cosas. Vas eliminando capas y llegas a algo que es realmente verdadero». Elliott, un alemán de 28 años, afirma que la soledad le permite dejar de lado las opiniones de los demás y centrarse en sus necesidades, perspectivas y objetivos. Durante el tiempo que pasa a solas dice «recordar cómo me siento».

En soledad es posible escribir una especie de guía práctica de nuestro propio funcionamiento a medida que nos adentramos en nuestros propios pensamientos y en nuestra naturaleza esencial. Eso puede ayudarnos a comprender mejor nuestras fortalezas, debilidades, valores, emociones y motivaciones. Helena, una mujer soltera de 39 años residente en California, cuenta: «Para mí, la soledad es aprender de ti misma, aprender quién eres y averiguar de lo que eres capaz». Rebecca, una islandesa de 48 años, lo describió de esta manera: «Creo que pierdes la oportunidad de conocerte a ti misma si estás constantemente distraída por todo lo demás». Gracias a la soledad, algunas personas han redescubierto ideas y nociones esenciales en la construcción de su propia identidad, aunque entren en conflicto con las creencias de su familia o de su comunidad. Cuando era joven y vivía en Bangladesh, Kaamil, de 30 años, «se retiraba a la soledad» para conciliar las expectativas sociales (casarse joven y tener hijos) con lo que sentía en su corazón: el deseo de estudiar en el extranjero y ver mundo: «Lo que me ayudó durante ese tiempo fue comprender que mis ideas eran distintas, que mis pensamientos son distintos, y que tengo que construir una muralla entre mi yo y el resto de la sociedad». Como resultado de su conexión con su verdadero yo en soledad, Kaamil abandonó su hogar para estudiar en una universidad en el extranjero y, en la actualidad, continúa estudiando mientras viaja por el mundo.

Lograr la autenticidad en soledad, al igual que mantener la autonomía en ese espacio, no tiene una línea de meta. Ambos son procesos continuos que requieren una intención, por audaz o modesta que sea, cada vez que dispongamos de uno o dos momentos para nosotros mismos. En esos casos, la soledad deja de ser ese bloque de arcilla aún sin trabajar para convertirse en un espacio de ventajas potenciales. En el siguiente capítulo exploraremos esos beneficios.

Capítulo IV

LOS BENEFICIOS DE LA SOLEDAD

Cuando Thuy-vy estaba en la escuela de posgrado y empezó a investigar la soledad, quería centrarse en las experiencias que contribuyen a la realización del ser humano. Pero, cuando estudió la literatura psicológica sobre la soledad, descubrió que era mayoritariamente negativa (y se centraba en los adolescentes). En realidad no resulta extraño que los investigadores no empezaran a explorar los posibles beneficios de la soledad hasta hace un par de décadas, porque, como hemos comentado en el capítulo 1, la consideración de la soledad como un fenómeno positivo ha sido una idea marginal a lo largo de la historia de la humanidad. A veces la soledad era activamente desalentada por las autoridades, o pasivamente mirada con recelo, o simplemente imposible para muchas personas.

Todos esos retos siguen existiendo de alguna forma hoy en día, y tanto los investigadores como los profanos han tenido dificultades para abandonar esa mentalidad. Aun así, Thuy-vy persistió, pues presentía por experiencia que la soledad estaba relacionada con el bienestar de alguna manera y quería entender cómo y por qué para poder ayudar a otras personas. Mientras tanto, Netta abordó sus investigaciones científicas sobre la soledad desde un ángulo diferente. Especializada en las interacciones sociales y amante de la soledad, estaba interesada sobre todo en entender cómo influye la soledad en nuestra manera de relacionarnos (exploraremos este vínculo en el capítulo 5). El reto al que se enfrentó fue que, a diferencia del campo de las relaciones, tan ampliamente investigado, el papel de la soledad en el bienestar seguía siendo un misterio.

Tanto Netta como Thuy-vy descubrieron rápidamente que estudiar la soledad y centrarse en sus posibles beneficios es especialmente difícil en varios sentidos. Como mencionamos en el capítulo 2, aprendieron que el conocimiento nace de los datos en forma de números. En ese mundo cuantitativo, aprendieron a observar el comportamiento para comprobar si una parte de la experiencia humana era lo bastante similar, o lo bastante diferente, de otra parte de la experiencia humana como para indicar puntos en común o anomalías. Esas estadísticas nos ayudan a construir escalas con las que podemos decir algo nuevo e interesante sobre la condición humana. Ese proceso es, en última instancia, la forma en que los investigadores generalizan sus hallazgos a una población más amplia, más allá de sus propios sujetos. Pero, en un tema de investigación tan reciente como la soledad, y tan cargado de falsos supuestos, aún había muchas preguntas fundamentales sin respuesta que requerían un enfoque más amplio e inclusivo, pero no por ello menos riguroso.

Al principio, el acto de abandonar la estadística pura resultaba desalentador, puesto que la investigación cualitativa —que da peso a la información que no se puede cuantificar fácilmente— es denostada por muchos como «narración», es decir, en algunos ámbitos académicos no se considera ciencia. Pero el enfoque puramente numérico tiene claras limitaciones a la hora de analizar la soledad. Todos intentamos dar sentido al mundo a nuestra manera, y cada uno tenemos conceptos y experiencias individuales de la soledad que no se reflejan bien en los análisis cuantitativos tradicionales. Fue entonces cuando Heather entró en escena. Como periodista científica, aprecia las pruebas objetivas obtenidas mediante la experimentación y la estadística tanto como a Netta o Thuy-vy, pero comprendía que solo a través de entrevistas extensas con los sujetos de la investigación era posible empezar a averiguar por qué la soledad resulta positiva para un número tan elevado de personas y cuáles son sus principales beneficios.

Durante nuestra investigación, empezamos a clasificar las principales ventajas de la soledad según eran nombradas en las conversaciones. En ese momento, nos planteamos la mejor manera de representar las posibles ventajas del tiempo en soledad. En un principio, pensamos en utilizar la imagen de una tarta de varias capas (sinceramente, el dulce ocupa un lugar especial en nuestra mente). También consideramos utilizar la imagen de una escalera que, peldaño a peldaño, ascendiera las ventajas más sencillas de la soledad hasta algunos de sus beneficios más complejas. Con esas analogías, los beneficios básicos de la soledad, como el descanso y la relajación, estaban coronados por recompensas de «nivel superior», como la creatividad y las llamadas experiencias cumbre. Sin embargo, la idea de capas o peldaños no encajaba del todo, puesto que experimentar un beneficio de la soledad no depende necesariamente de haber logrado otro. Por ejemplo, Beethoven, a la hora de componer una de sus vibrantes e intensas melodías, probablemente aprovechara la inmensa creatividad que otorga la soledad, pero no se puede afirmar que estuviera completamente relajado mientras tocaba las notas en el piano.

Por tanto, decidimos descartar esas imágenes para imaginarnos la soledad más bien como un extenso territorio (ya sea un paisaje conocido o desconocido), en el que, tras adentrarnos y empezar a familiarizarnos con el terreno, elegimos la dirección que queremos tomar. Al ordenar las experiencias de los sujetos de la investigación según este último enfoque, surgieron cuatro categorías de beneficios que se corresponden con los cuatro puntos cardinales: norte, sur, este y oeste. La idea es que, en soledad,

101

dibujamos nuestro propio mapa y orientamos nuestra brújula individual mientras nos aventuramos por el camino elegido. La dirección que tomemos, hacia un destino nuevo o ya conocido, puede variar según el día o el momento, la etapa de la vida, o la necesidad o el deseo de alcanzar un determinado objetivo.

Todas las direcciones de la brújula de la soledad se originan a partir de las características esenciales de autonomía y autenticidad que describimos en el capítulo 3. Con esa orientación inicial, ningún camino es correcto o incorrecto. Al desarrollar el concepto de la brújula de la soledad, empleamos una carta de navegación orientada en cierta medida al Reino Unido y Estados Unidos; ciertamente somos conscientes de que un chileno no entenderá el sur de la misma manera que un habitante del hemisferio norte, no obstante, los temas expuestos son accesibles para todo el mundo.

Teniendo estos matices en cuenta, la brújula de la soledad está marcada (de forma poco científica) por el *norte*, la dirección estereotipada de la realidad (como el «norte verdadero») que representa el uso del tiempo a solas para la reflexión, el análisis de los sentimientos y de las creencias auténticos, y la consideración de las verdaderas prioridades y valores. El *sur* se refiere al descanso o la relajación (piensa en pasar el rato en el Mediterráneo o en las perezosas orillas del golfo de Estados Unidos) y también es un lugar para «repostar» o «recargar», según lo describieron nuestros sujetos. El *este* es la dirección del enriquecimiento (y no por casualidad del sol naciente): los momentos de soledad pueden ser intensamente productivos y creativos para muchas personas. Por último, el *oeste* representa la prosperidad y las experiencias cumbre, donde tenemos el potencial de alcanzar una sensación de intensa alegría y conexión, incluso de trascendencia. (La razón por la que el oeste parece la dirección natural para obtener estas ventajas potenciales es que, debido a la dirección de la rotación oriental de la Tierra, los vientos dominantes soplan desde el oeste en muchas partes del mundo. Imaginamos que tener el viento a

102

favor puede impulsarnos hacia la exploración y las nuevas experiencias). Debemos tener en cuenta que, aunque en nuestra mente hay cuatro direcciones igualmente dotadas de beneficios, no todas han recibido la misma atención desde el ámbito científico, lo que no deja de reflejarse en las descripciones que recogemos en el texto.

Debemos entender que estas categorías básicas tan solo son un marco conceptual, por lo que no pretenden sugerir que haya ningún tipo de limitación en la forma de aprovechar los beneficios de la soledad. Cada punto cardinal o categoría contiene un abanico de posibilidades que nosotros como individuos tenemos la capacidad de descubrir. Por ejemplo, el *norte* se describe, por norma general, como un espacio en el que conectar con nosotros mismos y reflexionar. Esa reflexión puede adoptar, y, de hecho, adopta, muchas formas. Los participantes en el estudio que se dirigían al *norte* en soledad explicaban que se trata de un espacio adecuado para resolver problemas, tomar decisiones, establecer prioridades, adquirir perspectiva, y ganar confianza y una mayor resiliencia vital. Del mismo modo, orientarse hacia el *sur* significaba, en general, tomar una ruta de descanso y relajación. En un número considerable de entrevistas, las personas describieron el sur en sus momentos de soledad exactamente de esta manera; sin embargo otras emplearon términos que describían este lugar como *reparador, nutritivo, revitalizante, equilibrador, armonizador, tonificante, apaciguador* y *purificador*. Del mismo modo, la creatividad (*este*) y las experiencias cumbre (*oeste*) pueden adoptar, como veremos, una variedad de formas.

NORTE: EL CAMINO HACIA LA AUTORREFLEXIÓN

Las brújulas de navegación casi nunca indican con precisión la dirección exacta del polo norte. En su lugar, señalan el norte magnético, la dirección en la que se desplaza la aguja de una brújula al alinearse con el campo magnético de la Tierra. El norte magnético cambia constantemente, mientras que el norte verdadero es un punto fijo que indica la ubicación exacta del polo. Los navegantes recurrían a las estrellas y a las cartas de navegación cuando las indicaciones de la brújula les resultaban dudosas. Sabían que, mientras vieran la estrella polar en el firmamento, el rumbo era correcto. Aunque no seamos marineros surcando el océano, en nuestra exploración personal también nos jugamos mucho, puesto que para todos nosotros resulta imprescindible discernir nuestro verdadero norte, es decir, nuestro auténtico yo. Eso puede influir en las decisiones que tomamos en la vida, ya sean grandes o pequeñas, y afectar a nuestro rumbo de una forma u otra. Y la soledad, como escenario estelar para encontrar la autonomía y la autenticidad (recuerda el capítulo 3), puede ser un espacio inestimable en el que conquistar nuestro norte. Podemos considerar este espacio un lugar y un momento para volver a lo básico, para escuchar atentamente nuestra voz interior, para ver con claridad nuestra estrella polar.

Durante el desarrollo del estudio los diferentes sujetos hicieron referencias continuas a la soledad como un espacio en el que «hacer balance», pues el tiempo que pasamos a solas nos ofrece la oportunidad (libres de la aportación ajena) de dar sentido a la variedad de experiencias que acumulamos en un día cualquiera.[1,2] Esa autorreflexión puede influir en los objetivos que nos marcamos, permitirnos recalibrarlos y mantenernos en movimiento hacia ellos. Elizabeth, trabajadora y madre de dos niños, considera su tiempo en soledad como un espacio en el que «pensar de verdad y despejar la cabeza», sin las interrupciones constantes por parte del trabajo y la familia. Además, le ofrece la oportunidad de decidir qué es lo verdaderamente importante para ella: «Creo que estar en soledad es la única manera de llegar a saber qué es lo que realmente te importa de la vida. En mis momentos de soledad, he ido tomando conciencia poco a poco de mis verdaderas prioridades en la vida, y por eso tengo una idea clara de lo que quiero y de lo que me importa... en lugar de dejarme influir inconscientemente por las opiniones de los demás». La reflexión de Elizabeth resultaba una idea familiar para Elliott, de Alemania, que emplea la soledad para evaluar «los objetivos a corto y medio plazo, para volver a centrarme y ser consciente de mi propia línea temporal en la vida, del lugar en el que estoy». Para él, la soledad es un espacio clave para desconectar de los demás y conectar consigo mismo, porque, de lo contrario, según sus propias palabras, «me resulta muy fácil aferrarme a las cosas de fuera, a las cosas de los demás».

Otros estudios también revelan la importancia de la autorreflexión en soledad. Por ejemplo, en un estudio sobre las ventajas de caminar en solitario largas distancias, los sujetos experimentaron beneficios a corto y largo plazo.[3] Los resultados positivos fugaces de los caminantes incluían sentirse enérgicos y entusiastas cuando abandonaban el sendero para regresar a su vida cotidiana. Sin embargo, los beneficios a largo plazo estaban relacionados con la autorreflexión que practicaban al caminar en soledad, pues les permitía desconectar de la vida diaria y adquirir una perspectiva diferente. Los participantes expresaron que disponer de ese tiempo en soledad los había ayudado a reflexionar sobre sus objetivos y prioridades, a crecer como personas y encontrar un sentido a sus vidas para avanzar en ese autoconocimiento incluso tiempo después de terminar sus caminatas.

Durante el confinamiento inducido por la pandemia de 2020, muchas personas observaron el potencial de la práctica de la autorreflexión. Los afortunados que no tuvieron que enfrentarse a la enfermedad o la muerte, o a una grave inestabilidad financiera, tuvieron más tiempo para reflexionar sobre sus vidas y evaluar su propósito, sus creencias y sus valores. Muchas personas encontraron la claridad y, a raíz de eso, decidieron impulsar cambios significativos en su carrera, en sus relaciones y en su vida.[3] Durante ese tiempo, Pico Iyer, el autor de *The Joy of Quiet,* especializado en libros de viajes, comentó: «Estamos recordando lo que elegimos frente a lo que se nos transmite, se trata de un paréntesis. Creo que casi todo el mundo que participe en esta conversación dirá que ahora tiene una idea más clara de lo que le importa que el mes pasado. De repente, puede separar lo trivial de lo esencial. En muchos sentidos, eso es una bendición».[4]

Algunos de los participantes en la investigación también se refirieron a la capacidad reparadora de la autorreflexión y la autoconexión practicada en soledad. Por ejemplo, una mujer portuguesa de 24 años que había roto recientemente con su pareja comentó: «Aunque me sentía sola, empecé a curarme mucho más rápido que saliendo o solicitando la compañía constante de mis amigos, porque tenía tiempo para pensar en todo lo que había pasado y, lo que es más importante, para cuidar de mí misma. Gracias a este espacio de soledad, pude reencontrarme conmigo misma. A partir de ese momento, he empezado a apreciar la soledad, de hecho, necesito pasar tiempo a solas, pues lo empleo para curarme, recargarme y volver a conectar conmigo misma».

La soledad ofreció a algunos de los participantes (y a una de las autoras de este libro) el espacio para empezar a dar sentido a la muerte de un ser querido y la tranquilidad para examinar en quién nos convierte esa inmensa pérdida. En ocasiones, el duelo provoca lo que los investigadores llaman una «crisis de significado», y la introspección y la autorreflexión pueden ayudar en el proceso de reconstrucción del significado.[5] Samantha, en Suiza, no podía encontrar su lugar entre las demás personas mientras lidiaba con la enfermedad de su padre ni tampoco tras su muerte. Fingía estar bien continuamente para no cargar a los demás con el peso de su tristeza: «Me sentía fatal, como si estuviera a punto de derrumbarme. Me suponía un gran esfuerzo mantener la compostura delante la gente. Era agotador y estaba resentida por ello, porque solo podía hacer el duelo de forma aceptable para los demás». Samantha tomó la decisión de viajar sola a los Alpes y, durante las dos semanas que estuvo allí, se dedicó a caminar, cocinar, cortar leña y llorar. En ese espacio de soledad «me sentí realmente libre para llorar sin molestar a nadie».

106

Sur: el camino hacia el descanso, la relajación y la renovación

La soledad ofrece una importante oportunidad para desconectar por completo de las tensiones y de los problemas que reclaman nuestra atención. Esto tiene mucho valor porque desentendernos durante un tiempo del ajetreo y del ruido del mundo exterior nos permite dejar de reaccionar de manera impulsiva y nos aporta equilibrio.[5] Podemos pensar en el tiempo en soledad como una oportunidad para someternos a un mantenimiento rutinario, como cuando llevamos el coche al taller. Revisamos el motor, inflamos los neumáticos y ajustamos la dirección. De esta manera, podemos regresar a la carretera mejor equipados para el viaje. Anna, una mujer inglesa, lo explicaba así: «Cuando paso algo de tiempo a solas puedo afrontar mejor las cosas que hacen que me sienta ansiosa, preocupada o estresada en mi vida, simplemente porque consigo ser más racional al respecto. Después de haberme dado un tiempo a mí misma puedo volver a ser quien soy y a sentirme en paz con el mundo».

También es así para otra de nuestras participantes en el Proyecto Soledad. Mary, de 71 años, ha vivido durante prácticamente toda su vida cerca de Cardiff, en Gales, aunque ahora se ha mudado a Inglaterra para estar cerca de su hija y sus nietos. Después de quedarse viuda y de que su hija se marchara a la universidad, Mary vivió sola durante bastante tiempo: «La tranquilidad de una soledad adecuada es una parte muy importante de mi vida para mantener el equilibrio. Si estoy preocupada o disgustada por algo y no puedo dejar de pensar en ello, a veces cojo el coche, salgo al campo, aparco en algún sitio y me voy a dar un paseo, o simplemente me siento a contemplar el paisaje». Hay un lugar específico al que acude para encontrar ese espacio mental: la costa occidental de Gales, donde esparció las cenizas de su marido hace muchos años: «Hay algo especial en estar en los acantilados, con vistas al mar. Estás muy sola, en realidad… pero no es algo malo». Ese paraje de hierba ondulante y acantilados abruptos le parece lo suficientemente imponente como para abarcar sus recuerdos y emociones.

A partir de una encuesta internacional a gran escala, pudimos extraer una serie de datos interesantes sobre el significado del descanso y la relajación para personas de todo el mundo, además de una serie de consejos para conseguirlos. A finales de 2015, la división Radio Science de la British Broadcasting Corporation (BBC), en colaboración con el University College de Londres, puso en marcha el conocido como Test del Descanso.[6] Reclutaron a más de 18 000 personas de 134 países para que opinaran sobre el «descanso consciente» (es decir, actividades distintas del sueño) en sus vidas. Se trata del mayor estudio de este tipo en el que se pregunta qué significa el descanso para cada persona y cómo se aprovecha. Aunque no se trata de un estudio sobre la soledad, confirma que para mucha gente el tiempo en soledad significa descanso. Los encuestados otorgaron una puntuación mucho más alta a «pasar tiempo a solas» que a «pasar tiempo con amigos y familia». Comer o beber en compañía o incluso el sexo también se situaron muy por debajo como formas de lograr el descanso. Cuando se les pidió a los participantes que definieran su propio descanso, algunos eligieron palabras como *privado*, *tranquilo*, *sosiego*, *curativo* y *deliberado*. Las respuestas fueron reveladoras, por lo que los autores del estudio se preguntaron: «Cuando decimos que necesitamos descansar más, ¿significa más bien que anhelamos pasar tiempo lejos de otras personas?».[6]

Aprovechar la soledad para mejorar el descanso no es una idea nueva, sino que ha sido expresada por diferentes personalidades a lo largo de la historia. Entre 1781 y 1782, Wolfgang Amadeus Mozart compuso la pieza *An die Einsamkeit*, cuya letra dice: «¡Oh, soledad! ¡Cuán suavemente me alivias cuando mis fuerzas decaen tan rápidamente! Con cálido anhelo te busco: así busca un vagabundo agotado la sombra».[7] Mozart murió una década más tarde, apenas cinco meses después de que naciera su hijo Franz, pero el niño pareció heredar tanto algunas de las proezas musicales de su padre como su relación con la soledad. En 1810, Franz Mozart también compuso su propia *Die Einsamkeit*. A pesar del conflicto mundial de la época y de su propia y complicada vida hogareña, el joven Mozart escribió una alegre canción acompañada de las palabras: «Mi deseo y mi alegría eres tú soledad, paz doméstica y calma campestre».[8,9]

Compusieran o no una sinfonía, muchas de las personas a las que entrevistamos sobre sus experiencias en soledad también la describieron como un lugar tranquilo para la relajación y la renovación. La sensación parecía trascender la edad, el sexo y el país de origen. Kam, de 37 años, de Malasia, nos dijo: «Para mí es una especie de paz, de calma, de quietud». Entendimos que la soledad es una herramienta habitual, pero también importante, para desestresarse y recuperarse. Alex, de 38 años, de Armenia, afirma: «Creo que hay una especie de tranquilidad en ella, un espacio para explorar, o el espacio para simplemente estar. Creo que eso es especial». Y Joni, una mujer irlandesa de 59 años, subrayó que necesita la soledad para alejarse de las fuerzas externas y centrarse en sus propias necesidades: «A veces siento que estoy en una pequeña burbuja, sin interactuar con el mundo exterior, y eso está bien. A veces es solo una forma de relajarse o descansar, de curarse, algo que hay que hacer de vez en cuando».

¿Qué ocurre durante ese tiempo que estamos a solas y por qué es tan reconfortante para algunas personas? La soledad es una gran oportunidad para el descanso porque excluye las influencias y expectativas inmediatas de los demás. No es que escapemos por completo de las demandas de los demás, sino que simplemente no están físicamente presentes para provocar respuestas en nosotros. Entre los sujetos de nuestra investigación, Samantha dijo: «Creo que es la mejor manera de tener conversaciones con uno mismo, libre de otras distracciones y otros juicios». Más que eso, el tiempo a solas también parece tener un profundo impacto en nuestras emociones. Se ha investigado mucho sobre la falta de ciertas emociones positivas (como la excitación y el entusiasmo) que se experimenta en soledad.[10] En cierto modo, tiene sentido, porque pasar tiempo con otras personas puede implicar intercambios estimulantes de información, historias o risas. Pero ¿qué ocurre con otros sentimientos?

Resulta que la soledad tiene el poder de desarmar nuestras emociones negativas. Esta revelación tardó un tiempo en comprenderse, porque los primeros estudios sobre el estado de ánimo y la emoción que parecían definitivos en su momento eran, en realidad, lamentablemente incompletos. Ese trabajo comenzó en la década de los ochenta con una serie de estudios del psicólogo del desarrollo Reed Larson, que realizó un seguimiento de los estados de ánimo de las personas a lo largo del día. Observó que el tiempo en soledad estaba relacionado con un estado de ánimo menos positivo en comparación con el tiempo en compañía de otras personas.[11] En aquella época, los psicólogos tendían a simplificar en exceso los estados emocionales, reduciéndolos a extremos, como «excitado» en un extremo y «solitario» en el otro.[12] Pero, como sabe cualquiera que experimente una gama mucho más amplia de emociones, hay mucho más que eso.

Los estudios de Larson agrupaban la rica gama de estados positivos y negativos que podemos experimentar en un día cualquiera, o incluso en un solo momento, y daban la impresión en blanco y negro de que la soledad embota las emociones positivas. Sin embargo, ahora sabemos que hay importantes matices de gris. Por ejemplo, la soledad puede no ser un momento habitual para experimentar emociones, pero es un lugar estupendo, como hemos comentado, para sentirse tranquilo y relajado. Desde que se realizaron esos estudios iniciales sobre las emociones, los nuevos modelos de emociones han permitido a los investigadores captar cuatro tipos diferentes de estados de ánimo: (1) emociones positivas de alta activación (como excitado, enérgico); (2) emociones negativas de alta activación (ansioso, enfadado); (3) emociones positivas de baja activación (tranquilo, relajado), y (4) emociones negativas de baja activación (triste, solitario).[13]

En nuestra propia investigación, hemos oído hablar mucho de la inmensa gama de emociones que puede abarcar la soledad. Es

110

útil hablar de ello porque ofrece una instantánea de la diversidad de experiencias posibles y, en cierto modo, aceptables en el tiempo a solas. Las experiencias de nuestros participantes abarcaron toda la gama, y entre ellos había personas que describieron tener emociones positivas de alta activación (los que describieron sentirse energizados por su tiempo a solas) y algunos que hablaron de sentir emociones negativas de baja activación (los que dijeron que la soledad puede sentirse ocasionalmente triste). Pero la mayoría de los encuestados describieron una situación intermedia. Ahmad, un hombre iraní de 37 años, ilustró claramente este punto al hablar de pasear solo o con su pareja y de lo positivos que son ambos acontecimientos, pero de formas completamente distintas. Pasear con su pareja le provocaba emociones positivas de alta activación, mientras que cuando caminaba solo sentía más emociones positivas de baja activación. «Cuando paseo con mi mujer, soy más consciente de ella. Soy más consciente de nuestra unión y también es bastante agradable de una manera diferente. Hay una celebración más evidente. Cuando estoy solo, no siempre es una celebración, sino más bien una exploración».

Thuy-vy realizó una serie de experimentos hace varios años (mientras completaba su doctorado con Richard Ryan y Edward Deci como asesores) que arrojaron luz sobre cómo afecta la soledad a los estados emocionales.[14] Ese trabajo demostró por primera vez que la soledad ayuda a modular no solo las emociones positivas de alta activación, sino también las emociones *negativas* de alta activación, una idea que a menudo se pasa por alto en la investigación sobre los efectos del tiempo a solas. Los participantes en el estudio experimentaron lo que los investigadores denominaron posteriormente «efecto de desactivación». El tiempo a solas parecía «apagar» muchas emociones negativas y actuar como antídoto contra la ansiedad y la preocupación. Los investigadores descubrieron que esto era cierto cuando los participantes se sentaban solos sin hacer nada, así como cuando pasaban tiempo a solas leyendo o navegando por las redes sociales.

111

En nuestra investigación posterior también oímos hablar de cómo pueden cambiar las emociones durante la soledad y, más concretamente, de cómo podemos equilibrarlas en ese espacio. De nuevo, Ahmad: «Recuerdo que, cuando era más joven, al final de la adolescencia e incluso al principio de los veinte, a veces me sentía un poco indefenso porque era la primera vez que me encontraba solo, sin saber cómo regular mis emociones. Ahora, cuando me siento mal, sé que no es la primera vez. Sé que he estado aquí antes y sé que no durará. Sé que a veces puedo esperar a que se me pase, escribir o escuchar música». Muchas personas que evitan estar a solas pues temen ser abordadas por emociones negativas pueden sentirse esperanzadas al saber que la regulación de las emociones en soledad es posible, e incluso inestimable, para muchas personas. En palabras de Ahmad: «La soledad es fundamental para favorecer una mejor relación conmigo mismo, hablar conmigo mismo, organizarme, regular mis sentimientos, mis rutinas, mi atención, etc.».

Según un estudio reciente realizado con un gran número de individuos por investigadores de la Universidad de Carleton y el Consejo Nacional de Investigación de Canadá, la soledad crea una especie de libertad mental que puede ser, sencillamente, agradable. En dicho estudio, los investigadores utilizaron un método bastante novedoso denominado *data scraping* que consistía en extraer publicaciones de una base de datos gestionada por la empresa de redes sociales Twitter.[15] Los investigadores extrajeron diecinueve millones de tuits que hablaban de *soledad, sentirse solo* y, simplemente, *estar a solas*. También buscaron la presencia de ciertas palabras que indicaban si a estos usuarios les resultaba conveniente. Los investigadores descubrieron que cuando las personas escribían sobre *soledad* o *estar a solas* tendían a utilizar palabras que reflejaban emociones positivas de baja activación y describían experiencias «agradables, reparadoras y motivadas intrínsecamente». La *soledad* también coincidía con palabras relacionadas con la satisfacción, mientras que *sentirse solo* se relacionaba con la sensación de miedo o depresión. Cuando la gente

112

tuiteaba sobre la soledad, expresaba que se sentía en la cima del mundo y experimentaba paz, alegría y restauración.

ESTE: EL CAMINO HACIA EL ENRIQUECIMIENTO Y LA CREATIVIDAD

En los últimos años se han llevado a cabo algunos estudios neuro-científicos que tratan de aclarar cuál es el papel de la soledad en la creatividad. Cuando carecemos de estímulos y exigencias externas, podemos aprovechar mejor la inspiración y la imaginación (véase el cuadro 4.1). Es decir, en lugar de reaccionar ante el mundo social externo, tenemos la libertad de explorar un mundo interior rico en ideas y posibilidades. Los neurólogos han identificado tres redes neuronales principales por las que viajan los pensamientos creativos.[16] Estas serían la red de atención selectiva, la ejecutiva y la red de atención por defecto, circuitos que a menudo funcionan en oposición, pero que trabajan juntos para despertar la creatividad. La red de atención selectiva es como un agente de tráfico que regula la atención entre el mundo interior y el exterior, y es fundamental para resolver problemas. Las vías de atención ejecutiva se utilizan para centrar y dirigir la atención. Ambas son importantes para conectar diferentes regiones cerebrales relacionadas con la expresividad y la innovación, pero la red por defecto (también llamada red de la imaginación) es la génesis de la cognición creativa, el lugar donde se producen las ensoñaciones y las lluvias de ideas. (También nos permite conjeturar sobre los posibles pensamientos de otras personas, representar experiencias pasadas y hacer hipótesis sobre el futuro).

Cuadro 4.1. Arte y soledad

Muchos de los grandes genios creativos de la historia (desde novelistas como Steinbeck[20] y Hemingway,[21] directores y guionistas de cine como Bergman,[22] o grandes magnates tecnológicos

113

como el cofundador de Apple Steve Wozniak[23]) han anhelado el espacio vacío en el que a menudo encontraban la inspiración. En el siglo XVIII, Wolfgang Amadeus Mozart, en medio de un frenético programa de composición, dirección de orquesta, docencia e interpretación, solía vagar a altas horas de la madrugada por las calles de Viena en busca de revelaciones. En una carta dirigida a un amigo escrita en 1783, Mozart comentaba: «Cuando estoy completamente solo y de buen humor —por ejemplo, viajando en carruaje o paseando después de una buena comida o durante la noche, cuando no puedo dormir— es cuando mis ideas fluyen con más facilidad y en mayor número».[24]

En ocasiones, el excesivo amor por la soledad del escritor y aviador francés Antoine de Saint-Exupéry (autor de *El principito*) decepcionaba a sus amigos. Antoine disfrutaba leyendo mientras volaba en solitario y, a veces, si estaba a punto de terminar un relato, continuaba dando vueltas y más vueltas alrededor del aeródromo hasta que leía el final de la historia. Además, Saint-Exupéry solía llevar un cuaderno en la cabina del avión para anotar sus propias ideas. Ese hábito le resultó muy útil cuando una serie de problemas mecánicos en su avioneta le obligaron a realizar un aterrizaje forzoso en el Sáhara. Tras varios días de privaciones en el desierto libio, mientras sufría alucinaciones a causa de la deshidratación, se le apareció el personaje del principito que le pidió a su autor que dibujara una oveja para él. Saint-Exupéry sería rescatado más tarde por un beduino que portaba agua en sus alforjas.[25]

La emblemática artista estadounidense Georgia O'Keeffe (1887-1986) expresó su universo creativo en pinturas audaces y llenas de vida del desierto del norte de Nuevo México. Sus pinceladas austeras y delicadas representan tierras baldías, cráneos de animales y llamativas flores. Durante sus setenta años de carrera como artista, Georgia solía deambular a solas por el desierto e inhóspito oeste americano, en el que encontraba abundancia de color y luz, y una diversidad de formas abstractas y esenciales de la naturaleza que ella plasmaba en sus cuadros.[26] A partir de 1929 y a lo largo de décadas, O'Keeffe, cargando con todo su material artístico, caminaba y trabajaba sola durante días. Acampaba bajo los cielos estrellados, nadaba en los arroyos y, de vez en cuando, mataba a alguna culebra de cascabel, cuya cola guardaba en una caja de metal como recuerdo. En 1974, en una entrevista en el *New Yorker*, expresa sus vivencias: «Recuerdo las colinas de arena rojiza con las oscuras mesetas al fondo. A pesar de que yo recorría distancias muy largas, tenía la sensación de que, por mucho que caminara, nunca podría adentrarme en esas colinas oscuras. Siempre me ha gustado caminar. Creo que me he bañado en todos los arroyos desde Abiquiú hasta Española».[27] En cualquier caso, O'Keeffe no era una ermitaña, sino que formaba parte de una comunidad de artistas muy unida. Sin embargo, su sentido del asombro y su capacidad de observación se agudizaban en la tranquilidad y quietud del desierto.

Muchos otros artistas plásticos también han utilizado la pizarra en blanco de la soledad para llenar sus lienzos. Agnes Martin (1912-2004), que dejó una huella indeleble en el arte modernista del siglo XX, comentó una vez en una entrevista: «Las mejores cosas te ocurren cuando estás a solas. Me refiero a todas las revelaciones».[28] Al igual que O'Keeffe, Martin también vivió en el norte de Nuevo México, aunque su estilo de vida era más hermético. Esta artista evocaba la naturaleza con composiciones sobrias en cuadrículas con la intención de transmitir la trascendencia.[29] Un contemporáneo de Martin y O'Keeffe, Pablo Picasso (1881-1973), también creía que la creatividad fluía mejor en soledad y su arte parecía resentirse cuando las exigencias del exterior se interponían en su espacio de creatividad. Al parecer, una vez afirmó: «No se puede hacer nada sin soledad. Pero, aunque he creado para mí un espacio solitario que nadie sospecha, hoy en día el reloj dificulta la soledad. ¿Has visto alguna vez a un santo con reloj?».[30]

115

La red de la imaginación suele activarse cuando nuestra concentración mental se dirige hacia el interior,[17] el tipo de pensamiento que fomenta la soledad. El tejido neuronal de la creatividad funciona de la siguiente manera: imagina que eres la diva del pop Taylor Swift y te sientas a escribir una nueva canción. Primero entra en acción la red de la imaginación, que pone en marcha la activación emocional y el procesamiento sensorial (o integración), que es el momento en que el cerebro asimila, organiza y responde a la información sensorial de su entorno, incluido nuestro propio cuerpo. A continuación, se activan las redes de atención selectiva y ejecutiva con el fin de grabar en la memoria la letra y la melodía.

En la película documental *Folklore: The Long Pond Studio Sessions*, Taylor habló de la importancia de la soledad en la creación de su último álbum, un proceso que comenzó cuando a todos nos animaron a quedarnos en casa a principios de 2020: «Creo que la pandemia, el confinamiento, todo lo que vivimos esos días atraviesan este álbum como un hilo conductor, porque es un disco que te permite sentir tus propios sentimientos, y es un producto del aislamiento».[18] Esta comprensión de la soledad es un punto de unión entre distintos artistas a lo largo de los siglos. Aunque no era Taylor Swift (para bien o para mal), el escritor dublinés Samuel Beckett (1906-1989) también atribuía su creatividad a su tiempo en soledad. El escritor se aferró a la soledad para contar historias de la humanidad que iban más allá del orden social existente: «La soledad no me angustia, al contrario. Las líneas en el papel se abren y me permiten sondear cualquier lugar».[19]

El psicólogo británico Graham Wallas (cofundador de la London School of Economics) indagó en los mecanismos de la creatividad en su libro de 1926 *The Art of Thought*,[31] en el que describía un proceso en cuatro fases: preparación/saturación, incubación, iluminación y verificación. Según su análisis, la segunda fase, la incubación, era la más importante. Crear el espacio y el tiempo necesarios para que las ideas, las teorías, los problemas o los enigmas se maceren y fructifiquen es fundamental. Albert Einstein

116

probablemente habría estado de acuerdo. Le encantaban las travesías por el océano, los paseos épicos y navegar en solitario (¡aunque no supiera nadar!), pues impulsaban su capacidad para resolver problemas: «Soy un caballo para un solo arnés, no estoy hecho para el tándem o el trabajo en equipo. Nunca he pertenecido de todo corazón al país o al Estado, a mi círculo de amigos o incluso a mi propia familia. [...] Lo verdaderamente valioso en nuestra ajetreada vida no es la nación, diría yo, sino la individualidad creativa e impresionable, la personalidad, la que produce lo noble y lo sublime mientras el rebaño común permanece embotado en sus pensamientos e insensible en sus sentimientos».[32]

Estas vivencias son ciertamente elocuentes, pero, hasta hace relativamente poco tiempo, el vínculo entre soledad y creatividad ha sido fundamentalmente una conjetura. El hecho de que tanto Einstein como O'Keeffe fueran tan productivos en su tiempo a solas podría indicar únicamente que los genios prefieren la soledad o que la soledad prefiere a los genios, pero tal vez no se aplique al resto de los mortales. Sin embargo, diversas investigaciones recientes han profundizado en las razones que hacen de la soledad y de la creatividad buenas compañeras de alcoba. De hecho, algunos de los hallazgos más fascinantes proceden de estudios sobre la causas que nos conducen al retraimiento. Los investigadores de este ensayo se preguntaban si, cuando no asistimos a las reuniones sociales, tomamos esta decisión porque somos tímidos, solitarios o poco sociables (caracterizados en el estudio por la frase «no tengo una gran preferencia por estar solo o con otros»). Entre los 295 estudiantes universitarios estadounidenses encuestados, los llamados poco sociables eran más propensos a decir que empleaban el tiempo en soledad para hacer cosas creativas. Los investigadores calificaron estos hallazgos como una «primera prueba de un posible beneficio (creatividad) asociado a la insociabilidad», y señalaron: «El tiempo que se pasa en soledad carente de ansiedad puede favorecer y fomentar el pensamiento y el trabajo creativos».[33]

117

Las experiencias de los participantes en nuestro estudio coinciden estrechamente con las de los artistas famosos mencionados aquí. Personas de todo el mundo, de diferentes razas y géneros emplean los momentos de soledad para realizar actividades creativas. Kaamil de Bangladesh nos contaba así su experiencia: «La creatividad simplemente fluye y te ofrece un conjunto de hilos intrincados que puedes emplear para tejer un hermoso tapiz en el que representar tu percepción y tu visión de la vida y tu forma de vivir». La lista de actividades imaginativas en soledad de nuestros sujetos de estudio estaba encabezada por la lectura y la escritura, y se completaba con actividades como el dibujo, el punto, el canto, la escultura, la práctica de diversos instrumentos, la composición musical o la cocina.

Wen, de 37 años, artista plástica y ama de casa en Singapur, explicó que su tiempo en soledad le permitía «tener un espacio en el que aflora mi sentido del asombro». Fueron muchos los sujetos de nuestro estudio que empleaban el tiempo en soledad para disfrutar de sus aficiones de una manera creativa. En palabras de Monica, una mujer británica de 49 años: «Es más la libertad de experimentar y explorar y llegar a lugares en tu mente y tu corazón. Y el arte es el vehículo para ello». Rebecca, una madre trabajadora de Islandia, codicia su limitado tiempo libre, cuando su imaginación puede vagar sin limitaciones: «Disponer de verdadero tiempo para mí misma es muy raro. Esta carencia me resulta muy difícil porque me encanta disponer de tiempo a solas, pues es cuando puedo ser más creativa, cuando realmente puedo profundizar en mis intereses. Cuando estoy a solas, de pronto me surge una idea para un poema o un relato porque mi cabeza no está pendiente de todo lo demás. Gerry, un hombre de Gales de 65 años, nos dijo: «Tener la posibilidad de escribir de forma creativa, lúdica y concentrada es un verdadero placer. Y de hecho siento placer físico en mi cuerpo mientras lo hago».

Varios estudios analizaron si las personas experimentaron un aumento del pensamiento creativo, en sus esferas laboral y doméstica, durante la pandemia de la COVID-19. Un estudio francés sobre más de 1200 personas reclutadas a través de las redes sociales demostró que los individuos que no eran especialmente innovadores antes de los confinamientos (que proporcionaron a mucha gente más soledad de la habitual) aprovecharon el tiempo como una oportunidad para ser más creativos en su vida cotidiana.[34] Otro estudio analizó específicamente la creatividad de dos docenas de directivos de la India que tenían que trabajar desde casa durante ese tiempo. Descubrieron que, al trabajar en soledad, los individuos tenían más oportunidades de trabajar sin interrupciones en tareas seleccionadas por ellos mismos, lo que aumentaba el pensamiento creativo y los buenos resultados.[35] Todavía se está estableciendo un vínculo científico claro entre la soledad y la creatividad, pero, por lo que hemos aprendido hasta ahora, podemos considerar que este vínculo es algo más que un suceso anecdótico. Saber que la soledad puede ofrecer un espacio a la creatividad podría abrir nuevas, y potencialmente infinitas, oportunidades en el tiempo a solas.

OCCIDENTE: EL CAMINO HACIA LAS EXPERIENCIAS CUMBRE Y LA BUENA VIDA

En el capítulo 3 mencionamos que, cuando Netta terminó el instituto, viajó sola por la campiña británica. Para ella, aquella época fue especialmente positiva por la autonomía que consiguió y porque sus paseos abrieron una especie de portal a sentimientos de libertad y trascendencia: «Fue estupendo por muchas razones, pero una cosa que percibí fue que las llamadas *experiencias cumbre* parecían surgir de la nada cuando salía de excursión y llegaba a algún lugar hermoso, pero solo si estaba sola».

Este fenómeno de la experiencia cumbre surge de vez en cuando en nuestro estudio de la soledad. Son momentos en los que nos sentimos alegres y conectados con el mundo y, en cierto modo, trascendentes (véase el cuadro 4.2). Según Gayle Privette, experta

119

en la materia, las experiencias cumbre implican sentimientos de asombro y admiración.[36] Suelen caracterizarse por la profundidad del sentimiento o la percepción que se alcanza en ellas y, aunque el momento puede ser fugaz, el recuerdo suele ser duradero (incluso veinte años después, Netta sigue recordando vívidamente ese momento). Las experiencias cumbre son un fenómeno poco estudiado en psicología (no sabemos muy bien cuáles son sus causas), pero parece que se dan más en personas que se encuentran en una fase concreta de su crecimiento psicológico. En la década de los cuarenta, el psicólogo Abraham Maslow definió este estado como una sensación de «autorrealización», una palabra para indicar de manera sencilla que sienten como si hubieran alcanzado el máximo potencial que les permite la vida.[37]

Cuadro 4.2. Cambiar las multitudes y la confusión por la soledad y el refugio

El almirante Richard Byrd, explorador polar estadounidense y la primera persona que pasó el invierno en el interior de la Antártida, vivió una serie de experiencias extremas. En 1934 estuvo durante cuatro meses y medio en el extremo sur del mundo para estudiar el clima (porque los sistemas meteorológicos de las zonas polares tienen un profundo efecto en el clima global y en los sistemas oceánicos).[44] La intención de Byrd de registrar los primeros datos científicos estacionales de la zona fue denominada por un artículo del *New York Times* como «vigilia meteorológica».[45]

En la que era su segunda expedición a la Antártida, Byrd quería explorar nuevos territorios por lo que decidió pasar el invierno en una cabaña enterrada en la nieve en la base meteorológica de Bolling. En su puesto de avanzada en la barrera de hielo de Ross, a más de 160 km e innumerables grietas en el hielo de sus compañeros de expedición, Byrd contaba con un tocadiscos de cuerda para escuchar música clásica, una pila de libros para leer y un diario, además de sus mapas meteorológicos. En muchos sentidos, Byrd esperaba con impaciencia la privación física y social que había elegido. Personal y profesionalmente se sentía satisfecho, pero, como escribió en unas apasionantes memorias, *Alone*: «Sin embargo, una confusión que lo abarrotaba se había apoderado de él». Cuando escribió estas memorias llevaba dedicándose a la investigación sobre el terreno catorce años. Recaudaba fondos para las expediciones en un constante esfuerzo por cumplir los plazos y alcanzar los objetivos marcados, a menudo en contacto estrecho con otros hombres.[44]

Las célebres aventuras de Byrd ocupaban las portadas de los periódicos y, a menudo, impartía conferencias sobre estas hazañas ante un gran público, aunque se describía a sí mismo como un tipo con una «necesidad de santuario ocasional».[44] Sobre su histórica expedición en solitario dijo: «Realmente quería ir por la experiencia en sí». Así que el motivo era en parte personal. Además del trabajo meteorológico y la investigación sobre las auroras boreales, no tenía ningún propósito importante. No había nada de eso. Nada en absoluto, excepto el deseo de un hombre de vivir plenamente ese tipo de experiencia, de estar solo durante un tiempo y de saborear la paz, la tranquilidad y la soledad para descubrir lo buenas que son en realidad.

«Todo era así de sencillo. Y es algo que, creo, la gente acosada por las complicaciones de la vida moderna entenderá instintivamente. Estamos atrapados entre vientos que soplan en todas direcciones. Y en medio de la confusión, el hombre se ve obligado a reflexionar sobre el lugar hacia el que lo dirigen mientras anhela desesperadamente un lugar tranquilo en el que poder pensar sin interrupciones para hacer un repaso de su vida».[44]

Byrd vivió muchos momentos de plenitud: «Aquí estaban los procesos y las fuerzas inconmensurables del cosmos, armoniosos y silenciosos. [...] ¡Armonía, eso era! Eso era lo que surgía del silencio: un ritmo suave, la tensión de un acorde perfecto, la música de las esferas, tal vez. Fue suficiente captar ese ritmo, ser momentáneamente parte de él. En ese instante no experimenté la certeza de la unión del hombre con el universo».[46]

Pero estar solo durante meses superaría con creces su requisito de «santuario ocasional» y, de hecho, resultaría un desafío para Byrd, en cuerpo y espíritu. El explorador sabía que se enfrentaría a unas temperaturas (de hasta ochenta grados bajo cero) y a unos vientos huracanados que pondrían en peligro su vida, a una oscuridad impenetrable y a un aislamiento psicológico incesante, pero además vivió otros «momentos amargos».[47] Una dolorosa lesión en el hombro dificultó enormemente sus tareas diarias, y las fugas de monóxido de carbono de una estufa de cocina lo envenenaron y casi lo matan. Se debatía entre la desesperación y la esperanza, y estuvo a punto de morir congelado y enfermo.

Al final, Byrd tuvo que ser rescatado semanas antes (una empresa angustiosa en aquellas condiciones), y durante mucho tiempo sintió «vergüenza por mi fragilidad».[48] Resulta difícil imaginar que alguien pudiera calificar de debilidad una misión así, o que tuviera algo positivo que decir sobre esa terrible experiencia, pero así fue. Byrd escribió: «Me llevé algo que antes no poseía plenamente: la apreciación de la pura belleza y el milagro de estar vivo, y un humilde conjunto de valores. Ahora vivo de forma más sencilla y con más paz».[48]

La autorrealización encabeza la pirámide de necesidades, una teoría de la salud psicológica descrita por Maslow, según la cual, para alcanzar el máximo nivel de desarrollo, primero hay que satisfacer las necesidades básicas del ser humano. En resumen, alimentación, sueño, respiración, seguridad, amor y pertenencia. La autorrealización es una de las necesidades de orden superior relacionadas con la autoestima, y Maslow sostenía que, una vez satisfechas las necesidades fisiológicas básicas, surge la necesidad de alcanzar un mayor nivel de autorrealización, algo parecido a convertirnos en lo mejor que creemos que podemos ser.[38] Ahmad lo describió así: «En soledad, avanzamos hacia mejores versiones de nosotros mismos».

Según Maslow, una de las principales facetas de una persona que alcanza la autorrealización, o tiene el deseo de alcanzarla, es *la comodidad con la soledad*.[39] Esto no excluye que las personas tengan relaciones e interacciones significativas con los demás; de hecho, integrarlas también es importante. Otras características de alguien que se esfuerza por alcanzar un «yo superior» son, como ya hemos mencionado, la autenticidad y la creatividad (el equilibrio y el propósito también son factores importantes, hablaremos de ello en el capítulo 6). La persona autorrealizada vive de acuerdo con su verdadera naturaleza y sus capacidades para alcanzar nuevos horizontes y posibilidades.[38] Aunque esto pueda parecer una búsqueda egoísta, Maslow consideraba que la persona autorrealizada también tenía objetivos y ambiciones para ayudar a los demás y mejorar el mundo. Las investigaciones que apoyan este concepto demuestran que las personas que se preocupan más por los necesitados (y menos por la fama y la riqueza) alcanzan más experiencias de plenitud.

Algunos ejemplos destacados de personas autorrealizadas podrían ser la humanitaria Madre Teresa[39] y el líder antiapartheid Nelson Mandela,[40] pero no es necesario ser un icono para alcanzar esa cima. De hecho, diríamos que el cenit psicológico de las experiencias cumbre está potencialmente al alcance de casi todo el mundo, con independencia de las circunstancias de su vida. Esta afirmación no es optimista si tenemos en cuenta que más del 8 % de la población mundial, es decir, unos 675 millones de personas, viven en la pobreza extrema (definida por el Banco Mundial como vivir por debajo del umbral internacional de pobreza de 2,15 dólares al día).[41] Pero tampoco pretendemos hablar en nombre de todo el mundo, y dudamos a la hora de asumir bajos niveles de autorrealización en las zonas económicamente desfavorecidas del planeta. No cabe duda de que los ingresos son un indicador importante del bienestar, pero muchas personas que viven en un relativo lujo, o a las que no les falta nada material, nunca llegarán a autorrealizarse.

Aunque las experiencias cumbre son más comunes en las personas autorrealizadas, esto no es un requisito, y Maslow creía que cualquiera podía tenerlas. Las experiencias cumbre pueden estar más cerca de lo que pensamos: contemplar una impresionante puesta de sol, una pieza musical conmovedora o un cachorro correteando por una habitación. De hecho, nuestra manera de mirar puede ser más importante que lo que miramos. En un estudio, la mayoría de los 246 estudiantes universitarios encuestados, de edades comprendidas entre los 18 y los 64 años, en una gran universidad del área de Denver, declararon haber tenido experiencias cumbre. Aunque casi el 80 % admitió haber experimentado el fenómeno, muy pocos habían hablado de ello con otras personas. Consideraban que se trataba de experiencias íntimas que no querían o no podían describir fácilmente.[42] En otro estudio realizado por investigadores de Australia, Tailandia y Estados Unidos, se pidió a 39 participantes (17-70 años) que reflexionaran sobre sus experiencias en la naturaleza. Los participantes señalaron los elementos reconstituyentes comunes de sus salidas al campo, concretamente la soledad y la ausencia de intrusiones y distracciones humanas, pues favorecían la reflexión. En muchos casos, ese entorno también sentó las bases para experiencias cumbre.[43] Una de los participantes afirmó haber encontrado claridad en ese momento y haberse sentido conectado a la energía de las montañas: «Fue realmente poderoso, por primera vez en mi vida pude entender de verdad lo que me estaba pasando. Creo que fue la soledad lo que me lo permitió. Llevaba cuatro días sola y me dio tiempo a pensar en mis recientes dificultades, en este caso el divorcio. Y entonces, en ese momento, vi en la naturaleza la lucha por sobrevivir y lo difícil que era. Fue una validación de mis propias dificultades y eso me dio una sensación de alegría por primera vez en mucho tiempo».

Muchas de las personas que han participado en nuestras investigaciones también nos han contado que, durante algunos periodos de soledad, han sentido una especie de trascendencia o unidad con el universo. El tiempo en soledad puede facilitar este tipo de acontecimientos porque, en ese entorno de estímulos reducidos, muchos de nosotros bajamos la velocidad y prestamos atención de forma diferente. Algunas de las personas que entrevistamos describieron algunos momentos de soledad como «estar presentes sensorialmente» y tener una mayor conciencia de lo que les rodea. A menudo utilizaron palabras como *centrado*, *enraizado* y *vivo* para caracterizar esos momentos de soledad.

Muchas personas acceden a experiencias cumbre en la naturaleza (de cuya relevancia hablaremos detenidamente en el capítulo 7), y para algunos la soledad parece dotarlos de unas cualidades específicas para lograr este tipo de experiencias. Por ejemplo, Anna, de Inglaterra, nos explicaba: «Puede que salga a pasear y, en ese caso, soy alguien que se fija en las cosas cuando camina, en las flores y en los pájaros, y lo observo activamente. Así que creo que la soledad me permite sentir una serie de cosas en particular». Sheila, una maestra inglesa de 60 años ya jubilada, empezó a pasear durante horas por su propio barrio. Aprovechaba esos paseos para estar a solas: «He ido andando a sitios que ni siquiera sabía que existían, y eso que vivo aquí desde hace veinte años». A pesar de tener algunas dificultades para caminar, Sheila empezó a salir a la calle porque «quería hacer algo que me permitiera tener espacio, pero también conectar» con su «nuevo» entorno. Para ella, los kilómetros que recorre son catárticos y purificadores: «creo que me convierten en mejor persona». A menudo Sheila se detiene frente a la valla de alguno de sus vecinos para disfrutar del aroma de las flores: «Algunos deben pensar que soy una chiflada cuando me ven, pero yo me paro y huelo las rosas».

125

No obstante, no es necesario estar al aire libre, ni siquiera mirar al exterior, para vivir una experiencia cumbre. De hecho, algunos participantes en el estudio han tenido este tipo de vivencias en lugares insospechados. Samantha, una mujer suiza, dedica una hora, durante tres o cuatro días por semana, a practicar ejercicio en el garaje de su casa, en lo que ella llama su «pequeño reino de hormigón y acero donde puedo centrarme en mí, en mis necesidades y en mi esfuerzo sin interrupciones, sin ningún tipo de limitaciones». Algunos días levantar pesas es solo un entrenamiento, pero otros: «siento realmente que estoy conectando con algo dentro de mí, y eso suele ocurrir en un día lluvioso en el que no hay nadie, hace frío y es desagradable. Entonces siento que tengo que sacar algo de dentro para dar forma a ese espacio vacío. Y creo que eso puede ser bastante excepcional». Describe esa experiencia cumbre como una desconexión del pulso de todo lo que te rodea y un contacto con su pulso interior real: «Y puedes alcanzarlo, al menos durante un breve periodo de tiempo. Hay días en los que es casi mágico, me siento en otro lugar. Casi me siento como en un pequeño planeta especial, como el principito o algo así».

Para Samantha, y para tantas otras personas, la soledad ofrece un tiempo para alejarse y volver a nuestros pequeños planetas, como el personaje del título de la novela de Saint-Exupéry. Al final del libro, tras haber explorado el universo, el principito regresa a su pequeño mundo, donde es el único habitante, y reconoce que la esencia de la vida no está «ahí fuera», sino en su interior. «Solo con el corazón se puede ver bien; lo esencial es invisible a los ojos», escribió Saint-Exupéry.[49]

Tras haber descubierto en este capítulo los cuatro puntos cardinales de soledad, está claro que en este espacio nos espera un cofre de posibilidades. Sin embargo, cada persona tiene su propia llave para abrir la cerradura de este cofre y acceder al tesoro que esconde. Esa llave es la elección y, como veremos en el capítulo 5, es un elemento esencial para alcanzar todo lo que la soledad puede ofrecernos.

Capítulo V

¿QUÉ TIENE QUE VER LA ELECCIÓN?

Cuando Jennifer Pharr Davis tenía veintiún años, recién salida de la universidad, decidió dar un paseo —un largo paseo— por el Sendero de los Apalaches.[1] Esta ruta se extiende a lo largo de 3500 kilómetros en el este de Estados Unidos, desde Georgia hasta Maine, siguiendo la escarpada espina dorsal de los antiguos montes Apalaches.[2] Se trata de uno de los senderos más largos y duros del mundo, y sus desafíos físicos y mentales son legendarios. Además de la distancia extrema, que la mayoría de los excursionistas tardan varios meses en recorrer, el desnivel de esta ruta equivale a escalar el Everest dieciséis veces. El plato principal incluye traicioneros cruces de arroyos, tormentas de hielo y osos hambrientos, así como ampollas, calambres en las espinillas e hipotermia, todo ello acompañado de miedo, incertidumbre y soledad.[3]

Al principio, Davis esperaba viajar acompañada de algún familiar o algún amigo, pero ninguno podía comprometerse con el tiempo y las exigencias físicas de la travesía. Así que, para consternación de su madre, decidió hacerlo sola. La elección de caminar sola durante meses y hacer las paces con esa decisión fue uno de los primeros obstáculos que tuvo que superar, incluso antes de dar sus primeros pasos: «Una cosa de la que me di cuenta en el camino es que existe un estigma cultural o vergüenza en torno a la soledad». Antes de emprender el viaje, incluso comer sola en la cafetería del colegio le resultaba incómodo: «Comer sola era algo incómodo o socialmente inaceptable».

Otros posibles inconvenientes de viajar sola eran la melancolía y la falta de estímulos: «Tenía mucho miedo de aburrirme y sentirme sola. Pensé que ese iba a ser uno de los mayores obstáculos». Davis superó todos estos retos, aunque tuvo que enfrentarse a algunos. En un tramo del camino se encontró con el cuerpo de una persona que había decidido quitarse la vida. En ese momento especialmente duro echó de menos el consuelo de otra persona. Sin embargo, afirma: «también hay partes realmente positivas de estar sola en esas experiencias. Y nunca me sentí sola, eso fue una sorpresa».

Una vez que Davis se comprometió a recorrer el sendero de los Apalaches a pie sin interrupciones y en plan mochilero, la pregunta que se hacía la mayoría de la gente era: «¿Por qué? ¿Acaso creía que sería fácil? ¿Estaba huyendo de algo del mundo real?». La respuesta a todas estas preguntas era no. Davis se decidió a hacer esta travesía porque quería abrazar plenamente su libertad después de terminar la universidad, además de para aprender más sobre sí misma: «Sentía un deseo interior de caminar, de descubrirme a mí misma, de ver de lo que era capaz y de adquirir una mayor autonomía para viajar sola en lugar de acompañada».

Davis experimentó momentos de intensa alegría ante la contemplación belleza, la sensación de libertad y la sencillez del día a día, pero realmente sabía que caminar tantos kilómetros cada día supondría un sacrificio y un auténtico reto. Entonces, ¿por qué alguien elegiría sufrir así? «Ciertamente, cada día eliges el desafío. Pero creo que en una empresa como el sendero de los Apalaches se ve muy pronto que estás creciendo, aprendiendo y cambiando por el camino, y que es un proceso difícil, pero muy positivo».

128

Somos personas y no marionetas (o la importancia de la elección)

Imaginemos por un momento que Davis se hubiera *visto obligada* a abandonar su cálido hogar y su cariñosa familia para recorrer el sendero. En esas circunstancias, muchos de los retos habrían sido los mismos, pero su autonomía (la libertad de hacer lo que uno quiere) habría estado ausente. Como aprendimos en el capítulo 3, la incapacidad de dirigir nuestras propias orquestas individuales afecta negativamente a nuestra sinfonía interior, a nuestra sensación de bienestar. Cuando podemos tomar decisiones autónomas, generalmente somos más felices o estamos menos deprimidos. Elegir hacer cualquier cosa, incluso algo potencialmente desagradable, es más importante que no poder dirigir nuestro propio destino.[4] Está claro que tener un sentido de la elección significativo es clave para la satisfacción vital. Pero ¿por qué?

La elección es un tema complicado. Algunos hallazgos sugieren que la cultura, el género, la educación y el estatus socioeconómico influyen en el deseo y las expectativas de elección.[5-10] La forma en que tomamos decisiones es una cuestión fundamental en las ciencias sociales, y muchos investigadores han dedicado libros enteros a este fascinante tema. Teniendo en cuenta esa complejidad, sabemos que a los humanos, en general, nos gusta tener cierta capacidad de decisión o al menos la percepción de tenerla. Si estamos comiendo en un restaurante y el camarero nos trae una ensalada en lugar de la hamburguesa con queso que hemos pedido, nos sentimos insatisfechos. Aunque el camarero insista en que la ensalada es mejor para nuestra salud y terminemos aceptando el plato, lo más probable es que nos sintamos impotentes, incluso indignados, y salgamos furiosos del restaurante. La escritora estadounidense y autora de *A Wrinkle in Time* Madeleine L'Engle (1918-2007) lo explicaba así: «Quitarle a un hombre la libertad de elegir, incluso la libertad de elegir mal, es manipularlo como si fuera una marioneta y no una persona».[11]

129

En la soledad, como en cualquier experiencia humana, la elección es un factor importante. En las historias que hemos contado hasta ahora de ermitaños, excursionistas y otras personas que viven solas y aisladas durante largos periodos, todos comparten la decisión consciente de alejarse de la sociedad. Estos individuos soportan condiciones extremas, privados de alimentos, comodidades y compañía física, porque la elección es una poderosa fuente de motivación. Pensemos en la vida de Igjugårjuk, un chamán inuit que se comunicaba con los espíritus (a través de la soledad y el sufrimiento) para encontrar soluciones a los dilemas que le planteaba su comunidad.[12] Sabemos algo de su vida en el norte de Canadá gracias al antropólogo y explorador polar danés Knud Rasmussen. De 1921 a 1924, Rasmussen (que era en parte inuit y hablaba su lengua nativa) recorrió 32 000 km por toda Norteamérica documentando el paisaje y la vida en el Ártico.[13]

Durante el viaje, Rasmussen se quedó con Igjugårjuk y aprendió cómo se había convertido en chamán, lo que implicaba pasar treinta días solo y en ayunas en un pequeño iglú durante un duro invierno ártico. En «Observations on the Intellectual Culture of the Caribou Eskimos», Rasmussen documentó el proceso chamánico de Igjugårjuk, de una «simplicidad casi sublime». Cada vez que tenía que enfrentarse a un problema, curar a un enfermo o sopesar una ruta de caza, por ejemplo, Igjugårjuk pasaba días buscando respuestas «en los secretos de la soledad». Así es como lo explicaba el chamán: «Estos días de búsqueda del conocimiento son muy agotadores, pues hay que caminar todo el tiempo, haga el tiempo que haga, y solo se descansa en breves ratos. Suelo estar bastante agotado, cansado, no solo de cuerpo sino también de cabeza cuando encuentro lo que buscaba. La verdadera sabiduría solo se encuentra lejos de la gente, en la gran soledad… La soledad y el sufrimiento abren la mente humana, y por eso un chamán debe buscar allí su sabiduría». Igjugårjuk hizo lo que pocos de nosotros haríamos, y aunque no necesariamente respaldemos que se trata de un método que puede adoptar todo el mundo, respetamos que eligiera ese camino para lograr un propósito particular en soledad.[14]

Muchos escritores y filósofos a lo largo del tiempo, y también en la actualidad, parecen haber sentido predilección por la soledad como camino hacia el conocimiento. Ya hemos ofrecido algunos ejemplos extremos en el capítulo 1. También fue el camino escogido por el escritor estadounidense Henry David Thoreau, que vivió solo en Walden Pond durante dos años, dos meses y dos días. (Durante ese tiempo, Thoreau no fue un ermitaño, pero sí eligió un lugar apartado de la sociedad dominante, donde sus movimientos y su pensamiento pudieran ser mayoritariamente solitarios).[15] A diferencia de Thoreau, Igjugårjuk o Jennifer Pharr Davis, ninguno de nosotros tiene que caminar miles de kilómetros o recluirse en una cabaña en la nieve o junto a un estanque para demostrar que su opción por la soledad es sincera. Pero tiene que ser un acto intencionado.

Por ejemplo, el historiador de la soledad David Vincent decidió escoger un estilo de vida donde pasa mucho tiempo a solas entre libros y documentos para poder aprender y transmitir conocimiento acerca de su especialidad. Vincent vive en una granja inglesa del siglo xv, rodeado de verdes prados salpicados de ovejas. Para él estar «en casa», incluso en ese remoto lugar, significa pasar tiempo con la familia. Pero cada día recorre el camino de grava que lleva de su casa a su «cabaña» (un establo rehabilitado), donde piensa, lee y escribe. Sin embargo, si le echaran de casa y se viera obligado a pasar el día en la cabaña, dejaría de ser ese lugar en el que reponer fuerzas y centrar su energía. En lugar de eso, elige hacer ese corto pero importante viaje a un espacio tranquilo en el que puede dar rienda suelta a su curiosidad en soledad.

«LA ÚLTIMA DE LAS LIBERTADES HUMANAS»

No podría haber una comparación más cruda con la soledad escogida de la que hemos hablado hasta ahora que considerar las experiencias de los presos en régimen de aislamiento. Estar «solo»

—definido por la práctica de aislar física y socialmente a un preso— suele significar encerrarlo en una pequeña celda durante 22 o 23 horas al día. El escaso tiempo del que disponen los presos en aislamiento suelen utilizarlo para ducharse o para estirar las piernas en una celda algo más grande. Mientras están en régimen de aislamiento, son privados de la mayoría de los «privilegios» que suelen tener como presos (recibir cartas, visitas o asesoramiento).[16]

En la actualidad, es muy difícil determinar el número de personas recluidas en régimen de aislamiento. Ello se debe a que no se registran con exactitud o a que muchas autoridades penitenciarias no facilitan esos datos.[17] El informe de 2021 *Time-in-Cell* de la Correctional Leaders Association y el Arthur Liman Center for Public Interest Law de la Facultad de Derecho de Yale contiene los datos nacionales más completos registrados sobre el número de presos en régimen de aislamiento en Estados Unidos en la actualidad. En este informe se estima que, en el verano de 2021, había entre 41 000 y 48 000 reclusos en aislamiento durante una media de 22 horas al día durante 15 días o más.[18] Y a nivel mundial, según un informe de Naciones Unidas de 2016,[19] cientos de miles de presos de todo el mundo están en régimen de aislamiento, y esa cifra va en aumento.

La reclusión en régimen de aislamiento se considera hoy la forma más extrema de soledad forzosa y ha tenido efectos devastadores en la salud física y mental de generaciones de presos.[20] Los presos puede padecer efectos psicológicos adversos (en particular, en personas que ya padecen enfermedades mentales) a los pocos días de la reclusión, que además se prolongan durante mucho tiempo después de haber sido puestos en libertad.[19] Los estudios han revelado que permanecer aislados con prácticamente ninguna interacción diaria con otras personas puede provocar «ansiedad, depresión, trastorno del control de los impulsos, retraimiento social, letargo, apatía, autolesiones y comportamiento suicida».[16]

Los investigadores llevan décadas registrando los efectos psicológicos, psiquiátricos y neurológicos del aislamiento.[21] Algunos de los primeros análisis se realizaron en la década de los sesenta, cuando se analizaron las repercusiones de ser prisionero de guerra en veinte militares canadienses. Estudiaron a los prisioneros de guerra en comparación con sus hermanos biológicos, que también habían servido en el ejército pero no habían estado cautivos. Incluso veinte años después de haber sido liberados, los efectos eran notables en los prisioneros de guerra, y las diferencias psicológicas y psiquiátricas duraderas entre los hermanos eran profundas. Los prisioneros de guerra sufrían ansiedad, depresión y problemas de memoria en proporciones entre cuatro y cinco veces superiores a las de sus hermanos. Todos los participantes en el estudio se sometieron a electroencefalogramas (EEG), una prueba que mide la actividad eléctrica del cerebro. Los electroencefalogramas mostraron que, debido al sufrimiento, sus cerebros habían experimentado cambios a largo plazo. Esto se reflejaba en efectos adversos en la coordinación, el equilibrio, el habla, los reflejos y las sensaciones físicas.[22]

Estudios posteriores han reforzado esos hallazgos, demostrando que las anomalías cerebrales eran similares en presos que habían sufrido traumatismos craneales (lo bastante graves como para quedar inconscientes) que en aquellos que habían estado en régimen de aislamiento.[23] Algunas de las investigaciones neurológicas más recientes sobre los efectos del aislamiento en ratones muestran que sus neuronas se habían reducido en las partes sensoriales y motoras de sus cerebros. El efecto fue una reducción del 20 % tras un mes de aislamiento, que aumentó al 25 % a los tres meses.[24]

Desde 2015, con la adopción de una resolución sobre el tratamiento de los reclusos (las llamadas Reglas de Nelson Mandela), Naciones Unidas considera el confinamiento en soledad una forma de tortura.[25] Las directrices restringen el uso del aislamiento como medida de último recurso y dictan las condiciones

133

humanas que deben mantenerse cuando se utiliza. Sin embargo, la práctica aún perdura en formas extremas. Ese deseo de algunos seres humanos de despojar a otros de libertad y dignidad ha creado muchos sentimientos difíciles en torno a la idea de la soledad, sobre todo en el mundo occidental. ¿Por qué se empezó a utilizar la soledad forzada como castigo, y qué puede enseñarnos sobre la soledad para el resto de nosotros?

Irónicamente, la práctica de poner a los presos en régimen de aislamiento surgió del movimiento de *reforma* penitenciaria de finales del siglo XVIII.[26] El reformador de prisiones británico John Howard abogó por una triple estrategia de estudio religioso, trabajos forzados y aislamiento.[27] Benjamin Rush (1746-1813), reformador social, médico y «padre fundador» de Estados Unidos, retomó esas ideas. Rush escribió: «Se sabe que la soledad y la oscuridad ejercen una poderosa influencia sobre la mente. Cuando se cierra la vía de los sentidos externos y se impide toda entrada de ideas del exterior, el alma se convierte en un objeto para sí misma, sus agitaciones disminuyen y sus facultades tienden al equilibrio natural».[28]

En resumen, Rush y otros activistas como él creían que el aislamiento, sin ningún estímulo externo, reformaría las mentes criminales, fomentaría la penitencia y restablecería una especie de equilibrio espiritual. Tenían razón, en cierto modo, sobre el poder de limitar los estímulos externos, pero no habían considerado que, en el extremo, la práctica podría ser muy perjudicial. No obstante, en 1790 se construyó el primer bloque penitenciario con celdas individuales en una prisión de Pensilvania con la intención de rescatar a los reclusos de las condiciones de hacinamiento, enfermedades y disturbios que imperaban en otros lugares. También pretendían ayudarlos a buscar el perdón y la salvación, sometiéndolos a un aislamiento absoluto durante todo el día, todos los días.[29] La nueva práctica era una «innovación social» destinada a ser una oportunidad y no un castigo, pero el resultado no fue el esperado.

La primera institución construida en su totalidad para mantener a los reclusos «en soledad» fue Eastern State Penitentiary, que abrió sus puertas (y encerró a sus residentes) en 1829, en lo que hoy es el norte de Filadelfia.[30] Sus pequeñas celdas unipersonales de hormigón estaban dispuestas a lo largo de pasillos que nacían como si fueran los ejes de una rueda desde un núcleo central de vigilancia. Los presos, confinados en sus diminutas celdas, se dedicaban a tejer en telares o a elaborar zapatos con cuero o muebles de madera, y, durante su condena, tan solo mantenían contacto humano con los funcionarios de prisiones. El escritor Charles Dickens visitó Eastern State en 1842 y describió sus «horrores solitarios» en su diario de viaje *American Notes for General Circulation*: «De pie en el punto central, y mirando hacia abajo estos pasajes lúgubres, el reposo sordo y la tranquilidad que prevalece son terribles. Se trata de hombres enterrados vivos, que serán desenterrados con el lento devenir del tiempo, y, mientras tanto, muertos para todo, excepto para una cruel angustia y una terrible desesperación».[31]

Los reclusos de Eastern State prácticamente no tenían contacto humano y para el autor de *Casa desolada* resultaba evidente que las privaciones les suponían una grave factura psicológica: «Estoy convencido de que hay en ello una profundidad de terrible resistencia que nadie, salvo quien lo sufre, puede comprender, y que ningún hombre tiene derecho a infligir a sus semejantes. Considero que esta manipulación lenta y diaria de los misterios del cerebro es inconmensurablemente peor que cualquier tortura física».[31] A pesar de las observaciones de Dickens y de otros que consideraban que esta práctica era inhumana, Eastern State se convirtió en modelo de cientos de prisiones en todo el mundo (incluido el Reino Unido).

Los informes anuales de las actividades de los presos presentaban la imagen de un sistema perfecto en el que los delincuentes «disfrutaban» del trabajo diario y de las enseñanzas religiosas ocasionales.[32] Pero, para muchos, Eastern State no era el santuario

135

imaginado, sino más bien una «muerte en vida», como decían algunos presos, y surgieron relatos de duras represalias impuestas a los reclusos que intentaban entrar en contacto con otros. Castigos como el amordazamiento con hierro, el oscurecimiento de la claraboya de la celda y la retirada de las tareas cotidianas y del material de lectura se utilizaban regularmente como métodos disciplinarios para imponer un aislamiento absoluto. Estos métodos conseguían sobre todo fomentar y aumentar el mal comportamiento.[33]

Debido a la multiplicación de casos de mala conducta y al evidente sufrimiento de los reclusos, con el tiempo, el aislamiento extremo pareció un experimento fallido en Eastern State. Sin embargo, la práctica del confinamiento extremo se extendió y resulto un modelo habitual hasta 1890, cuando el Tribunal Supremo de Estados Unidos atendió el caso de un asesino convicto mantenido en aislamiento en el corredor de la muerte de Colorado.[34] El Alto Tribunal falló a favor del recluso, que había argumentado que mantenerlo en extrema soledad antes de la ejecución era inconstitucional (citando la Octava Enmienda, que protege contra «castigos crueles e inusuales»). Según el veredicto de los jueces del Supremo: «Nos parece que el confinamiento solitario al que fue sometido el preso fue un castigo adicional de crueldad extrema y dolorosa, y, por tanto, debe estar prohibido».[34]

Después de esa sentencia, el uso del confinamiento solitario no estaba tan extendido como antes, pero se utilizaba —y se sigue utilizando— como dispositivo punitivo en algunos lugares. Como castigo dentro del castigo, su objetivo es doblegar a quienes se considera que no cumplen. En su libro *Long Walk to Freedom*, el expreso político y presidente sudafricano Nelson Mandela describió muchos horrores del confinamiento moderno.[35] A partir de 1964, Mandela estuvo 18 años en Robben Island, una prisión de máxima seguridad separada de Ciudad del Cabo por 10 kilómetros de agua infestada de tiburones. Las palizas, la tortura y los trabajos forzados eran habituales, al igual que el confinamiento solitario, el castigo que los presos temían por encima de todos los demás. En palabras de Mandela: «Para mí, el aislamiento era el aspecto más terrible de la vida en prisión. No hay final ni principio; solo está la mente, que puede empezar a jugar malas pasadas. ¿Fue un sueño o sucedió de verdad? Uno empieza a cuestionárselo todo».[35]

Durante la Revolución islámica de la década de los ochenta, la manifestante política Shokoufeh Sakhi fue encarcelada durante ocho años. Pasó casi dos años de ese tiempo en extrema soledad, incluidos casi nueve meses en una cámara similar a una tumba conocida como ataúd de Haj Davood. En una entrevista sobre aquella época con investigadores de la Universidad Queen Mary de Londres, Sakhi recordó lo paradójicamente *social* que le resultaba el castigo. Los guardias malintencionados utilizaban el confinamiento solitario para reforzar la dinámica de poder y aplastar la voluntad de los reclusos: «Así que la autoridad, los guardias, se convierten en las únicas personas, pues realmente quieren reducir tu relación con el mundo a ese tipo de relación: tú y tu torturador».[36]

Sin embargo, Sakhi, ahora académica independiente e investigadora sobre el encarcelamiento y el yo,[37] pudo comprender que la soledad física no era el principal problema, sino más bien la dinámica psicológica entre captor y cautivo. Cuenta que trató activamente de equilibrar esa dinámica centrándose en las relaciones que seguían prosperando dentro de su propia conciencia: «Intentan quitarnos nuestro mundo. El aislamiento —la privación sensorial— es un intento de apartar a una persona de su existencia, del mundo. Pero tenemos un pasado, tenemos una imaginación del futuro, tenemos un mundo. Ese mundo está dentro de nosotros».[36]

Durante su encarcelamiento, Sakhi trabajó para mantener ese resquicio de libertad en su propia mente. Viktor Frankl (1905-1997), psicólogo austriaco, superviviente del Holocausto y autor de *El hombre en busca de sentido* (1946), escribió elocuentemente

137

sobre ello a partir de sus propias experiencias: «A un hombre se le puede arrebatar todo menos una cosa, la última de las libertades humanas: elegir su actitud en cualquier circunstancia, elegir su propio camino». Esta poderosa idea puede beneficiarnos a todos, como veremos, con independencia del tipo de soledad que experimentemos.[38]

Evidentemente, hay un abismo enorme entre el aislamiento solitario y la experiencia de la soledad cotidiana para el resto de nosotros. Más allá de la oscura realidad de las formas más extremas de soledad, y de los efectos adversos que tienen en los presos, no hay castigo sino oportunidad. La diferencia se reduce a la elección —decidir cuándo y cómo estar solo—, que es la clave del éxito en la soledad. Por suerte, la mayoría de nosotros tiene libertad de decisión en su vida cotidiana y, por tanto, podemos elegir estar a solas o no. Sin embargo, hace unos años, algunas personas pudieron vislumbrar ese lugar oscuro y tuvieron que hallar la manera de navegar por él.

ENCERRADO Y SOLO

El periodo más significativo de aislamiento social para muchos de nosotros tuvo lugar durante la pandemia de la COVID-19 a principios de 2020. En función de nuestras circunstancias, nuestro «distanciamiento social» fue más o menos completo. Puede que viviéramos con otras personas, pero que se nos prohibiera pasar tiempo con otros familiares o amigos o que viviéramos solos sin contacto físico con otras personas durante semanas o incluso meses. Nuestras rutinas se vieron alteradas y todo el mundo, salvo los trabajadores esenciales, tuvo que quedarse en casa durante los confinamientos estatales.[39]

Incluso al principio de las restricciones, los expertos en salud mental hacían sonar la alarma de que la amenaza física del virus podía equipararse a la amenaza mental de la soledad, con todas sus emociones e impactos negativos. Hablar de soledad no era algo nuevo —una supuesta epidemia de soledad ya había estado apareciendo en los periódicos en los años anteriores a la pandemia—, pero las restricciones alimentaron la urgencia por estudiar sus efectos. Tanto a los investigadores como a los responsables políticos les preocupaba que el aislamiento social pudiera hacernos más solitarios que nunca, y en mayor número que nunca, y que siguiéramos marcados por nuestro tiempo en soledad potencialmente durante años.[40]

Dadas las graves realidades del confinamiento solitario de las que ya hemos hablado, era razonable pensar que el aislamiento forzoso impuesto por los Gobiernos podría tener un impacto nocivo. Pero las investigaciones realizadas sobre el efecto de los encierros mostraron una realidad diferente, al menos para la mayoría de la gente. Un estudio del University College de Londres comparó los predictores del sufrimiento por soledad de más de 30 000 personas antes de la pandemia con los de más de 60 000 participantes durante la pandemia. Descubrieron que los «factores de riesgo de la soledad eran casi idénticos antes y durante la pandemia». Es decir, ciertos grupos tenían un mayor riesgo de sentirse solos, entre ellos los adultos jóvenes (18-30 años), las mujeres, las personas con poca formación o bajos ingresos, las personas que vivían solas y en ciudades, y las personas con problemas de salud mental o física. Sorprendentemente, un grupo a menudo señalado como «de riesgo», los adultos de sesenta años o más, tenían menos probabilidades de sentirse solos antes y durante la pandemia que las personas con la mitad de su edad o menos.[41] Otros estudios realizados al principio de la pandemia arrojaron resultados similares y, en investigaciones posteriores, los datos siguieron siendo los mismos.[42,43]

Aunque se produjo un ligero aumento de los índices de soledad durante la pandemia en comparación con los tiempos «anteriores», ese repunte no se acercó ni de lejos al nivel de angustia generalizada que muchos expertos habían pronosticado.[44-46] Tampoco se reflejó necesariamente en las personas que vivían o se refugiaban (se aislaban intencionadamente para proteger su salud) solas.[47] Algunos estudios han empezado a analizar por qué no se produjo la epidemia gemela del sufrimiento de soledad. Ante todo, si una persona no es propensa al sentimiento de soledad antes de la pandemia, es probable que tampoco lo padeciera durante la misma. Quienes tenían un apoyo social establecido, frecuente y de calidad en el tiempo previo a las restricciones lo llevaban como una especie de escudo contra la soledad.[48] Por lo general, la cantidad de apoyo social que las personas tienen por parte de familiares, amigos y colegas se correlaciona con una falta de angustia psicológica y una mejor calidad de vida.[49-53] Y lo que es más importante, ese apoyo no tiene por qué ser cara a cara. Durante la pandemia, quienes mantuvieron su base social con ayuda de la tecnología, por ejemplo, disfrutaron de los mismos beneficios psicológicos que reuniéndose en persona.[54-56] Los altos niveles de apoyo social facilitan lo que se denomina «flexibilidad psicológica», otro importante factor de predicción del sufrimiento de soledad —de su falta— durante la pandemia. Algunas investigaciones respaldan la idea de que la flexibilidad psicológica puede afectar al tipo de estrategias que emplean los individuos para afrontar situaciones adversas y a su eficacia.[57]

Dadas las terribles predicciones, resultó sorprendente (incluso para los estudiosos de la soledad) que innumerables personas reconocieran por primera vez, o reavivaran, su deseo de soledad durante la pandemia. Ser capaz de estar solo y sentirse feliz se llevaba como una insignia de honor, y tanto en tuits como en camisetas se podían leer frases del tipo: «Me distancié socialmente antes de que fuera guay».[58] En agosto de 2020, apareció una nueva palabra en la página *Urban Dictionary*: *aislofilia*, definida como «tener un fuerte afecto y preferencia por la soledad».[59]

Los principales medios de comunicación, en general, ampliaron las descripciones de los solteros hipersolitarios, pero muchas personas se opusieron a esa caracterización. En un artículo de mayo de 2020, el *New York Times* publicó las experiencias de

140

algunos adultos que vivían solos durante la pandemia.[60] Aunque muchos expresaron que luchaban contra la falta de contacto físico, otros no lo hicieron. Phyllis Coletta, de 63 años, maestra en Seattle, dijo: «Creo que el supuesto de este esfuerzo del *New York Times* por llegar a las personas que viven solas es una especie de lástima subyacente, o patetismo, como "pobres personas atrapadas solas". Escucha, no llores por mí... porque es jodidamente fabuloso. Vivir sola es increíble».

PREFERENCIA POR LA SOLEDAD

¿Cuál es la naturaleza de las personas que pueden e incluso quieren estar solas de la forma descrita por Coletta? ¿Qué significa tener «preferencia por la soledad»? Hay suposiciones muy trilladas, como que a los introvertidos les gusta estar solos. E incluso algunos de los primeros estudios sobre la soledad alimentaron los estereotipos del *solitario* al concluir que las personas que prefieren la soledad son más solitarias y más propensas a sufrir problemas psicológicos.[61] Esa apreciación puede sonar contraria a lo que dijimos antes sobre el poder de la elección en la soledad positiva —y lo es en algunos aspectos fundamentales— y eso se debe a lo que muchos investigadores solían creer (y siguen creyendo en algunos casos) sobre las personas que desean pasar tiempo a solas.[62]

El estudio sobre el tipo de personas que suelen inclinarse hacia la soledad y sus causas siempre ha sido un tema complejo tanto para los investigadores como para los profanos, pues mucha gente cree que elegir una cosa (el tiempo en soledad) significa rechazar otra (el tiempo con otras personas). Para algunos investigadores, las personas con «preferencia por la soledad» (el término que empleaban) eran aquellas a quienes les gustaba más estar solas que acompañadas.[63] Dado que los seres humanos se definen como criaturas sociales, esta preferencia por la soledad implicaba que había algo malo en esas personas. Sin embargo, cuantos más datos y más información se adquieren desde la investigación, parece

141

claro que la soledad y la relación que establecen las personas con ella tiene muchos más matices. Sin embargo, esta suposición tan arraigada no se puede desactivar fácilmente. Redefinir la «preferencia por la soledad» como algo positivo y productivo es parecido a intentar dar la vuelta a un portaaviones. Frenar el impulso de lo que ya está en marcha lleva un tiempo, y solo cuando se ha logrado es posible invertir el rumbo. Comprender lo que ha ocurrido antes en la investigación sobre la preferencia por la soledad puede ser útil en ese esfuerzo.

Hace décadas, los investigadores solo esbozaron una parte del panorama, y las predilecciones por la soledad nunca se han medido adecuadamente. Los primeros estudios sobre por qué algunas personas prefieren la soledad se realizaron en la década de los noventa, cuando el psicólogo social Jerry Burger de la Universidad de Santa Clara elaboró la escala de preferencia por la soledad (¡los psicólogos tienen escalas para todo!).[64] Aquella serie de experimentos arrojó algunos resultados interesantes y poco controvertidos (como que a quienes preferían la soledad les gustaba leer por placer y se aburrían menos que los demás cuando estaban solos), pero la escala en sí era defectuosa. El estudio contraponía específicamente el tiempo social al tiempo a solas pidiendo a los participantes que eligieran entre afirmaciones como «Me gusta estar rodeado de otras personas» frente a «Me gusta estar solo» o «Intento organizar el día de modo que siempre tenga algo de tiempo para mí» frente a «Intento organizar el día de modo que tenga tiempo de hacer algo con otras personas».

Con este enfoque, los participantes tenían que escoger qué les gustaba más: la gente o estar a solas. Una preferencia expresa por la soledad se equiparó a que no les gustaba pasar tiempo con otras personas (esos investigadores también concluyeron que esos participantes eran más solitarios y neuróticos). En la cara opuesta de la moneda, la falta de preferencia por la soledad significaba que esas personas preferían estar siempre acompañadas y odiaban estar solas, otra caracterización carente del matiz necesario. No había espacio en la escala para representar con precisión a la persona que ama la soledad pero también valora profundamente el tiempo con los amigos y la familia, o a la que elige la compañía la mayor parte del tiempo pero necesita algunos periodos de tiempo a solas.

En última instancia, el modelo de Burger hacía hincapié en la «evitación social», y eso creaba una falsa dicotomía, haciendo que la preferencia por la soledad pareciera una cuestión de blanco o negro. Eso sentó las bases de la manera de evaluar a los amantes del tiempo en soledad durante décadas. Ese trabajo nos muestra que, cuando los investigadores no miden los matices de una decisión, encuentran una y otra vez que elegir la soledad es señal de que alguien tiene problemas psicológicos. Pero, como hemos visto en nuestra investigación, la elección del tiempo a solas tiene muchas más dimensiones. Tiene poco que ver con alejarse de alguien o de algo, como sugiere la investigación anterior, y más con acercarse a uno mismo y a algo valioso, interesante o atractivo en la soledad.

Dicho esto, elegir la soledad no significa necesariamente que nos vayamos a beneficiar de ella o que vayamos a estar satisfechos en ese espacio. Podemos preferir la soledad por una serie de razones, tanto productivas como no productivas, y entender esas circunstancias —descubrir por qué la elegimos— puede ser clave para que sea una experiencia positiva en nuestra vida diaria. Profundizar en el fenómeno de la elección y la motivación, en general, puede ayudarnos a obtener una descripción más precisa y completa de las razones «correctas» para tener preferencia por la soledad.[65,66]

El impulso de prosperar en soledad

«¿Por qué cruzó la gallina la carretera?», reza una adivinanza popular que parece haber existido desde siempre. La respuesta habitual es: «Para llegar al otro lado». En este escenario simplista, la motivación de la gallina está clara, lo que ofrece la impresión de

143

que elegir y tomar decisiones es un proceso fácil. Los humanos tomamos cientos o incluso miles de decisiones cada día en piloto automático. ¿Cereales o tostadas? ¿Caminar o coger el autobús? ¿Ver el quinto episodio de *Juego de tronos* o limpiar la casa (esa es fácil)? Aunque es importante para nuestra salud mental ser capaces de tomar todas esas decisiones por nosotros mismos, qué elecciones hacemos no es tan importante, o francamente tan interesante (al menos para la investigación), como las motivaciones que nos llevan a preferir una cosa sobre otra.[67] Por ejemplo, imagina que te ofrecen un helado pero tú decides tomar una manzana. Quizá hayas elegido la fruta porque quieres mejorar tu salud, en cuyo caso la manzana probablemente no sepa a helado, pero sí bastante bien. Pero quizá no te guste cómo te sientan los pantalones y, si te comes el helado, te sientas culpable; en ese caso, la manzana probablemente no te satisfaga tanto. En este caso, elegir la manzana por la razón «correcta» es clave para disfrutar de la experiencia de comerla.

En realidad, son muchas las razones que motivan a los seres humanos a comportarse de una u otra manera. Esos motivos pueden ser biológicos, sociales, cognitivos o psicológicos. A las autoras de esta obra nos interesan sobre todo las razones psicológicas que nos empujan en una dirección u otra. Por ejemplo, podemos levantarnos de la cama cada mañana por el deseo de obtener una recompensa externa (un sueldo) o motivados por algo que consideramos intrínsecamente gratificante (un trabajo significativo).[68] ¿Qué tiene más impacto en nuestro bienestar? Es probable que el sueldo sea necesario y útil, pero esforzarnos por lo que sentimos que tiene sentido mantendrá nuestra motivación a largo plazo y nos ayudará a sentirnos realizados.

El hecho de que tomemos decisiones de esta forma «autodeterminada» también influye en la calidad de nuestras vidas. Como en el ejemplo anterior, el motivo que nos impulsa a elegir una manzana en lugar de un helado (o cualquier otra cosa) se considera autodeterminado si esa elección es coherente con los

144

principios de la persona que elige. Según la teoría de la autodeterminación, basada en el trabajo de los psicólogos Edward Deci y Richard Ryan, la mayoría de nuestras experiencias de alta calidad (y la satisfacción general en la vida) provienen de hacer cosas que realmente nos importan o de actuar de forma que apoye nuestros valores y creencias personales. Hacer algo de forma autodeterminada significa hacerlo en busca del crecimiento, el conocimiento o la plenitud. Si nuestra motivación es autodeterminada, tenemos la sensación de tener cierto control sobre nuestras elecciones y de poder influir en nuestro destino. Al adoptar comportamientos autodeterminados, también satisfacemos nuestra necesidad de autonomía (cuya importancia tratamos en el capítulo 3).[67]

En relación con la soledad, la distinción crítica en torno a la motivación autodeterminada solo se ha medido recientemente. En un estudio, investigadores de Ohio y California pidieron a los participantes (casi 1000 estudiantes de secundaria y universidad) que pensaran en la afirmación «Cuando paso tiempo a solas, lo hago porque...». Para que los investigadores identificaran la motivación para la soledad, los participantes revisaron una larga lista de razones (tanto autodeterminadas como no) y calificaron la relevancia de cada una de ellas en la preferencia por el tiempo a solas. En el estudio, las razones autónomas para elegir la soledad incluían, por ejemplo, «Despierta mi creatividad», «Disfruto de la tranquilidad» y «Puedo dedicarme a actividades que realmente me interesan». En el lado opuesto, algunas razones no autónomas incluían «Siento ansiedad cuando estoy con otras personas» y «No me siento aceptado cuando estoy con otras personas». Los investigadores descubrieron que la motivación es fundamental para determinar si la soledad es una experiencia positiva con resultados beneficiosos. También pudieron ver que la motivación autónoma está relacionada con un enfoque en el crecimiento personal y la autoaceptación, mientras que las razones no autónomas para buscar tiempo a solas estaban relacionadas con sentimientos de aislamiento y depresión.[69]

145

También aprendimos mucho sobre la elección, la motivación y la preferencia por la soledad positiva de nuestros propios participantes en el estudio. Principalmente, la eligen por lo que ganan en ese espacio y por el impacto positivo que ese tiempo tiene en sus vidas en general. Como vimos en el capítulo 4, las experiencias beneficiosas en soledad abarcan toda la gama: pasar tiempo a solas para relajarse, ser creativo, aprender nuevas habilidades, ser auténtico, establecer prioridades, obtener una nueva perspectiva o simplemente pensar. A veces, la soledad ofrece alguna combinación de estos atributos. Según Kaamil, de Bangladesh: «La soledad es una elección deliberada, es cuando decido hacer introspección, reflexión, autoconciencia, amor propio, autocuidado, todas esas cosas entran en ese espacio donde estoy tratando de darme cuenta de la verdad sobre algo, o estoy tratando de entender por qué».

También vimos en nuestra investigación que la preferencia por la soledad puede estar motivada tanto por la naturaleza como por la crianza. Muchas personas adquirieron el hábito de pasar tiempo a solas cuando eran jóvenes, o fue un comportamiento modelado cuando eran niños por los adultos de su entorno, o tal vez simplemente está «en su naturaleza». Cualesquiera que sean los motivos de los participantes en el estudio para buscar la soledad, en nuestra investigación hemos podido constatar la importancia de reconocer un amplio espectro de motivaciones, y, por tanto, la necesidad de reformular el término «preferencia por la soledad» como una búsqueda positiva, proactiva y mentalmente saludable, en lugar de negativa y centrada en evitar a los demás.

Esta idea se consolidó al conocer a personas con una vida social intensa que, sin embargo, prefieren la soledad y la buscan de muchas maneras: alquilando una cabaña, dando un largo paseo en coche o sentándose en el banco de un parque. En esta línea, nos habla Cliff, un viudo de 60 años que de vez en cuando viaja solo por carretera al pueblo de su infancia en Inglaterra o se sienta solo en un café cerca de casa a leer las noticias: «No es que no disfrute haciendo esas cosas con otra persona, de hecho, las hago, pero eso

146

tiene una cualidad diferente a poder hacerlas a veces como individuo, por mi cuenta». Aunque Cliff tiene una nueva pareja, sigue disfrutando de la libertad de escaparse solo: «No quiero pasarme toda la vida solo, escojo la soledad en periodos de tiempo que a veces pueden ser muy breves, pero que son importantes para mi sensación de comodidad y bienestar».

En nuestra investigación, algunas personas se describieron a sí mismas como «nacidas para la soledad» (y por parte de algunos que no son necesariamente introvertidos). Los participantes definieron a la soledad como «un elemento que me define», «el aire que respiro», «el agua en la que nado». Helena, de California, nos comentó: «Me ha quedado claro que es algo que necesito, que no es algo que esté mal en mí. Que es simplemente la forma en que he sido construida, la forma en que siempre he sido si pienso en mí misma jugando de niña. La soledad siempre ha formado parte de mi vida y esa necesidad no va a desaparecer». Otros sujetos consideran que aprendieron el hábito de la soledad de los adultos con los que crecieron. Cate, una mujer francesa de 39 años, afirma: «No sé si es innato en mí o algo que me han enseñado o que tal vez aprendí a una edad tan temprana que lo tengo arraigado, en el sentido de que es algo que he visto hacer a la gente y yo también sé hacerlo».

Otras personas con las que hablamos se acostumbraron a pasar tiempo a solas en la infancia y han continuado con esa práctica a lo largo de su vida. Scott, un hombre inglés de 60 años, afirma: «Soy feliz en mi propia compañía, me siento cómodo estando solo y sin necesidad de ser el centro de atención. Cuando era niño, solía jugar en el jardín o salir con la bici, a vagabundear, generalmente solo. Luego, cuando nos mudamos a un pueblo más grande y había algunos niños, hice amigos y tuve compañeros de juegos, pero seguía siendo igual de feliz, y a veces más, haciendo mis cosas».

También hablamos con muchas personas que se describen a sí mismas como introvertidas *sociables*, a las que les encanta pasar tiempo con la familia y los amigos, pero que, sin embargo, tienen una fuerte preferencia por la soledad. Alex, de Armenia, lo explicó sucintamente: «Soy bastante independiente. También soy una persona muy sociable». Gary, de 70 años, nos dijo: «Básicamente he decidido que no necesito demasiado la compañía de los demás. Y sin embargo, si estoy en una situación en la que estoy acompañado, tiendo a ser el alma de la fiesta por alguna razón». También escuchamos a personas que se describen a sí mismas como extrovertidas y que dependen tanto como las introvertidas del tiempo en soledad. Monica, de Inglaterra, expresa: «Soy una persona que puede crear una pequeña burbuja a su alrededor cuando lo necesita y concentrarse en sus cosas sin que otras cosas le molesten. Aunque disfruto mucho estando con gente, la soledad me da energía».

Es importante tener en cuenta que, incluso cuando las personas se llaman a sí mismas introvertidas y atribuyen su amor por la soledad a ese rasgo de la personalidad, suele haber algo más. Instintivamente, los seres humanos intentamos dar sentido u orden a la complejidad categorizando todo lo que nos rodea, pero esos intentos de simplificación a menudo resultan no ser ciertos o no contar toda la historia. El psicólogo Fritz Heider propuso la teoría de la atribución para explicar la tendencia humana a interpretar y explicar el comportamiento (propio y ajeno) mediante atributos como la personalidad, el esfuerzo, la habilidad o incluso la suerte.[70] Aunque sea natural establecer categorías, no deja de ser una manera limitada de entender quiénes somos y saber de qué somos capaces. Equiparar la introversión con un amor general por la soledad es engañoso y se interpone en la respuesta a la pregunta «¿Para quién es la soledad?». En última instancia, las personas extrovertidas pueden asumir que la soledad no es para ellas, sin embargo, lo es tanto como para cualquier otra persona.

Por el momento, los investigadores no saben si existe una relación entre la introversión y el disfrute de la soledad. Ninguna investigación ha hallado pruebas de que los introvertidos disfruten necesariamente de la soledad u obtengan más beneficios de ella. De hecho, en un estudio de 320 estudiantes universitarios (la mayoría de unos veinte años), los introvertidos declararon sufrir de soledad con más frecuencia que los extrovertidos.[71] ¿Por qué la gente a la que se supone que le gusta la soledad se siente más desanimada cuando está sola? Es un hallazgo confuso que, sin embargo, puede tener una respuesta sencilla. Quizá se deba a la forma en que los investigadores suelen definir y medir la introversión.

La introversión suele definirse como ser reservado y tranquilo y, sobre todo, no extrovertido (caracterizado por ser hablador y enérgico).[72] Este estrecho conjunto de criterios no engloba a muchas personas «intermedias». Por ahora, la forma más sencilla de responder a la pregunta «¿para quién es la soledad?» es «para casi todo el mundo». Puede que a los introvertidos les encante la soledad, pero a muchos extrovertidos también. Con independencia de que nos consideremos extrovertidos o introvertidos (o de que nos juzguen así), encontrar algo interesante y significativo durante el tiempo en soledad es más vital para desenvolverse bien en ese espacio que el tipo de personalidad con el que nos identifiquemos.[66]

Dicho esto, podría parecer que algunas personas siempre se sienten cómodas y felices en soledad. Sin embargo, la soledad no siempre nos atrae porque en ella nos sintamos bien o estemos concentrados y creativos. A veces elegimos estar solos porque puede facilitarnos el procesamiento de emociones difíciles o la superación de un reto que aún no hemos resuelto.[69] Incluso las personas que prefieren la soledad no siempre se sienten brillantes y felices en ese estado, pero eso no significa que, en última instancia, no sea un lugar positivo para ellas. Una de las participantes en nuestro estudio, Sheila, de Inglaterra, describió la soledad como su «tiempo de terapia»: «A veces estoy revolviendo cosas malas, ya sean cosas malas que me han pasado personalmente en el pasado, o las cosas malas que están pasando en el mundo en este momento, cosas que me revuelven, entonces la soledad me da ese pequeño espacio que necesito para ser yo misma».

149

Hay una gran diferencia entre sentirse incómodo a solas y escoger la soledad por razones que caracterizaríamos (de manera poco científica) como «no tan buenas». Esas razones «incorrectas» para elegir la soledad son los casos en los que nos sentimos psicológicamente forzados a la soledad, por ejemplo, cuando alguien nos «deja plantados» o nos excluye de un acontecimiento o grupo social. Algunas personas pueden incluso elegir la soledad como un mecanismo de afrontamiento para evitar un daño social adicional. Otras también prefieren pasar tiempo a solas porque se sienten socialmente ansiosas, deprimidas o excluidas.[69,73-75]

Es importante distinguir entre una aversión a los demás causada por una disfunción social y el hecho de emplear la soledad para tomarse un «descanso» de los demás. Por supuesto, no solo algunos adultos, sino también muchos niños prefieren jugar o leer solos, y felizmente, durante algunas etapas y por una variedad de razones positivas, con resultados positivos.[71,76,77] Pero la exclusión social es una experiencia diferente y dolorosa que puede comenzar a una edad muy temprana y puede explicar por qué algunos niños se retraen en el patio o en el aula, y permanecen apartados de la sociedad a medida que envejecen. Muchos psicólogos del desarrollo que estudian la exclusión social en los niños han demostrado sus repercusiones en la disminución de la motivación para el aprendizaje en la escuela, en las relaciones adversas con los compañeros y en el desarrollo posterior de la depresión y la ansiedad.[78-81]

Tal vez debido a la preocupación por los jóvenes que se retiran del mundo exterior, la mayoría de las investigaciones sobre la preferencia por la soledad se han realizado con jóvenes y adultos «emergentes» (18-25 años). En esos casos, y en los pocos estudios que se han realizado con adultos y adultos mayores, los resultados han sido dispares. En general, la preferencia por la soledad se correlacionaba con características negativas como el aislamiento, la ansiedad social y la depresión, o no parecía ayudar ni perjudicar.[63,82,83] Lo único que nos dice esta investigación es que algunas

150

personas prefieren estar solas cuando sienten que no encajan con los demás.

Por otro lado, como ya hemos dicho, son muchas las evidencias que apuntan a que tomar la decisión de estar en soledad porque la persona se beneficia de esa situación es, de hecho, algo positivo. Ese tipo de motivación es poderosa y puede superar muchos obstáculos en el camino hacia el reconocimiento de los beneficios potenciales de la soledad. Pero a veces, como veremos a continuación, es necesario superar resistencias o mensajes negativos asociados a la soledad.

REFORMULAR EL TIEMPO EN SOLEDAD

Como sabemos, una persona puede sentirse o sufrir de soledad tanto cuando está acompañada como cuando está a solas, por tanto, hay muchas razones para tratar públicamente el sentimiento de soledad. Es importante concienciar a la sociedad acerca de los problemas de salud mental, como la depresión, la ansiedad, el aislamiento y muchas otras cuestiones, que suelen haber quedado relegadas a la esfera privada. Hablar sobre estas cuestiones nos ayuda a sentirnos comprendidos y validados por los demás y anima a los demás a contar sus propias experiencias difíciles.[84,85] (En los próximos capítulos analizaremos las implicaciones del sentimiento de soledad). Al mismo tiempo, centrarse en la suposición errónea de que pasar tiempo a solas conduce a la sensación de sentirse solo —como han hecho los seres humanos a lo largo de la historia y hasta nuestros días— puede tener un coste no deseado. Ajustarse a las normas sociales que nos dicen que pasar tiempo con los demás es primordial, y que la soledad es un estado negativo, puede repercutir negativamente en las experiencias de cualquier persona cuando está sola, y quizá especialmente en las de quienes se ven obligados a estar solos. Sabemos que pensar en que, cuando estemos a solas, aparecerá un sentimiento de nostalgia o de sufrimiento por soledad puede convertirse en una

151

profecía autocumplida en los momentos de soledad, pero ¿podemos cambiar esa mentalidad?

Dos estudios recientes ilustran cómo las expectativas sobre lo que sucederá cuando estemos solos afectan a nuestro tiempo en soledad y ofrecen algunas pistas sobre cómo modificar tales pensamientos. En un estudio pionero,[86] 243 participantes (18-73 años) reclutados por investigadores de la Universidad de Harvard formaron parte de un experimento de laboratorio (a diferencia de muchos estudios de psicología estadounidenses, casi la mitad de esta muestra eran participantes de color). Cada sujeto informó de su estado de ánimo al inicio del experimento y, a continuación, para comprender mejor cómo las expectativas sobre la soledad afectan realmente a ese espacio, leyeron una de las tres posibles descripciones del tiempo en soledad en la pantalla de ordenador.

Uno de esos pasajes, que los investigadores denominaron «Beneficios de la soledad», describía el tiempo en soledad como una experiencia positiva con una serie de ventajas potenciales, como la capacidad para regular las emociones y fomentar la creatividad y el bienestar. Por otra parte, el pasaje «Naturalizando la sensación de soledad» explicaba que el sentimiento de sentirse solo era natural y bastante común, lo que conseguía liberar a los participantes de la sensación de que había algo negativo en experimentar esos sentimientos. El último texto trataba un asunto no relacionado con la soledad. Después de leer sus respectivas descripciones, todos los participantes se sentaron a solas y esperaron diez minutos; a continuación, volvieron a informar de su estado de ánimo. Tanto aquellos que habían leído el texto no relacionado con el tema como aquellos que leyeron el texto sobre los sentimientos de soledad dijeron sentirse peor que al principio del estudio. Sin embargo, quienes habían leído el texto acerca de los beneficios de la soledad registraron un estado de ánimo bastante positivo. Este estudio demuestra que las expectativas adecuadas pueden ayudar a mantener el bienestar incluso durante un periodo de soledad (bastante poco inspirador) necesario.

Las autoras de este libro llevamos a cabo un segundo estudio[87] para demostrar que la exposición a nociones negativas influye en la soledad. En este experimento dábamos una serie de instrucciones a los participantes, que permanecían en su casa, a través de videoconferencia. Para enmascarar el propósito del estudio planteamos a nuestros sujetos una amplia gama de preguntas sobre la emoción, pero, entre ellas, había dos condiciones específicas en las que estábamos más interesadas. La primera condición se puso a prueba en el experimento «Expectativa de soledad», en el que se dijo a los participantes: «Para la siguiente parte del estudio, te pedimos que pases quince minutos a solas. Primero, busca un lugar cómodo, privado y tranquilo en tu casa. Debes estar a solas con tus propios pensamientos y evitar hacer cualquier otra actividad. El tiempo que pasas a solas en este experimento puede resultar un desafío y tal vez surjan en tu interior sentimientos de vacío o soledad. Para que el ensayo resulte útil, no debes mirar el ordenador ni el teléfono durante ese tiempo». El segundo experimento, al igual que el texto del estudio de Harvard, hablaba de los beneficios de la soledad, y les decíamos a los participantes que la soledad puede «darnos la oportunidad de conocernos a nosotros mismos, de explorar nuestros deseos, anhelos y prioridades, y de pensar en cualquier acontecimiento interesante».

Nuestros hallazgos también apoyan la idea de que las nociones previas sobre la soledad (incluso las que se acaban de introducir en nuestro pensamiento) parecen tener al menos un efecto modesto en ese momento. Aunque los participantes que esperaban sentirse solos en ese espacio solitario estaban tranquilamente sentados en una habitación de su casa con un ánimo relajado, realmente se sentían más solos que antes de escuchar que probablemente se sintieran así. Sus expectativas actuaban como una profecía autocumplida, además experimentaban otras emociones negativas, como «angustia» o «irritabilidad», lo que indicaba que su tiempo a solas era más desagradable en

153

conjunto. Aunque los resultados del estudio parecen claros, debemos tener en cuenta que en esas sensaciones también podía influir la sensación de soledad previa de los participantes y la seguridad del espacio que escogieron en su casa. Esos factores no fueron evaluados en el estudio, por lo que tan solo podemos especular con que el pensamiento de que la soledad puede tener consecuencias negativas implica que esta resulte desagradable. No obstante, nuestro trabajo proporciona una base sólida para futuros estudios.

Tanto el estudio realizado por nosotras como otros parecen demostrar que las nociones negativas sobre la soledad contaminan el tiempo que pasamos a solas. Sin embargo, no hay suficiente investigación sobre si es posible transformar esa mentalidad para que el tiempo en soledad resulte una experiencia gratificante y significativa. No obstante, existen pruebas anecdóticas de que es posible, al menos para algunas personas. Terry, una mujer inglesa de 68 años, nos habló del poder de buscar la soledad a propósito y de fijarse propósitos para ese tiempo: «Creo que la soledad implica una elección, aunque solo sea la de aceptarla. Puede que la soledad te venga impuesta, pero creo que la actitud que adoptes ante ella la convierte en algo positivo o negativo». Terry ha vivido sola la mayor parte de su vida, mientras trabajaba como asesora comunitaria, pero solo cuando aprovechó su tiempo a solas como un lugar de relajación, alegría y descubrimiento se convirtió en eso: «Hay algo diferente en alguien que vive solo y decide abrazar esa soledad. He sentido que aceptarla y convertirla en un momento especial, que no se me impuso sino que elegí libremente, la convirtió en una experiencia positiva. Esa aceptación mejoraba mi vida en soledad». En nuestro trabajo académico sobre la soledad hemos seguido analizando el impacto que han tenido los estudios anteriores sobre el tema, además de las ideas de la sociedad sobre la soledad, junto con nuestra capacidad para replantearnos estas nociones y vivir la soledad de otra manera. Hasta ahora, hemos aprendido que es posible obtener muchas ventajas cuando se desafía la narrativa la narrativa dominante que dicta que la soledad conlleva sufrimiento o nostalgia. También resulta poderoso comprender nuestras motivaciones e intenciones cuando tomamos la decisión de aceptar la soledad. A continuación, podemos considerar cómo y por qué el bienestar depende de equilibrar nuestras necesidades sociales e individuales.

Capítulo VI

EQUILIBRAR EL TIEMPO EN SOLEDAD CON EL TIEMPO EN COMPAÑÍA

Antes de que la pandemia de la COVID-19 paralizase el mundo a principios de 2020, Colin Foad siempre había sacado tiempo para estar solo, y valoraba esas oportunidades, a menudo en los viajes en tren, para relajarse y desconectar. Aunque solía ser el primero en entablar conversación cuando había amigos o compañeros cerca, pensaba y reflexionaba mejor cuando trabajaba solo. Colin, psicólogo y también investigador de la soledad, se describe a sí mismo como una mezcla de introvertido y extrovertido, con oscilaciones ocasionales en ambas direcciones. Para pasar un rato «juntos pero solos», también jugaba al rugby, donde podía concentrar su energía en su propia experiencia y disfrute del juego. En general, su vida estaba muy equilibrada entre el tiempo que pasaba a solas y el que pasaba acompañado.

Cuando empezaron los confinamientos por la pandemia en Inglaterra, el primogénito de Colin, Freddy, solo tenía un año, y su hija Olive nació un poco más tarde. Con dos bebés en casa, tenía pocas oportunidades de disfrutar de momentos de soledad y, como mucha gente, Colin empezó a tener problemas: «Está el aspecto personal de llevar solo tres meses como padre a tiempo completo cuando el mundo se pone patas arriba, lo que no fue fácil». Cuando estar con sus hijos era lo único a lo que dedicaba su tiempo, Colin estaba más agotado que nunca.

Mientras tanto, Dorothy, la vecina de Netta, vivía una experiencia muy diferente. Tenía 92 años y vivía sola cuando sobrevino la pandemia. Antes de eso, había tenido problemas para caminar, pero seguía saliendo para jugar al bridge o reunirse con sus amigos para tomar el té. Su vida era un feliz equilibrio entre tiempo social y tiempo a solas. Durante el periodo en que los funcionarios de sanidad pidieron a las personas vulnerables que se quedaran en casa para protegerse a sí mismas y a los demás del virus, Dorothy se vio abocada al aislamiento a tiempo completo por primera vez en su vida y, como consecuencia, estuvo deprimida y sola durante un largo periodo.

La pandemia acabó con cualquier atisbo de equilibrio entre el tiempo a solas y la actividad social en gran parte del planeta y nos brindó a los investigadores la rara oportunidad de escuchar a personas como Dorothy y Colin hablar de lo que significa ser llevado al extremo. Nos permitió comprender el significado y el valor tanto de la soledad como de las interacciones sociales en nuestra vida cotidiana y lo que significa tener demasiado de ambas. También nos ayudó a ver que la clave de la satisfacción puede estar en equilibrar unas relaciones sociales de calidad con experiencias positivas en soledad.

Para Dorothy y Colin, y para muchas otras personas, solo había dos formas de experimentar las restricciones de la pandemia: demasiado tiempo a solas/no suficiente tiempo con los demás o demasiado tiempo con los demás/no suficiente tiempo a solas. En este capítulo, veremos por qué ninguno de los dos extremos es ideal, lo que nos ayudará a encontrar el equilibrio entre la soledad y la compañía para cada uno de nosotros.

En nuestra vida cotidiana no pandémica, todos dividimos nuestro tiempo entre las interacciones con los demás y el tiempo en soledad, y si tenemos suerte, podemos ajustar ese equilibrio según nuestras necesidades, preferencias y deseos. Para cada individuo, la satisfacción suele depender de considerar seriamente qué tipo de persona somos y evaluar honestamente nuestras necesidades.[1] A grandes rasgos, podemos preguntarnos: ¿Soy una persona que necesita estar lejos de los demás más de lo que necesita estar con ellos, o viceversa? En un plano más cotidiano, podemos preguntarnos: ¿Estoy pasando por algo y quiero compañía, o necesito tiempo para mí mismo para resolverlo?

Imagina un balancín, como los que hay en los parques infantiles, equilibrado cuando el peso está igualado en cada lado. Pero, si un niño de 60 kilos se sienta en un lado y un adulto de 150 kilos se desploma en el otro, el niño va a tener un paseo muy desagradable. Cuando hablamos de alcanzar el equilibrio entre el tiempo a solas y el tiempo social, el individuo descansa en un lado y, en teoría, sus relaciones «se sientan» en el otro. Si alguien pasa todo su tiempo solo o, por el contrario, cada minuto con los demás, el balancín permanece lastrado a uno u otro lado. Solo cuando empecemos a determinar cuánto peso debemos poner en el lado opuesto al nuestro, y empecemos a respetarlo, el balancín estará en equilibrio.

Los participantes en el estudio han reflexionado en bastantes ocasiones sobre el equilibrio entre la soledad y la compañía, que no experimentan como quien lleva una cuenta, sino más bien como la sensación de necesitar más de una que de otra en función de las circunstancias. A veces las personas necesitan «tiempo para ellas» como una reacción a haber interactuado demasiado con los demás. También se expresó en sentido contrario, la «urgencia» de salir de la propia órbita y pasar tiempo con los demás. Algunas personas parecen saber instintivamente cuándo necesitan una dosis de soledad o una noche de juegos con los amigos, pero la mayoría de nosotros desarrollamos la conciencia de cómo gestionar esos deseos con el tiempo. E incluso después de reconocer esas demandas, equilibrar lo solitario y lo social requiere un com-

159

promiso activo, como ejercitar los músculos. El cantautor Bruce Springsteen lo expresó así en el documental de 2019 *Western Stars*: «Hay dos lados del carácter estadounidense: el lado solitario y el lado que anhela la conexión y la comunidad. Ese ha sido para mí el viaje de mi vida, intentar entender cómo pasar de uno a otro, cómo reconciliar esas dos cosas».[2]

En nuestra opinión, no hay un enfrentamiento entre el equipo Soledad y el equipo Social. No tenemos por qué comprometernos a vivir como ermitaños o como juerguistas. De hecho, según el famoso psiquiatra y escritor británico Anthony Storr (1920-2001), probablemente no deberíamos. En su obra, Storr desafiaba a menudo el paradigma dominante de la psicología expresando su escepticismo ante la idea de que las relaciones fueran el todo y el fin del bienestar mental y la productividad. Storr subrayó que la soledad también puede favorecer el crecimiento y los logros personales: «Las vidas más felices son probablemente aquellas en las que ni las relaciones interpersonales ni los intereses individuales se idealizan como el único camino hacia la salvación. El deseo y la búsqueda de la totalidad deben abarcar ambos aspectos de la naturaleza humana».[3] El truco está en lograr un equilibrio entre ambos: la cantidad adecuada de tiempo social para cumplir un imperativo evolutivo y la cantidad ideal de soledad para cosechar sus recompensas. La pregunta es ¿cómo lo conseguimos?

La gente necesita gente

Como nos dedicamos a estudiar la soledad, tal vez pienses que no concedemos valor al hecho de pasar tiempo con otras personas. Sin embargo, sabemos que, por muy buena que sea la soledad, necesitamos relacionarnos con los demás para ser felices. Las relaciones forman parte de la esencia de la vida, y tienen una influencia enormemente en nuestra manera de pensar y de sentirnos.[4,5] El tiempo que pasamos con los demás nos permite compartir partes de nosotros mismos y sentimientos de intimidad, experiencias necesarias para sentirnos satisfechos con la vida. En los mejores momentos sociales, podemos ser quienes somos con los demás y, por tanto, el centro del bienestar.[6] O, como lo describen los investigadores, mostramos emociones positivas de «alta excitación» —sentimientos de alegría y entusiasmo— en situaciones sociales.[7] En pocas palabras, es divertido estar con los demás, y estamos programados para buscar su compañía.

De hecho, los humanos somos uno de los mamíferos más sociables, incluso más que nuestros parientes simios.[8] Ajustamos constantemente nuestro comportamiento a cambio de retroalimentación social positiva y una sensación de pertenencia.[9] Estos lazos nos aportan beneficios psicológicos y nos recompensan con emociones positivas cada vez que compartimos recursos, proporcionamos apoyo e intercambiamos pequeñas charlas, incluso con extraños.[10] En comparación con los bebés de los grandes simios, los humanos muestran signos más tempranos de cooperación y comunicación con los adultos. Los estudios han demostrado que los niños humanos consiguen imitar la mirada, las acciones, las intenciones y los comportamientos de los adultos entre los doce y los dieciséis meses de edad, mientras que los bebés de los grandes simios tardan al menos un año más.[8]

Los biólogos interpretan estos hallazgos en el sentido de que los seres humanos han desarrollado habilidades para estar en sintonía y conectar con los demás, incluso con quienes no están directamente relacionados con nosotros.[8] Nuestra supervivencia no depende únicamente de que los padres nos proporcionen alimento y protección frente a los depredadores, sino que también debemos desarrollar las habilidades sociales y cognitivas necesarias para interactuar eficazmente en nuestras comunidades. Algunas pruebas preliminares sugieren que la dependencia prolongada de los bebés de los cuidados y la atención de los adultos —lo que se conoce como vínculo afectivo— ayuda a los niños a adquirir habilidades esenciales para su supervivencia. Desde una edad muy temprana, los niños imitan y practican esas habilidades con sus cuidadores y otros adultos (un niño que sigue a sus padres con su propio carrito mientras hace la compra es adorable y productivo).[11]

Partiendo de esta concepción de los humanos como animales hipersociales, el estudio de la soledad excesiva (el análisis de sus riesgos para nuestra salud mental y física) es el gigante de la literatura académica. Ese trabajo nos muestra que, desde una perspectiva evolutiva, actuar sin estar en sintonía con el mundo social puede resultar perjudicial para los humanos. Numerosos estudios sobre el aislamiento sugieren que la mayor parte del daño que supone estar alejado de la interacción social se explica por el sufrimiento de la soledad.[12-14] Por razones que ya hemos explorado anteriormente en este libro, los conceptos de aislamiento, sentirse solo y soledad suelen confundirse,[15] pero, de los tres, sentirse solo (o sufrir de soledad) es el más preocupante.

Comprender qué es realmente el sentimiento de soledad y por qué podemos experimentarla puede ayudarnos a explicar por qué a veces nos asusta la soledad. Podemos percibir este sentimiento como un estado externo, la falta de otra persona cerca, pero en realidad es una condición interna. También parece totalmente subjetiva; un individuo puede sentirse solo en casa mientras su familia está fuera, pero otro puede saborear cada minuto de esa experiencia.[16] Pero esa sensación es, literalmente, parte de nuestra naturaleza. Investigaciones neurocientíficas recientes demuestran que tenemos «neuronas de la soledad» en el mesencéfalo que actúan como alarmas biológicas que nos advierten de que necesitamos pasar más (y de manera satisfactoria) «tiempo con gente».[17]

Este mecanismo fisiológico era especialmente importante hace milenios, cuando la supervivencia dependía de la interdependencia. Sentirse solo nos dice que nuestro lugar en el orden social está amenazado, y puede ser útil en pequeñas cantidades. Nos indica que nuestras redes sociales son inadecuadas. Sin ese sistema de alarma, nos habríamos dejado llevar por un estilo de vida individual (¡nuestra propia cabaña!), lo que nos habría puesto en desventaja evolutiva (¡leones hambrientos!). Este conocimiento es

162

útil para motivarnos a volver a conectar con los demás; mantiene la cohesión de las sociedades en beneficio de todos.[18] Pero, al igual que otras reacciones fisiológicas que han evolucionado para ayudarnos a hacer frente a las amenazas —por ejemplo, esa subida de cortisol que experimentamos cuando nos asustamos y que nos hace estar alerta y escapar rápidamente de los depredadores—,[19] el sentimiento de soledad es perjudicial en cantidades persistentes.[18] De hecho, esa sensación se experimenta de forma muy parecida al hambre. Investigadores del Instituto Tecnológico de Massachusetts y del Instituto Salk de Estudios Biológicos han mostrado algunos resultados notables en torno a esta idea. En su estudio, los participantes ayunaron de dos formas distintas: a un grupo no se le permitió comer durante diez horas y al segundo no se le permitió relacionarse con (casi) nadie durante diez horas. Transcurrido ese tiempo, a los que se abstuvieron de comer se les mostraron imágenes de comida y de flores, mientras que a los que se aislaron de la interacción social se les mostraron imágenes de flores y de grupos de personas retozando alegremente.[17] A continuación, los investigadores escanearon los cerebros de los individuos de ambos grupos y se centraron en el mesencéfalo, una zona donde se alojan los impulsos de motivación y recompensa. También es una región repleta de neuronas relacionadas con la producción y el procesamiento del neurotransmisor dopamina (que interviene en la sensación de placer). Los investigadores pudieron observar en los escáneres cerebrales de ambos grupos que las áreas asociadas al deseo se activaban de forma similar. Los cerebros del grupo forzado a estar en soledad (formado por adultos jóvenes que, en general, disfrutaban de sólidas redes sociales fuera del laboratorio) mostraban una respuesta similar a las imágenes de señales sociales que el grupo hambriento a las imágenes de comida y flores. Los investigadores concluyeron que el aislamiento agudo provoca un deseo por estar en compañía similar al hambre real.[17]

Aunque el sentimiento de soledad sea principalmente una reliquia de una época en la que nuestra supervivencia como especie

163

dependía del grupo, puede tener un profundo impacto negativo en nuestra salud, mental y física. Durante décadas, los investigadores han encontrado pruebas que relacionan el sufrimiento de soledad con la mortalidad.[20,21] La percepción del aislamiento social es una de las experiencias humanas más dolorosas y se ha demostrado que afecta negativamente al sistema inmunitario, la presión arterial y la salud vascular y, en última instancia, provoca la muerte prematura. De hecho, la sensibilidad humana al rechazo social es tan aguda que los estudios han demostrado que su malestar es similar al dolor físico. Cada vez más investigaciones neurocientíficas acumulan pruebas de que el dolor físico y el social comparten mecanismos fisiológicos comunes. Al igual que el instinto reacciona cuando tocamos una sartén caliente, cuando nos sentimos rechazados, excluidos o ignorados recibimos señales de que algo va mal.[22]

Cualquiera que haya sido elegido en último lugar cuando se forman los equipos en clase de gimnasia en la escuela primaria entiende el dolor de la exclusión social, y los estudios que ejemplifican el dolor del rechazo y las respuestas humanas ante este también son populares en psicología. Normalmente estos estudios siguen unas pautas muy similares y, del mismo modo, sus resultados suelen ser muy parecidos. A veces se deja a los participantes fuera de una conversación entre otros participantes (que en realidad son investigadores que fingen ignorarlos).[23,24] En ocasiones, los participantes juegan a un juego digital de ciberbalón en el que los otros jugadores (de nuevo, investigadores disfrazados) se niegan a pasar la pelota al sujeto de la investigación.[25] Los estudios que abarcan décadas y miles de participantes suelen demostrar que cuando las personas se sienten excluidas, su bienestar se resiente.[26-28] En estudios recientes, los «objetivos» condenados al rechazo expresaron sistemáticamente (a través de cuestionarios de estudio en línea y en persona) que experimentaban un descenso en la satisfacción de necesidades básicas como la pertenencia, la autoestima y el control.[29]

164

Un estudio llevado a cabo en el marco del Chicago Health, Aging, and Social Relations Study («Estudio de salud, envejecimiento y relaciones sociales de Chicago»)[30] realizó un seguimiento de 229 personas de entre 40 y 68 años durante cinco años para estudiar la relación, si la había, entre el aislamiento social y los resultados en materia de salud. Una vez al año, los participantes en el estudio rellenaron encuestas en el laboratorio en las que se les preguntaba por el tiempo que pasaban solos, la sensación de soledad y la depresión, además de evaluar otros factores, como el estrés. Con el tiempo, los investigadores trataron de resolver mediante la estadística la pregunta del huevo y la gallina: «¿qué fue primero el sentimiento de soledad o la depresión (o quizá algo más)?». Comprobaron que sufrir de soledad a largo plazo deprimía a las personas y no al revés. También descubrieron que los efectos no podían explicarse por variables objetivas de aislamiento social, como el número de amigos con los que se pasaba el tiempo. Este último hallazgo es significativo porque sugiere que ese sentimiento depende más de cómo se siente uno durante su tiempo social que de cuánto tiempo pasa realmente en presencia de otros.[31]

Incluso nuestros primeros antepasados humanos tuvieron que distinguir entre entornos sociales buenos y malos.[32] Vivir con cualquier compañero de cabaña no mejoraba necesariamente su suerte. Entender quién era un verdadero amigo y quién un enemigo peligroso era fundamental para su supervivencia, y los humanos modernos han heredado ese prejuicio. Pasar tiempo con un supuesto amigo que nos menosprecia, por ejemplo, no va a colmar nuestra necesidad de una relación satisfactoria, sino que probablemente nos haga sentir más solos.

Sin un tiempo social satisfactorio podemos sentirnos solos y deprimidos, y esos sentimientos se abren paso en todos los aspectos de nuestra vida cotidiana.[33] Pero, cuando logramos un equilibrio entre el tiempo en soledad y la compañía, el impacto es totalmente distinto. Por ejemplo, en un estudio con 330 ado-

165

lescentes de distintas razas y culturas de la zona metropolitana de Washington D. C., la preferencia por la soledad estaba relacionada con la depresión, pero solo cuando esas personas no tenían suficiente apoyo social de los demás. En los casos en que el apoyo era adecuado, el efecto cambiaba por completo, y había pruebas fehacientes de que la preferencia por la soledad estaba relacionada con una menor depresión.[34] Básicamente, cuando uno se percibe a sí mismo como poseedor de buenos amigos, se deprime menos en su preferencia por la soledad que aquellos que carecen de apoyo social fuera de su tiempo a solas.

CON LA SOLEDAD, LA PERCEPCIÓN ES LA REALIDAD

A pesar de las diversas evidencias de que la soledad puede ser perjudicial para la salud, estar solo no siempre desencadena sentimientos de soledad (¡si así fuera, no habríamos escrito un libro sobre lo maravillosa que puede ser la soledad!). Resulta que la percepción desempeña un papel importante en la sensación subjetiva de aislamiento. Cuando los investigadores profundizan, entienden que el sentimiento de soledad no está causado por pasar demasiado tiempo a solas. Al contrario, cuando compararon *directamente el tiempo objetivo que se pasa* solo (la cantidad de tiempo que se pasa solo al día) con la *sensación de soledad*, quedó claro que la percepción de estar aislado tiene un mayor impacto que la separación física real de los demás.[35] Un buen ejemplo de este fenómeno se produjo durante los confinamientos por la pandemia, que pusieron de relieve la idea de pasar demasiado tiempo a solas.

Durante ese periodo, la cobertura de los principales medios de comunicación se centró en historias de personas atrapadas en casa.[36,37] Incluso los «optimistas» de la soledad reaccionamos a los primeros encierros en el Reino Unido en marzo de 2020 diseñando estudios para medir efectos nocivos, como la depresión, la ansiedad y la añoranza. En nuestras primeras investigaciones realizamos un seguimiento de más de 800 adultos y ancianos que

166

vivían solos durante los primeros meses de la pandemia centrado en predecir qué personas padecerían problemas de salud mental a causa de la soledad y ni siquiera pensamos en comprobar las reacciones positivas del tiempo adicional en soledad (relajación, creatividad, etc.).

Los hallazgos de este y otros estudios fueron sorprendentes para todos.[38] Los individuos que vivían solos no parecían experimentar los inconvenientes esperados. Por término medio, en nuestra muestra, la salud mental se mantuvo perfectamente estable, sin mejorar ni empeorar, a pesar de que nuestros participantes pasaban más tiempo solos que antes de las restricciones de libertad. Otros laboratorios recopilaron información de miles de participantes, y esos investigadores vieron que, en casi todas las circunstancias, la gente no luchaba con el tiempo a solas de la misma manera.[39] Por el contrario, a algunos les iba bien en soledad, incluso la disfrutaban y sentían que era un cambio al que querían aferrarse, mientras que otros (como en el caso de Dorothy expuesto al principio de este capítulo) claramente querían salir. La conclusión es que, aunque tanto los medios de comunicación como los investigadores expresaron una preocupación generalizada por los efectos adversos que experimentaría la mayoría de la gente al pasar más tiempo a solas, la realidad era más compleja.

Además del factor de percepción, estos primeros hallazgos de que los encierros no eran tan perjudiciales psicológicamente como se temía podrían deberse al seguimiento de los participantes durante periodos relativamente cortos. Por el contrario, un estudio a gran escala realizado por investigadores del University College de Londres demostró que determinados grupos de «riesgo» (adultos jóvenes, mujeres, personas que viven solas, personas con menor nivel educativo, habitantes de ciudades, minorías étnicas y personas económicamente desfavorecidas) tenían un mayor riesgo de experimentar más soledad emocional que en años anteriores. El 18 % de los encuestados durante la pandemia afirmaron sentirse solos «a menudo» (frente al 8 % anterior).[40] Del mismo

167

modo, un análisis a gran escala de 34 estudios a largo plazo en cuatro continentes (con más de 200 000 participantes) mostró, de media, un aumento del 5 % del sentimiento de soledad durante la pandemia.[41] Sin embargo, incluso estos últimos investigadores concluyeron que «los efectos observados fueron pequeños y heterogéneos», lo que significa que, aunque una minoría se sintió mucho más sola que antes, a muchos otros les fue bien o incluso mejor que antes.

Naturalmente, cualquier aumento de la soledad debe tomarse en serio, y la divulgación entre los grupos «de riesgo» es de vital importancia. Pero los investigadores consideran que «en este momento, es probable que la preocupación por una *pandemia de soledad* sea exagerada».[41] Estos hallazgos nos dicen otras dos cosas interesantes: en primer lugar, las personas que eran vulnerables a la soledad antes de la pandemia corrían un mayor riesgo durante la misma; en segundo lugar, la soledad no era necesariamente mala en general, pero los periodos prolongados y restrictivos de la misma pueden empezar a agotar los recursos emocionales de las personas.

Por leve que fuera el aumento observado del sufrimiento de soledad en los estudios mencionados, dicho aumento alimentó la suposición generalizada de que las restricciones sociales causarían una desesperación universal. Esto puede deberse a que, incluso antes del inicio de la pandemia, la soledad se había presentado como una «epidemia» creciente, un problema de salud pública generalizado que había que curar.[37] En 2018, el Reino Unido nombró al primer ministro del mundo de la soledad y le encomendó la tarea de abordar el aislamiento.[42] A principios de 2021, Japón también añadió un ministro de la soledad a sus filas gubernamentales.[43]

Está claro que el sufrimiento por soledad afecta a una parte considerable de la humanidad, al menos a veces, pero parece ser mucho menos común de lo que la retórica política actual —y la cobertura mediática de esa retórica— suele indicar. Eric Klineberg, sociólogo y director del Institute for Public Knowledge de la Universidad de Nueva York, ha estudiado esa caracterización errónea. En su libro *Going Solo: The Extraordinary Rise and Surprising Appeal of Living Alone*, habla específicamente de cómo la sociedad tiende a suponer que los adultos que viven solos echan en falta algo que necesitan o quieren. Pero ahora vivir solo es increíblemente común, y rara vez se correlaciona con sentimientos de aislamiento social (profundizaremos en este tema en el capítulo 10). Como alternativa a la cohabitación, según Klineberg, «vivir solo puede ofrecer beneficios aún mayores: tiempo y espacio para una soledad reparadora».[44]

Klineberg cree que la verdadera soledad en la sociedad moderna puede deberse a una creciente cultura del individualismo en la que «las fuentes tradicionales de solidaridad social», como los sindicatos, los grupos religiosos y las asociaciones civiles, han ido en constante declive. Pero ni siquiera estos cambios han provocado una epidemia de corazones solitarios. Según contaba Klineberg en un artículo de opinión en el *New York Times* en 2018 sobre por qué es perjudicial caracterizar la soledad como una epidemia de salud: «Sorprendentemente, sin embargo, los mejores datos en realidad no muestran picos drásticos ni en la soledad ni en el aislamiento social. La desconexión social es un asunto serio, sin embargo, si azuzamos el pánico sobre su prevalencia e impacto, es menos probable que lo abordemos adecuadamente.[45]

Uno de los investigadores más influyentes de la soledad fue el psicólogo de la Universidad de Chicago John Cacioppo. Parte de su trabajo se basa en datos del extenso estudio sobre salud y jubilación que la Universidad de Míchigan lleva realizando durante varias décadas.[46] Este estudio permite vislumbrar la tendencia al sufrimiento por soledad a través de encuestas con una muestra representativa de aproximadamente 20 000 estadounidenses. Según Cacioppo en un reportaje en *The Atlantic* en 2017: «Si nos fijamos en esa encuesta, parece que el sentimiento de soledad ronda el 27 o el 28 %. Nuestras mejores estimaciones basadas en eso significan que ha aumentado en cualquier lugar en el orden del 3 al 7 % en los últimos 20 años».[47] No es un cambio estadísticamente insignificante, pero está lejos de lo que indican muchas predicciones catastrofistas.

Otros investigadores, utilizando datos del HRS y del National Social Life, Health, and Aging Project, analizaron la soledad en los adultos mayores comparando la soledad percibida en las personas nacidas entre 1948 y 1965 (los llamados *baby boomers*) con las nacidas entre 1920 y 1947. Los investigadores querían saber si los adultos mayores se habían vuelto más solitarios entre 2005 y 2016. Concluyeron en su documento de 2019 que, durante ese periodo de estudio de diez años, no había evidencia de diferencias en las tasas de soledad entre los adultos estadounidenses mayores de cincuenta años. También descubrieron que las tasas de soledad entre los adultos de 57 a 85 años se mantuvieron casi sin cambios durante ese tiempo.[48]

¿Por qué la soledad llena los titulares a pesar de que la ciencia apunta a un modesto aumento en las últimas décadas? Lo que algunos sociólogos consideran ahora datos defectuosos recogidos en un artículo publicado en 2004 puede ser la base de las «pruebas» iniciales de un alarmante aumento del aislamiento social. Esos autores replicaron una serie de preguntas de la Encuesta Social General de 1985 realizada por el Centro Nacional de Investigación de la Opinión para medir los cambios en las estructuras de las redes básicas de los estadounidenses.[49] Básicamente preguntaban cuántos confidentes, es decir, personas con las que hablarían de «asuntos importantes», tenían los participantes en el estudio. En 2004, los encuestados proporcionaron un tercio menos de nombres que el grupo anterior, y casi el 25 % (frente al 10 % en 1985) no pudo dar con nadie en absoluto.[50]

Estos dramáticos resultados llamaron la atención de muchos. Un artículo del *New York Times* de 2006, «The Lonely American Just Got a Bit Lonelier», calificaba los resultados de «nueva entrega en los anales de la soledad»: «A los estadounidenses no solo les faltan compañeros de bolos, ahora les faltan personas a las que contar sus secretos más profundos y oscuros. Se han acurrucado aún más, y su círculo íntimo a menudo se contrae hasta incluir solo a la familia, solo a un cónyuge o, en el peor de los casos, a nadie».[51] Pero la información contenía algunas anomalías, como docenas de casos en los que los «datos que faltan» se codificaron erróneamente como «porcentaje sin nombre», lo que puso en duda la veracidad del análisis inicial. En general, los autores del estudio original mantienen su conclusión de que se ha producido un cambio significativo en el tejido social, pero también hacen referencia a una serie de posibles «problemas técnicos» que pueden haber inflado la tendencia observada.[52]

A pesar de los hallazgos más recientes, el mensaje inicial erróneo de que el sufrimiento por soledad está proliferando perdura. Si las portadas de las revistas informan de una epidemia de soledad, es posible que nos dejemos llevar por ese mensaje (¡incluso si vivimos solos y nos parece bien!). La académica feminista Eleanor Wilkinson, de la Universidad de Southampton, ha escrito sobre las ideas populares que confunden soledad y sentirse solo. Dice que, a pesar de la reciente aparición de caracterizaciones más positivas de la soltería, la estigmatización perdura: «Se nos dice que ciertas relaciones contienen la promesa de aliviar la el sentimiento de soledad; el amor romántico de pareja se sigue presentando como la principal forma de encontrar una conexión significativa. Por eso, aunque el trabajo feminista sobre la soltería ha modificado algunos de estos guiones normativos, el espectro de la soledad sigue persiguiéndonos. La melancólica figura del *trágico solitario*, que vive solo sin pareja ni familia, sigue siendo el cruel destino que nos espera si no seguimos el camino correcto».[53]

La ansiedad por soledad parece más extendida que la propia afección, y esa hipérbole significa un flaco favor a quienes realmente la padecen. Si no identificamos con precisión quiénes son los más afectados y cómo, es poco probable que lleguemos a las mejores formas de abordar las causas subyacentes. En consecuencia,

171

prevenir el sufrimiento por soledad o mitigar sus efectos puede resultar aún más difícil. Como demostró el mencionado estudio de Chicago con 229 adultos, tener a otras personas cerca no mitiga necesariamente la sensación de soledad. Cualquiera de nosotros puede sentirse intensamente solo incluso en una habitación llena de gente. Esto quedó bien ilustrado en un artículo del *New York Times* de abril de 2022 en el que se destacaban casos de soledad que han persistido incluso cuando el mundo ha empezado a suspender el distanciamiento social de la era COVID-19. En el artículo, se citaba a Stephanie Cacioppo, profesora adjunta de Psiquiatría y Neurociencia del comportamiento en la Universidad de Chicago, a propósito del regreso de los estudiantes universitarios al campus: «Ahora que los estudiantes están de vuelta, oímos hablar mucho de la soledad y el aislamiento relacionados con la decepción. La universidad no es lo que los chicos esperaban que fuera».[54]

Parece paradójico que los estudiantes se sientan solos cuando, de nuevo, están rodeados de compañeros. Pero el hecho de estar solo o acompañado no es el factor determinante de nuestra percepción del aislamiento. Eso es lo complicado de este sentimiento: no tiene que ver con el hecho de estar rodeado de gente, sino que aumenta y disminuye en función de si se obtiene lo que se necesita, o se espera obtener, de esas interacciones. Si no es así, da igual que estés sentado en un estadio lleno de gente: te sentirás aislado y solo. Por otro lado, si sientes que tus relaciones son satisfactorias, es poco probable que pasar diez horas solo en tu habitación estudiando te provoque una tristeza atroz.

Algunas investigaciones sobre el aislamiento sugieren que podríamos reducir esa temida sensación equilibrando el sueño, el trabajo, el ejercicio, la socialización y el «tiempo para mí».[55] En su libro *Together: The Healing Power of Human Connection in a Sometimes Lonely* World, el cirujano estadounidense Vivek Murthy habla de la lucha contra el aislamiento emocional.[56] Uno de sus mensajes más sutiles: valorarse a uno mismo es clave para frenar el sentimiento de soledad. En una entrevista reciente dijo: «Resulta que la conexión con uno mismo es la base que necesitamos para conectar con otras personas. Lo poderoso de la soledad es que nos da tiempo para acallar el ruido que nos rodea, pero también nos da la oportunidad de reflexionar y simplemente ser».[57] La idea es pasar tiempo a solas para comprender y aceptar realmente nuestra individualidad. Aparte de declaraciones ocasionales como la de Murthy, la importancia de los momentos centrados en uno mismo para la felicidad general está casi ausente del debate sobre la soledad. Pero creemos que, en algunos casos, el antídoto contra el sentimiento de soledad puede ser (paradójicamente) volverse hacia uno mismo, aprender a aceptar los periodos de soledad y volverse más resistente en ese espacio (hablaremos de esto en detalle en el capítulo 9).

LA GENTE NECESITA GENTE, PERO NO LAS VEINTICUATRO HORAS DEL DÍA TODOS LOS DÍAS DEL AÑO

Si es posible que surjan sentimientos difíciles como la sensación de soledad o el aislamiento, ¿por qué, como animales sociales, deberíamos intentar pasar tiempo a solas? Por muy importante que sea mantener unas relaciones sociales sanas, estar con gente todo el tiempo no beneficia a nadie, ni a la persona que lo hace ni a la gente con la que está. Si nos empapamos constantemente de los pensamientos y opiniones de los demás, podemos perder de vista los nuestros. Es probable que todos hayamos sentido esto instintivamente de vez en cuando, cuando nos sentimos confusos, abrumados o simplemente «al límite» por las opiniones de los demás.

Con la ayuda de Frederick (Fritz) y Laura Perls, psicoterapeutas de origen alemán y fundadores de la terapia Gestalt, podemos entender mejor lo que ocurre mientras nos relacionamos con los demás. La opinión dominante en psicoterapia en aquella época, en la década de los cuarenta, era que un médico-terapeuta experto debía limitarse a recabar información de un paciente y dispensarle

173

un diagnóstico y un tratamiento. Pero el enfoque Gestalt dio un giro a la psicoterapia establecida para centrarse en la importancia de conectar plenamente con el momento presente y tener interacciones ricas y genuinas con los demás.[58] Fritz Perls se centró en el mundo social y, en particular, en los momentos de conexión con los demás. En nuestra vida diaria, experimentamos continuos estímulos, sentimientos, emociones y respuestas, y hacemos lo que Perls llamaba «adaptaciones creativas» a los demás, lo que significa que nos transformamos intuitiva y automáticamente para adaptarnos a nuestros contextos sociales actuales.[59] Estas adaptaciones continuas van de la mano de la necesidad psicológica innata de conectar con los demás de la que ya hemos hablado.

Relacionarse con los demás y buscar aprobación y afecto son formas completamente naturales de ser humano en un mundo social, pero también tienen inconvenientes. Si nos adaptamos constantemente a los demás, podemos perdernos de vista como individuos, con necesidades, emociones y pensamientos únicos.[60] A lo largo del tiempo, muchos sabios han opinado sobre la importancia de alejarse de los demás, como el influyente escritor del siglo XIX Ralph Waldo Emerson, que, en 1860, escribía: «El que debe inspirar y guiar a su raza debe defenderse de viajar con las almas de otros hombres, de vivir, respirar, leer y escribir en el yugo diario y desgastado por el tiempo de sus opiniones».[61] Lo que Emerson quería decir es que, mientras estamos ocupados conociendo a los demás, podemos descuidar nuestra relación más importante: la que tenemos con nosotros mismos. Conocernos a nosotros mismos es fundamental para comprender aspectos de nuestro ser, como cuáles son nuestras verdaderas creencias, dónde están nuestras prioridades y cuáles deberían ser nuestros objetivos. Y la persona que se conoce a sí misma en soledad, creía Emerson, se mantendrá por delante de la multitud. Décadas más tarde, el filósofo Friedrich Nietzsche (1844-1900) lo expresó de la siguiente manera: «Por eso voy a la soledad: para no beber de la cisterna de todo el mundo».[62]

174

A lo largo de la historia, hemos visto el alto coste del pensamiento gregario y podemos reconocer la importancia de alejarse, al menos de vez en cuando, de la multitud enloquecida. El monje cristiano Thomas Merton (1915-1968) pasó gran parte de su vida reflexionando sobre los riesgos de ser demasiado sociable. Merton se trasladó a la abadía de Gethsemani, un monasterio de Kentucky, solo tres días después de que Estados Unidos entrara en la Segunda Guerra Mundial, tras el bombardeo de Pearl Harbor. A la edad entonces de veintiséis años, ingresó en la Orden Cisterciense de la Estrecha Observancia, más conocidos como los trapenses, una orden religiosa contemplativa de la Iglesia católica romana. Poeta, pacifista y activista político, Merton, después de quedarse huérfano, estuvo durante una década entrando y saliendo de la cárcel, así como de las universidades de Cambridge y Columbia.[63] Un día, mientras buscaba orientación espiritual, escogió al azar una página de la Biblia que rezaba: «He aquí que guardarás silencio» (Lucas 1:20).[64]

Quince años después de ingresar en el monasterio, y durante la guerra de Vietnam, Merton escribió:[65]

> Cuando los hombres están sumergidos en una masa de seres humanos impersonales empujados por fuerzas automáticas, pierden su verdadera humanidad, su integridad, su capacidad de amar, su capacidad de autodeterminación. Cuando la sociedad está formada por hombres que no conocen la soledad interior, ya no puede mantenerse unida por el amor y, en consecuencia, se mantiene unida por una autoridad violenta y abusiva. Pero, cuando se priva violentamente a los hombres de la soledad y la libertad que les corresponden, la sociedad en la que viven se vuelve pútrida, supura servilismo, resentimiento y odio.

Es un sentimiento intenso con mensajes sencillos: necesitamos tiempo para nosotros mismos para acallar las voces colectivas; necesitamos tiempo para nosotros mismos para acceder a nuestro santuario interior. Merton lo consiguió viviendo en un monasterio, pero no tenemos por qué tomar una decisión tan radical para encontrar nuestra propia soledad.

Al mismo tiempo que Merton escribía sobre la importancia de la contemplación tranquila, los psicólogos sociales se vieron motivados por las alarmantes revelaciones posteriores a la Segunda Guerra Mundial sobre la influencia que otras personas pueden ejercer sobre nosotros, a menudo de forma sutil y sin que nos demos cuenta. Este fenómeno se ha estudiado a fondo en algunos experimentos sociales ahora famosos que examinaron la conformidad (Solomon Asch en los años cincuenta), la obediencia[66] (Stanley Milgram en los sesenta),[67] y la vulnerabilidad humana a la autoridad (Philip Zimbardo en los setenta).[68]

Uno de los estudios más conocidos fue el de Asch, un investigador interesado en el papel de los demás en la formación de las opiniones. Puso a prueba a sus sujetos entre grupos de asociados clandestinos (investigadores que fingían ser participantes en el estudio). Asch demostró que cuando los investigadores-participantes cometían errores evidentes al comparar las longitudes relativas de varias líneas mostradas una al lado de la otra, otros participantes en el estudio (los sujetos reales) cometían los mismos errores. Los juicios sobre qué líneas eran más largas no reflejaban la realidad, pero los participantes en el estudio adaptaron su pensamiento al de sus compañeros. Asch concluyó que cambiamos nuestro comportamiento para adaptarnos al de los demás.[66]

Aunque muchos de estos antiguos estudios sobre la influencia social han sido criticados en los últimos años, la idea general que defienden sigue vigente hoy en día: somos propensos a conformarnos y a comportarnos de forma similar a las personas que nos rodean. Desde que se realizaron esos experimentos, la mayor parte de la investigación en el campo de la psicología social se ha centrado en estudiar lo bueno y lo malo de las interacciones sociales y las dinámicas de grupo. De ahí surgió uno de los libros más influyentes en este campo, *El animal social* (1972), de Elliot

176

Aronson,[69] que presentaba pruebas adicionales de que actuar de formas que no reflejan lo que somos es una condición humana ineludible y que a veces somos meros «peones» en el juego de otros. Es tentador creer que esas ideas de hace décadas son de una época en la que la gente era más susceptible a la influencia social, pero son muy pertinentes, incluso ahora.

Los estudios actuales siguen respaldando el poder de la influencia social. En un estudio a gran escala publicado en *Nature* en 2012, los investigadores manipularon las historias de Facebook de casi 61 millones de personas durante las elecciones al Congreso estadounidense de 2010. A algunos usuarios de las redes sociales les mostraron un mensaje informal recordándoles que debían votar, mientras que a otros les mostraron imágenes de hasta seis de sus amigos que habían pulsado el botón «He votado». El recordatorio genérico apenas influyó en que los usuarios acudieran a las urnas a votar, pero sí influyó mucho que sus amigos hubieran votado. Como resultado de la interferencia de los investigadores, unas 340 000 personas más se animaron a votar, la mayoría de ellas respondiendo a la sutil presión social de las acciones de sus amigos. El efecto no pareció afectar a ningún partido, y los investigadores no encontraron pruebas de diferencias en la acción entre liberales y conservadores.[70] Está claro que el mundo social sigue influyendo en cómo pensamos, sentimos y nos comportamos por el mero hecho de ser humanos. (En este caso, los investigadores provocaron una acción significativa en sus sujetos, pero sin intención ni resultado malicioso. No es difícil ver, sin embargo, cómo el influjo social puede y ha sido utilizado para influir negativamente en otros para que actúen de formas más dañinas, incluso criminales).

Pero hay un modo de despejar la niebla y reencontrarnos con nosotros mismos. Por suerte, nuestro deseo de conectar no tiene por qué comprometer nuestra autenticidad. La investigación ha demostrado que nuestras necesidades de autonomía y relación son compatibles. A lo largo de la edad adulta, a medida que conectamos y nos relacionamos con los demás, y aprendemos a colaborar y cooperar, negociamos constantemente con el mundo social sin dejar de ser capaces de conservar nuestra individualidad e independencia. La soledad puede desempeñar un papel importante en esa danza.

La gente no necesita gente, al menos a veces

La soledad ofrece la oportunidad de liberarse de las demandas y expectativas sociales externas e inmediatas, y puede ser un momento crucial para reconectar con nosotros mismos. (Como siempre, debemos ser conscientes de que esta oportunidad de ser libres puede frustrarse si llevamos esas preocupaciones con nosotros a la soledad). Emily, *coach* de escucha y periodista cuyo trabajo consiste en dirigir actividades intensivas en grupo, acude a retiros de soledad para pasar tiempo de calidad consigo misma. Hablamos con ella poco después de un retiro de silencio de seis días en el norte de Inglaterra: «No subo para *negarme* a mí misma, sino para *comprometerme* con mi yo personal. En mis momentos ideales, estoy sola en las colinas con las ovejas recién nacidas. Me permite estar en mi propia compañía y, cuando vuelvo, me siento más centrada y puedo *responder* en lugar de *reaccionar* ante los demás».

En este sentido, muchos de los participantes en nuestro estudio dijeron que la soledad era esencial para su capacidad de pensar y reflexionar. Nuestros estudios demuestran que la gente utiliza la soledad para revisar sus valores y explorar perspectivas personales que pueden haber quedado ocultas en la bruma de las expectativas y opiniones de los demás. Nos referimos a este acto como «funcionamiento autónomo», que básicamente significa estar en contacto con los propios valores y actuar de forma coherente con ellos (en lugar de dejarse llevar fácilmente por las presiones sociales). Por muy gratificantes que puedan ser las interacciones sociales, hay veces en que una conversación se tuerce o

178

tenemos una discusión acalorada con un familiar. Entonces la soledad, ausente de la constante retroalimentación de nuestro entorno social, puede proporcionarnos un espacio para sanar y procesar las emociones negativas.

Alicia, de 53 años, va sola al trabajo todos los días y aprovecha ese tiempo para pasar de un mundo al otro: «También es un momento para pensar y reflexionar sobre las cosas que han pasado, y poder entenderlas e intentar resolver los problemas para que, en cierto modo, no se metan en casa». Skye, una joven inglesa de 22 años, comparte un sentimiento similar: «Me gusta la soledad, sobre todo si ha sido un día estresante, si he discutido con un amigo o si me ha pasado algo desagradable. Y suelo levantarme a la mañana siguiente de mucho mejor humor porque he tenido tiempo de analizar lo que ha ocurrido y cómo me ha hecho sentir, y cómo puedo seguir adelante y tomar medidas para cambiar lo que ha ocurrido o hacer las paces con lo que ha ocurrido».

Elegirnos a nosotros mismos por encima de los demás, al menos a veces, no es un concepto nuevo y, además de Emerson, muchos escritores han opinado sobre esta idea. (La región de Nueva Inglaterra del siglo XIX estaba impregnada de la retórica de este tipo de individualidad). En su poema «El alma selecciona su propia sociedad» (1862), Emily Dickinson, autocoronada reina de la soledad, expresaba sucintamente que era exigente al seleccionar con quién pasar el tiempo (si es que lo hacía con alguien): «El alma elige su propia sociedad, luego cierra la puerta; / en su mayoría divina, no te entrometas más».[71]

El escritor estadounidense Henry David Thoreau también adoptó la idea de alejarse a veces de la sociedad en favor de su diálogo interior; disfrutaba de la libertad, la independencia y la autodeterminación que le proporcionaba. En *Walden*, su tratado de mediados del siglo XIX sobre las alegrías de vivir solo en una cabaña a orillas del estanque Walden, en Massachusetts, escribió: «Encuentro saludable estar solo la mayor parte del tiempo. Estar en compañía, incluso con los mejores, es pronto agotador y disipador. Me encanta estar solo. Nunca encontré una compañía tan agradable como la soledad. La sociedad suele ser demasiado barata. Nos reunimos a intervalos muy cortos, sin haber tenido tiempo de adquirir un nuevo valor el uno para el otro. Nos encontramos en las comidas tres veces al día, y nos damos mutuamente un nuevo sabor de ese viejo queso mohoso que somos».[72]

Nadie quiere ser el «viejo queso mohoso» en sus relaciones y, sin embargo, incluso hoy, los que buscan la soledad siguen teniendo fama de ermitaños malhumorados porque, tanto en la sociedad como en el mundo académico, la importancia de los vínculos sociales sigue siendo primordial. La frecuencia con la que salimos con los amigos, el número de citas que tenemos, si somos un «jugador de equipo» —en resumen, lo grandes y brillantes que somos como mariposa social— suelen ser los indicadores oficiales del éxito que tenemos en la vida. El concepto de elegir tiempo a solas como acto holístico es difícil de entender. El tiempo que decidimos pasar solos no se considera interesante, importante o productivo. E incluso si aceptamos que el tiempo a solas puede ser beneficioso, tendemos a considerar que reclamar tiempo para nosotros mismos es un despilfarro, incluso un egoísmo. Pero lo cierto es que la soledad adecuada puede mejorar nuestra vida interior e incluso nuestras relaciones con los demás.

LA SIMBIOSIS ENTRE LO INDIVIDUAL Y LO SOCIAL

Hemos visto algunas pruebas de que la soledad tiene ventajas potenciales para nuestro yo social. Aunque el dúo Perls reconocía que la naturaleza humana es conectar y reaccionar ante otras personas, su tipo de terapia se diseñó, de hecho, para ayudar a las personas a ser más conscientes de sí mismas y a utilizar ese conocimiento para construir relaciones más reales y satisfactorias. Lo ideal sería que esas relaciones comenzaran con personas «completas», genuinas, que se conocieran a sí mismas y pudieran expresar pensamientos y sentimientos auténticos.[59]

180

También hemos comprobado que cuidar de nosotros mismos atendiendo a nuestras necesidades en soledad nos da a muchos un mayor ancho de banda para la familia, los amigos y los compañeros de trabajo. Escuchamos a algunos de nuestros participantes hablar de salir del tiempo a solas con mayores reservas de energía y atención disponibles para los demás y para conexiones más «reales». «Después de estar solo, probablemente me ayuda a interactuar auténticamente con personas que quieren pasar un tiempo significativo conmigo como persona», nos dijo un participante en el estudio.

John Cacioppo, investigador de la soledad, se refirió a este tema ofreciendo un ejemplo algo convencional, pero útil, de una pareja con un hijo pequeño: «Que una madre primeriza tenga un recién nacido al que adora —le encanta jugar con el bebé— no significa que el marido no deba darle un respiro, dejar que se vaya y se regenere, que tenga algo de tiempo para sí misma, para que pueda volver y seguir siendo absolutamente generosa y cariñosa y adorable. Ese tiempo a solas mejora los vínculos sociales, no los contrae».[47] O, como dijo uno de los participantes en nuestro estudio, Tomás, un chico portugués de diecinueve años: «El tiempo a solas es para ser amigo de uno mismo, las relaciones empiezan a partir de ahí».

Estar generalmente más contentos después de pasar tiempo en soledad podría simplemente hacernos más fáciles de tener cerca y, por defecto, mejores compañeros, hermanos, colegas o amigos. Una mujer de unos treinta años nos confesaba: «Supongo que estoy más atenta a los demás que antes porque satisfago mis necesidades de soledad». O puede que la ausencia haga que el corazón se vuelva más cariñoso. «La soledad nos une más», nos explica un hombre de unos cincuenta años porque, mientras su mujer está fuera, él le prepara una buena comida que ella siempre le agradece.

También es posible que intervengan otros sentimientos: la soledad puede potenciar o renovar la empatía en algunas personas.

181

Según nuestras investigaciones, las personas que se describen a sí mismas como empáticas o sensibles necesitan tiempo para desconectar de los pensamientos y necesidades de los demás. En ese sentido, la soledad puede darles simplemente el espacio para reagruparse y rellenar sus depósitos de empatía. Vivian, un profesor de Derecho de Oxford, nos contaba: «Para mí, los confinamientos durante la pandemia tuvieron muchos efectos positivos inesperados, efectos que tengo mucho interés en mantener en el futuro… Mi tiempo extra a solas me hace mejor como amigo, porque tengo más recursos para ocuparme de los demás». O, como dijo Emerson en *The Atlantic* en diciembre de 1857: «No es la circunstancia de ver a más o menos gente, sino la disposición de simpatía, lo que importa; y una mente sana derivará sus principios de la perspicacia, con un ascenso cada vez más puro hacia lo suficiente y absolutamente correcto».[73]

En resumen, existe una simbiosis: la soledad puede hacernos más sociables, y viceversa. Los resultados de uno de nuestros estudios muestran que las diferencias individuales que nos hacen interactuar auténticamente con nosotros mismos y con los demás son los mismos rasgos que contribuyen a disfrutar de la soledad.[74] Otros trabajos insinúan por qué puede ser así. Un estudio de más de 560 estudiantes universitarios taiwaneses descubrió que la agradabilidad, que los investigadores definen como una tendencia a promover y mantener una relación igualitaria con los demás, aumenta nuestra capacidad para la soledad.[75] Si eres amable y cooperativo en tus relaciones, también disfrutas más de tu tiempo a solas. Estas conclusiones resultaron especialmente interesantes para Netta, que, recordemos, era una conocida investigadora de las relaciones antes de pasarse al «bando de la soledad». Sorprendentemente, cuanto más experimentábamos para nuestro propio Proyecto Soledad, más se daba cuenta de que muchas de las cosas que nos hacen buenos en las relaciones se acentúan en la soledad: la autoconexión, hacer lo que nos importa y nos gusta, la apertura y la curiosidad. Los dos estados parecen muy compatibles, y lograr un equilibrio entre ambos puede hacernos mejores y encontrar una mayor satisfacción en las dos esferas.

LA DEFINICIÓN DEL DESEO DE ESTAR SOLO

¿Qué ocurre cuando queremos soledad, pero no podemos conseguirla? En una escena de la popular serie de televisión *El método Kominsky*, el protagonista, Sandy (interpretado por Michael Douglas), un septuagenario profesor de interpretación de Hollywood, asiste al velatorio de Norman, su amigo de toda la vida. Tras pasar horas con otros dolientes, encuentra un rincón tranquilo, se hunde en un sofá y suspira profundamente. Por fin está a solas con su propio dolor y es libre de explorar sus sentimientos. Sandy imagina conversaciones con Norman, y esos recuerdos le traen tristeza, diversión, amor. Pero sus recuerdos en soledad se ven interrumpidos esporádicamente por otras personas que persiguen sus propios objetivos, como la novia de Norman y su nieto. En cada ocasión, Sandy se arrastra de vuelta al presente para responder adecuadamente a las interacciones, pero anhela quedarse a solas con sus propias emociones y recuerdos, los que realmente le importan.[76]

La escena ilustra lo inquietante que puede ser cuando alguien necesita soledad pero no puede romper con las exigencias sociales. Este concepto ha sido acuñado recientemente como *deseo de soledad* por Robert Coplan, psicólogo de la Universidad de Carleton (Canadá), y sus colegas. Desear estar solo es necesitar más soledad de la que se tiene.[77] Se basa en las observaciones de los investigadores sobre los sentimientos negativos relacionados con no poder pasar suficiente tiempo a solas. En una serie de estudios, los investigadores establecieron el papel del deseo de soledad como un «contribuyente potencialmente importante a nuestra comprensión de los costes y beneficios psicológicos de la soledad». En uno de esos estudios se encuestó a 379 estudiantes universitarios y se descubrió que los que preferían estar solos y decían que habían pasado menos tiempo a solas de lo que pretendían en la semana anterior al estudio eran los que apoyaban más firmemente la idea y el estado de soledad. En general, los resultados mostraron que la soledad es una discrepancia entre la frecuencia con la que las personas desean estar solas y la cantidad de tiempo que consiguen estarlo.[77]

En nuestro trabajo, escuchamos a Skye, de 22 años, hablar de cómo respetar la necesidad de alguien de pasar tiempo a solas es esencial para cualquier relación: «Creo que es muy importante ser capaz de respetar los deseos de soledad de las personas, porque nunca se sabe por qué lo piden y nunca se conocen las consecuencias de que no consigan la soledad que necesitan». Esta reacción refleja en gran medida la forma en que los investigadores han descrito el deseo de soledad: una discrepancia entre el grado de conexión social que uno desea tener y el que realmente tiene. Al parecer, frustrar el deseo de soledad o la necesidad de interacciones sociales puede ser estresante.

El hecho de que se estén creando nuevos conceptos como *demandantes de soledad* para describir la idea de que existe una brecha entre lo mucho que algunas personas desean estar solas y la soledad que realmente consiguen es un buen indicio de lo nuevo que es el campo de la soledad positiva y de lo incompleta que sigue siendo su comprensión. Pero estamos viviendo un momento con el potencial de conocerla mejor que nunca. Con toda la retórica dramática en torno a la soledad no deseada durante la pandemia de la COVID-19, por ejemplo, las voces que rara vez se escuchan provienen de aquellos que reconocieron durante ese tiempo lo mucho que les gustaba tener más tiempo a solas y menos tiempo perdido en «amistades de relleno» u otras interacciones sociales obligatorias. Escuchamos a personas que querían salir del encierro pero no volver a la misma rutina social en la que habían estado durante décadas antes de la pandemia. Algunos decidieron dedicarse tiempo a sí mismos de forma proactiva y centrarse en la calidad de las relaciones por encima de la cantidad (ya sea el número de personas en su esfera social o la cantidad de tiempo que pasan con ellas). Alicia, una italiana que vive en Inglaterra, nos dijo: «Creo que potencialmente lo que podría hacer es buscar más de ese tiempo, en lugar de dejar que ocurra… como una especie de prescripción de una manera positiva».

Debemos reconocer que el equilibrio entre soledad y vida social es diferente para cada uno de nosotros. Los investigadores de la soledad sugieren ahora que existe una curva en forma de u que describe si el tiempo pasado en soledad es malo o bueno para nosotros. En un lado de la curva está la soledad «insuficiente», en la que las personas que casi no pasan tiempo a solas dicen sufrir «soledad», caracterizada por estrés y otras emociones negativas, así como insatisfacción general en la vida. En el lado opuesto de la u está la soledad «excesiva», donde las personas pueden sentirse solas y sufrir depresión y los problemas de salud física que conlleva. En el punto medio está el ideal: es el punto en el que conseguimos suficiente soledad para sentir sus beneficios.

Aunque los investigadores están empezando a explorar esta cuestión, es posible que todo el mundo se sitúe en algún punto de la curva, ya sea extrovertido o introvertido, viva en una ciudad o en el campo. Pero la inclinación de la curva es diferente para cada uno. Algunas personas llegan a la cima con relativamente poco tiempo a solas. Otras pueden tener un tiempo casi infinito antes de que sea demasiado. A cada uno le puede ayudar saber cuál es su punto óptimo.

La antigua filosofía china describe el yin y el yang como fuerzas opuestas (lunar y solar) que en última instancia son complementarias e interdependientes.[78] Tomando prestadas esas imágenes, podemos ver nuestro mundo social como el sol y nuestro mundo individual como la luna. Sentimos rayos cálidos cuando otras personas (especialmente las que son importantes para nosotros) demuestran que se preocupan por nosotros, cuando nos sentimos parte de un grupo o cuando mantenemos una buena conversa-

185

ción. Esas interacciones sociales son energizantes y alegres. La soledad es más lunar, aunque igualmente importante. Puede regular nuestras mareas y ser pacífica y calmante. En ella reflexionamos, repasamos, nos relajamos y, en el mejor de los casos, el tiempo a solas nos permite reagruparnos y prepararnos para el siguiente reto o aventura.

Capítulo VII

SOLEDAD EN LA NATURALEZA

Cuando J. R. Harris[1-3] era un adolescente que vivía en Nueva York, a sus padres les preocupaba que se viera envuelto en las drogas y la violencia de las bandas de su barrio. Así que, un verano, le enviaron fuera de la ciudad, a un campamento de Boy Scouts situado unas horas al norte, en las montañas Catskill. Al principio, Harris odiaba estar lejos de sus amigos y exiliado en el «desierto». Pero entonces ocurrió algo inesperado. Entre los picos redondeados y los valles escarpados de las antiguas Catskills, encontró su lugar.

Harris aprendió a leer un mapa, encender un fuego bajo una lluvia torrencial, rastrear animales y buscar comida. Y una vez obtenidas tres insignias al mérito específicas —cocinar, acampar y tener iniciativa», tanto él como los demás exploradores podían aventurarse por su cuenta más allá del campamento principal durante un máximo de cuatro días. Harris aprovechó la oportunidad, eligió un campamento en un acantilado con vistas a un lago y pasó allí el verano; solo regresaba a la civilización para ver a los monitores y reponer sus provisiones. Con el tiempo se graduó en los Boy Scouts y se marchó de Catskills, pero, en las seis décadas transcurridas desde entonces, Harris ha viajado como mochilero a algunos de los lugares más remotos y escarpados del planeta, desde el Círculo Polar Ártico y los Andes hasta el Amazonas, casi siempre solo.

Cuando era niño, a Harris le fascinaban los primeros exploradores europeos en América, sobre todo los montañeros que se adentraban solos en las colinas para cazar acompañados de un perro, un par de caballos de carga, sus pieles de ante y un mosquete: «Ese era el estilo de vida que siempre imaginé que sería estupendo para mí, esa era mi fantasía, y estar solo formaba parte de ella». Ese sueño se hizo realidad durante aquellos veranos en Catskills, pero, por lo demás, Harris no era un alma solitaria. Después de la universidad, fundó y dirigió una exitosa consultoría de marketing y formó una familia, todo ello en la bulliciosa Nueva York. Pero a lo largo de los años, de vez en cuando, escapaba de la ciudad y se ponía la mochila para salir de excursión. A veces iba acompañado, lo cual no era malo sino diferente, pero prefería ir solo.

Cuando Harris habla de sus décadas de aventuras, describe dos motivaciones principales que hacen que esas salidas sean siempre atractivas: estar en la naturaleza y estar solo. Cada uno de esos estados ofrece sus propios beneficios, y sus experiencias vitales encapsulan bien cómo las dos condiciones se cruzan, se solapan y, en última instancia, se complementan para formar un estado diferente o mejorado: *la soledad en la naturaleza*. Ese tercer lugar ha sido poco estudiado hasta ahora, pero con la ayuda de Harris y otras personas, podemos empezar a comprender lo poderoso que puede ser.

En capítulos anteriores hemos hablado de los beneficios de la soledad que experimentados no solo por las autoras sino también por muchos de los sujetos de la investigación. A su manera, Harris refleja muchas de estas descripciones; en concreto, le encanta la autonomía, la autosuficiencia y la independencia que caracterizan sus aventuras en solitario: «Me gusta la idea de ser completamente libre y autónomo. Puedo comer cuando tengo hambre, puedo descansar cuando quiero, puedo ir en esta dirección o en aquella.

188

Puedo ir donde quiera. No tengo que estar de acuerdo con nadie, no tengo que comprometerme con nadie. Tengo total libertad de elección y mi vida es totalmente mía».

Por supuesto, las salidas en solitario como las que Harris ha realizado en su vida adulta no son para todo el mundo, y mucha gente se ha metido en problemas en la naturaleza, incluso cuando se consideraban expertos (recordemos las desafortunadas desventuras y muertes prematuras del entusiasta de los osos Timothy Treadwell y del famoso excursionista Christopher McCandless). Las salidas en solitario a la naturaleza tampoco tienen por qué ser intensas o extremas para cosechar los frutos de los que hablamos en este capítulo. Muchos de los participantes en nuestro estudio nos han hablado de experiencias sanadoras, transformadoras e incluso trascendentales en pequeños espacios naturales como jardines y parques urbanos. Lo importante no es necesariamente la distancia física con otras personas, sino cómo nos relacionamos con ese espacio verde y nuestra capacidad de pensar y actuar libremente en el lugar que elijamos.

EL REMEDIO NATURAL

La idea de la conexión humana con la naturaleza y los efectos positivos que tiene en nuestro bienestar han sido temas candentes al menos durante las últimas décadas. Y, más recientemente, el potencial de la llamada terapia de la naturaleza ha tenido mucho eco en los medios de comunicación, ya que médicos de todo el mundo han empezado a recetar pasar tiempo al aire libre, sobre todo a pacientes con enfermedades crónicas, como hipertensión, diabetes y trastornos del estado de ánimo.[4] Pero lo que parece una nueva tendencia es, en realidad, el renacimiento de un modo de vida que antaño resultaba muy familiar a los humanos.

Algunos de los sistemas de creencias y prácticas espirituales más antiguos del mundo (que muchos denominaron posteriormente religiones) vinculaban inextricablemente al ser humano

189

con la naturaleza. Empezando por las tradiciones orientales, los textos hindúes más sagrados —los Vedas, que se originaron en la antigua India hacia 1500 a. C.— esbozan una relación naturaleza-humano basada en el respeto, la reverencia y el cuidado.[5] El budismo, de finales del siglo VI, aconseja que vivimos en un universo de energías, en una red de vida, donde todo repercute en todo lo demás. El amor, el respeto y la compasión por todas las formas de vida son principios básicos de la filosofía budista.[6] El taoísmo de la antigua China, ampliamente reconocido por primera vez en los siglos IV y III a. C., postula que los humanos y los animales deben vivir en equilibrio con el Tao, o «el camino» del universo, un orden natural armonioso entre los humanos y nuestro entorno.[7] En el mundo occidental, también encontramos teorías similares respecto al vínculo hombre-naturaleza.[8] En el animismo (una perspectiva común entre las poblaciones indígenas de todo el mundo), los objetos animados e inanimados están igualmente vivos.[9] Los paganos (incluidas las antiguas tribus celtas, grecorromanas, eslavas y germánicas) y los politeístas creen que los seres humanos, junto con todo lo demás en la Tierra, son parte integrante de la naturaleza y deben vivir de acuerdo con ella.[10,11]

Nuestros antepasados comprendieron claramente que su supervivencia dependía de la coexistencia con el entorno natural,[12] por lo que tiene sentido que veneraran y adoraran la naturaleza como algo sagrado y quisieran vivir con ella en armonía. Pero esa forma de pensar nos es ajena a muchos de nosotros en el siglo XXI debido a un cambio que comenzó hace unos miles de años. Entre 2000 y 1700 a. C. nació el fundador espiritual de tres grandes religiones mundiales (conocido como Ibrahim en el Corán y Abraham en la Biblia).

Judíos, cristianos y musulmanes se consideran descendientes espirituales de Ibrahim/Abraham, elegido para difundir el monoteísmo. Cuando el judeocristianismo surgió en la sociedad occidental, puso en el centro de la escena a un único dios, que se creía que existía más allá de la naturaleza. Esa deidad, según los textos bíblicos, también otorgaba a sus seguidores (al menos a los justos) la supremacía sobre el mundo natural. Con ese fin, Dios aconsejó a Adán y Eva: «Sed fecundos y multiplicaos, llenad la tierra y sometedla, dominad sobre los peces del mar, las aves del cielo y sobre todo ser viviente que se mueve sobre la tierra».[13]

También creían que Dios utilizaba la naturaleza como «herramienta de la justicia divina»,[14] lo que significaba que los buenos religiosos eran recompensados con lluvia y sol para cultivar sus cosechas, mientras que los paganos recibían granizo y langostas. Este concepto contradictorio —uno de los muchos que aparecen en la Biblia, un texto que se fue elaborando a lo largo de los siglos con aportaciones de varios escribas— creó, sin embargo, una dicotomía entre los humanos y la naturaleza que perdura hasta hoy. (Para ser justos, algunos teólogos cristianos de mentalidad ecológica han reinterpretado las palabras de Dios dirigidas a Adán no como una licencia para explotar las minas, sino como un mandato para que cuidara del medio ambiente de manera responsable).[15] En el islam, el Corán enseña que «el cosmos existe para alimentar, apoyar y sostener el proceso de la vida —toda la vida y en particular la vida humana», según el historiador Syed Nomanul Haq.[16] Al igual que la tesis/antítesis similar de la Biblia, el Corán declara que Dios ha hecho que el mundo natural esté sujeto a los seres humanos, aunque la naturaleza solo obedezca a Dios. No obstante, los seguidores de las religiones abrahámicas comprendieron que la naturaleza estaba al servicio de lo que ellos consideraban la fuerza vital más importante de la Tierra: la humanidad.

Ha habido momentos en los últimos siglos en los que escritores y filósofos, y más tarde científicos, han intentado revivir las creencias preabrahámicas de que el ser humano y la naturaleza son una misma cosa.[17] Y muchos han ensalzado la convicción, o quizá el reconocimiento intuitivo, de que el tiempo en la naturaleza es bueno e incluso esencial para la prosperidad humana (véase el cuadro 7.1). Al igual que sus predecesores románticos en Inglaterra, el escritor del siglo xix Ralph Waldo Emerson se centró en una visión de la naturaleza íntimamente ligada a lo humano y lo sagrado. Fue ordenado ministro, pero, durante su propia búsqueda de la verdad, Emerson rompió con la Iglesia. En su lugar, optó por buscar indicios de lo divino cuando paseaba por los bosques cercanos a su casa de Concord, Massachusetts.[18]

Emerson también estaba muy sensibilizado con los poderes curativos de la naturaleza. «Para el cuerpo y la mente que han sido oprimidos por un trabajo o una compañía nocivos, la naturaleza es medicinal y les devuelve el tono. El comerciante, el abogado salen del estrépito y el oficio de la calle, y ven el cielo y los bosques, y vuelven a ser hombres. En su eterna calma, se encuentran a sí mismos.[19] Emerson aludía a la idea de que, más allá de los beneficios tangibles de los recursos naturales (agua limpia, alimentos abundantes, vivienda adecuada), existen otros intangibles que pueden tener un poderoso impacto en el bienestar psicológico. Sin embargo, este concepto tardaría en calar masivamente.

Por otro lado, los beneficios prácticos de los espacios abiertos y los parques han sido una preocupación de salud pública durante casi dos siglos. Pero, por aquel entonces, la creencia en los beneficios de tener acceso a espacios verdes se basaba únicamente en anécdotas. El movimiento de preservación de los bienes comunes del Reino Unido se puso en marcha en Londres con un informe de 1865 en el que se afirmaba que «la necesidad de proporcionar espacios abiertos para la salud y la recreación se ha convertido en primordial».[20] Para ellos estaba claro que una «suficiencia de fuentes de oxígeno», es decir, parques y espacios comunes, era tan importante para la salud pública como el agua potable y la eliminación de residuos sanitarios. Un poco más tarde, el naturalista John Muir, nacido en Escocia y afincado en Yosemite, también predicó sobre el parentesco entre las especies y sobre el tópico de la naturaleza salvaje: «Sube a las montañas y recibe sus buenas nuevas. La paz de la naturaleza fluirá hacia ti como el sol fluye hacia los árboles. Los vientos soplarán su propia frescura dentro de ti, y las tormentas su energía, mientras que las preocupaciones caerán como hojas de otoño».[21]

Además de los hombres influyentes de la época, algunas naturalistas perspicaces escribieron de forma significativa sobre la naturaleza más cercana. La estadounidense Mary Treat fue una rigurosa investigadora sobre el terreno y una popular escritora sobre la naturaleza de la segunda mitad del siglo XIX que realizó importantes contribuciones a los campos de la botánica y la entomología.[22] Ella y el naturalista inglés Charles Darwin mantuvieron correspondencia y colaboraron durante varios años sobre numerosos temas ecológicos, como las plantas carnívoras y el sexo de las mariposas. En su apasionante y esclarecedor libro *Home Studies in Nature*, escribió: «Una contemplación de la naturaleza, sus caminos y sus obras, grande o pequeña, lejana o cercana, en el cielo o en la tierra, se convierte en una fuente de placer perenne, y un verdadero amante de sus graciosas e ilimitadas revelaciones no necesita viajar muy lejos para buscarlas». Treat se refería a sus estudios sobre la naturaleza como «el disfrute más intenso y estimulante de mi vida».[23]

Cuadro 7.1. Una cura para los «trabajadores mentales»

A mediados del siglo XVIII, una afección conocida como *neurastenia* se apoderaba de una clase de trabajadores cuyo exceso de reflexión en los negocios y otras actividades intelectuales hacía que sufrieran ansiedad, depresión, insomnio y dolores de cabeza. El médico Silas Weir Mitchell, pionero en el tratamiento de este tipo de «enfermedades nerviosas», ideó la «cura del Oeste» para los hombres que padecían esta dolencia —entre ellos el presidente Theodore Roosevelt y el poeta Walt Whitman—, que prescribía escapar de las ciudades y dirigirse al Oeste para practicar actividades físicas rigurosas, como la caza y la monta de ganado.[24] En su libro de 1871 *Wear and Tear; or, Hints for the Overworked* (¡todavía relevante para muchos de nosotros hoy en día!), Mitchell decía que los hombres podían reforzar su sistema nervioso participando en «una dura competición con la naturaleza».[25] El método funcionaba, por lo general, los hombres volvían de sus escapadas al Oeste revigorizados y renovados. Mitchell, de hecho, se recetó a sí mismo la cura del Oeste, y se adentraba en la naturaleza en excursiones anuales de acampada y pesca.

Sin embargo, el buen doctor no recomendaba esta cura a las mujeres, sino que, para ellas, ideó la «cura del reposo», que prescribía que «las mujeres nerviosas, que, por regla general, son delgadas y carecen de sangre» (según la descripción de Mitchell), se recluyeran en sus camas durante seis u ocho semanas en relativo aislamiento (solo podían estar acompañadas de una enfermera, pero no recibían visitas de familiares o amigos, y tampoco se las permitía salir al exterior), comieran toneladas de proteínas, recibieran masajes y se sometieran a electroterapia (para evitar la atrofia muscular).[26] Este tratamiento, que ahora nos parece una aberración, fue muy popular entre los neurólogos estadounidenses y británicos durante décadas. Su objetivo era disuadir a las mujeres de desempeñar funciones (como estudiar o realizar actividades creativas) que se consideraban inadecuadas para su género. Existe la posibilidad muy real de que algunas mujeres manipularan su entrada en una sesión de cura de reposo para evitar las tareas domésticas (y no podemos hacer más que aplaudir ese esfuerzo), pero es probable que fueran una minoría.

El poderoso culto a la personalidad de Mitchell impidió que hubiera oposición a su método (que obligaba a algunas mujeres a comer hasta dieciocho huevos crudos al día), pero el registro histórico está salpicado de desacuerdos. Otro médico que prescribía la «cura», Charles Dana, observó que «las mujeres activas, inteligentes e intelectuales… no obtienen buenos resultados con un método que durante un tiempo las vuelve abúlicas».[27] Esa falta de fuerza de voluntad que mencionaba causó, de hecho, un grave problema a una destacada escritora de agudo ingenio y defensora de los derechos de la mujer. Mitchell recetó su misógina cura de reposo a la escritora Charlotte Perkins Gilman, que más tarde escribió un relato corto final aunque semibiográfico sobre sus experiencias titulado «The Yellow Wallpaper».[28]

En la primavera de 1887, Gilman pasó tres meses confinada en su habitación poco después de dar a luz. Más tarde escribió que la receta de Mitchell era «llevar una vida lo más doméstica posible. Ten a tu hijo contigo todo el tiempo... Acuéstate una hora después de cada comida. Ten solo dos horas de vida intelectual al día. Y nunca toques pluma, pincel o lápiz mientras vivas». Siguió al pie de la letra su prescripción de tortura gótica y más tarde dijo «estuve peligrosamente cerca de perder la cabeza. La agonía mental se hizo tan insoportable que me quedaba en blanco moviendo la cabeza de un lado a otro». (Otras mujeres denunciaron sus «curas» de reposo, entre ellas la escritora Virginia Woolf y la reformadora social Jane Addams). Hay, por supuesto, muchos factores que hacen de la cura de reposo un desastre y de la cura del Oeste un antídoto (la falta de decisión y autonomía entre otros), pero el principal elemento que suponía la diferencia entre ambas era el tiempo al aire libre.[28]

En la misma época, el paisajista y defensor de los espacios abiertos Frederick Law Olmsted (diseñador del Central Park de Nueva York y de muchos otros parques públicos) fue uno de los primeros defensores de la naturaleza para la salud pública. En un tratado escrito en 1865 para preservar el valle de Yosemite de California como tierra pública, Olmsted afirma: «Es un hecho científico que la contemplación ocasional de escenas naturales de carácter impresionante, sobre todo si esta contemplación se produce en relación con el alivio de las preocupaciones ordinarias es favorable para la salud y el vigor de los hombres y especialmente para la salud y el vigor de su intelecto más allá de cualquier otra condición que se les pueda ofrecer, que no solo da placer por el momento, sino que aumenta la capacidad posterior para la felicidad y los medios de asegurar la felicidad». Todavía no se consideraba un hecho científico que el tiempo en la naturaleza mejorara la salud mental y física, pero la idea se basaba en la falta de conocimiento de la época sobre las causas de las enfermedades —el aire viciado y las malas condiciones sanitarias— y los jardines ofrecían un antídoto contra ellas.[29]

Por muy influyentes y a veces polémicos que fueran estos personajes en vida, sus mensajes cayeron prácticamente en el olvido hasta la aparición del ecologismo moderno en la década de los sesenta. La idea de Muir de que «todo está conectado» fue retomada con elocuencia por la bióloga marina estadounidense Rachel Carson (1907-1964) en su libro Silent Spring.[30] La obra denunciaba el hecho de la biodiversidad de la Tierra estaba siendo envenenada por los pesticidas químicos: «En la naturaleza nada existe de manera independiente». Carson creía que si la gente se detuviera a contemplar la asombrosa diversidad de la naturaleza, en lugar de intentar dominarla, podríamos evitar nuestra propia destrucción, e incluso prosperar: «Quienes contemplan la belleza de la tierra encuentran reservas de energía que perdurarán mientras dure la vida. Hay algo infinitamente curativo en los repetidos estribillos de la naturaleza: la certeza de que el amanecer viene después de la noche, y la primavera después del invierno».[31]

También en los años sesenta, el psicólogo alemán Erich Fromm acuñó el término biofilia (de las palabras griegas vida y amor), que definió como el «amor apasionado por la vida y por todo lo que está vivo».[32,33] Un par de décadas más tarde, el biólogo estadounidense E. O. Wilson describió y popularizó la biofilia como una «tendencia innata a centrarse en la vida y en los procesos vitales», impulsada por el imperativo humano de forjar relaciones armoniosas con la gran biosfera. Se creía que esa preferencia instintiva por la naturaleza y esa afinidad inconsciente con otros seres vivos reflejaban milenios de vínculos evolutivos con organismos no humanos.[34] En resumen, el ser humano evolucionó durante millones de años como parte de la naturaleza, y solo recientemente —desde el inicio de la Revolución Industrial— empezamos a alejarnos del mundo natural de forma significativa. En la actualidad, más de la mitad de los ocho mil millones de habitantes del planeta viven en zonas urbanas, y hay veintiocho megaciudades, cada una de las cuales supera los diez millones de habitantes.[35]

Puede que ahora busquemos más en los pasillos de los supermercados que en los bosques, pero la hipótesis de la biofilia de Wilson, desarrollada con su colaborador Stephen R. Kellert, describe una dependencia humana de la naturaleza «que va mucho más allá de las simples cuestiones de sustento material y físico para abarcar también el ansia humana de significado y satisfacción estéticos, intelectuales, cognitivos e incluso espirituales».[36,37] Se trata de un aspecto que nos interesa enormemente como investigadoras de la soledad y del que hablaremos con más profundidad más adelante. Científicos como Wilson sostuvieron que el vínculo biológico con el mundo natural tiene un profundo efecto en el bienestar humano, pero los datos fehacientes que apoyan esa idea no han aparecido en escena hasta hace poco. Cada vez hay más pruebas científicas que respaldan la idea de que el cuerpo humano responde positivamente a la naturaleza.

LAS VENTAJAS MENTALES Y FÍSICAS DE LA «FASCINACIÓN SUAVE»

Diversas investigaciones demuestran que la naturaleza influye en nuestro cerebro y en nuestro comportamiento de formas tan simples como complejas. De hecho, en los últimos años, cientos de estudios han explorado el vínculo entre el ser humano y la naturaleza y las diversas contribuciones no materiales de esta a nuestro bienestar. (No es necesario estar solo para aprovechar muchos de los beneficios de la naturaleza, pero, como comentaremos más adelante, visitar los espacios naturales a solas tiene ventajas específicas). Investigadores de la Universidad de Tokio analizaron recientemente más de 300 artículos científicos revisados por expertos para determinar cómo y de qué manera la naturaleza proporciona los mayores beneficios a los seres humanos. Llegaron a dieciséis categorías (trece positivas y tres negativas) que abarcaban una fascinante gama de efectos. Los investigadores descubrieron que la mayoría de las contribuciones positivas eran «regenerativas», es decir, relacionadas con la salud mental y física y el bienestar subjetivo. Dos de los tres efectos negativos que describieron incluían que la gente se sintiera molesta con la naturaleza (como, por ejemplo, por tener que limpiar los excrementos de los pájaros del coche) o que la percibiera como una fuerza destructiva (como las raíces de los árboles que dañan las infraestructuras). El tercero era que algunas personas sienten aprensión, ansiedad o miedo al interactuar con la naturaleza (a veces expresado como miedo a los animales salvajes, pero más a menudo como miedo a otras personas).[38] La preocupación por la seguridad y la falta de control en la naturaleza no son la norma, pero tampoco hay que esconderlas bajo la alfombra (véase el cuadro 7.2). Esos sentimientos suelen ser consecuencia del alejamiento que sienten algunas personas hacia la naturaleza, por lo se debería estudiar la posibilidad de abordar este extrañamiento con interacciones infantiles o terapéuticas con el medio natural. (En teoría, Heather, amante de la naturaleza, está a favor de este enfoque, pero se opone a cualquier tipo de relación con las arañas, ya sean grandes o pequeñas).

Los estudios analizados por los investigadores de la Universidad de Tokio se centraban sobre todo en ecosistemas urbanos y semiurbanos (26,2 %), bosques y arboledas (20,2 %), aguas continentales (12,5 %) y zonas costeras (8,9 %). Un pequeño conjunto de estudios también se ocupó del bienestar humano en ecosistemas menos analizados, como la tundra ártica y montañosa, los desiertos, las selvas y las sabanas. Por tanto, la mayoría de las experiencias recogidas no se produjeron en parajes salvajes remotos sin ninguna otra persona alrededor. De hecho, en este capítulo se reflexiona sobre las experiencias de «soledad en la naturaleza», lo que puede evocar la imagen de una persona recorriendo un sendero en un paraje remoto e inaccesible, pero esta experiencia solo se ajusta a un pequeño número de casos. Pero es importante recordar que la percepción individual de la naturaleza salvaje —y de la soledad— es muy subjetiva. Una persona puede sentirse en plena naturaleza mientras observa pájaros acompañada de un grupo en una plantación forestal de Inglaterra, mientras que otra necesita vagar sola entre lobos en Alaska. En definitiva, bajo determinadas condiciones, el hecho de pasar tiempo en la naturaleza y además a solas es realmente beneficioso y fácil de llevar a cabo.

Stephen Kaplan, investigador de la Universidad de Míchigan, hizo una útil observación al respecto a mediados de los noventa, durante el auge del estudio de los beneficios de la naturaleza. Al esbozar los componentes de los entornos reparadores, habló de *alejarse* frente a *estar lejos*. A menudo utilizamos la expresión *alejarse* para referirnos a una escapada a un lugar reparador, como la playa, la montaña o un lago, pero no es lo mismo que *estar lejos*. Podemos *alejarnos* y «seguir luchando con los viejos pensamientos», lo que significa que conseguir un nuevo entorno puede ser útil para la restauración, pero no es necesariamente esencial. Según Kaplan, una de las claves para tener experiencias reparadoras es que el entorno natural «sea lo suficientemente rico y coherente como para constituir otro mundo. Un entorno reparador debe tener el alcance suficiente para atraer la mente. Debe proporcionar suficiente para ver, experimentar y pensar, de modo que ocupe una parte sustancial del espacio disponible en la cabeza».[39] Puede ser algo tan grande como cruzar el Gran Cañón del Colorado en canoa o tan pequeño como observar a las hormigas corriendo por el jardín.

Cuadro 7.2. La naturaleza puede morder, literalmente

Cuando Heather era niña, pasaba las vacaciones de verano con su madre y sus hermanos participando en lo que llamaban marchas forzadas. Generalmente tenían lugar en parques nacionales estadounidenses y se hacían aunque las condiciones meteorológicas fueran adversas o no hubiera suficiente agua o comida. Recorrieron los Everglades, infestados de mosquitos, una travesía que terminaron achicharrados por el sol y cubiertos de picaduras (más tarde comprarían camisetas de «¡Yo doné sangre!» en la tienda de regalos). Caminaron por las abrasadoras dunas de arena de Cape Cod National Seashore, con los labios agrietados por la sed y los zapatos de plástico adheridos a los pies llenos de ampollas. (También hubo increíbles excursiones en hidrodeslizador por la marisma y hogueras al atardecer junto a la orilla del mar, pero esta es una sección sobre los posibles inconvenientes de la naturaleza).

Esto quiere decir que pasar tiempo en la naturaleza no siempre es la panacea que indican algunos estudios. En general, para beneficiarse de sus efectos calmantes y reconstituyentes, hay que sentirse a gusto en el entorno. La confusión y el estrés, así como el miedo (que a veces puede verse exacerbado por el sexo, la raza o la orientación sexual), pueden atenuar los efectos positivos, sobre todo en las excursiones en solitario. Un ejemplo: hace poco, mientras hacían senderismo en las montañas Rocosas de Colorado, Heather y su marido fueron adelantados por una mujer que caminaba sola en la misma dirección. Pasó zumbando, cuesta abajo y les dedicó una sonrisa y un alegre «¡hola!». Diez minutos después, esa misma mujer recorría el camino inverso, caminando aún más deprisa con el rostro petrificado. Acababa de encontrarse con un enorme oso negro y estaba tan aterrorizada que volvió cuesta arriba para unir fuerzas con sus congéneres. Dijo que había hecho una excursión estupenda, que estaba «en la zona», hasta que vio al *Ursus americanus*. Al final, el grupo humano «animó» al oso a abandonar el sendero metiendo mucho ruido, por lo que consiguieron continuar la marcha sin incidentes. No obstante, la excursionista seguía conmocionada (lo que no es extraño, porque era la primera vez que veía a un oso fuera del zoo).

Se ha demostrado que la experiencia, la preparación y la cautela favorecen que las personas puedan beneficiarse de las experiencias en solitario en la naturaleza. Esto no significa que las salidas bien planificadas no sean a veces duras, pero es necesario elaborar estrategias ante los posibles inconvenientes de estar solo al aire libre.

En ese caso, afirma Kaplan, «la sensación de estar lejos no requiere que el entorno sea distante. Los entornos naturales de fácil acceso ofrecen un importante recurso para descansar la atención dirigida». En última instancia, lo importante es a qué y cómo prestamos atención. La «atención dirigida» está relacionada con la forma en que los humanos modernos se concentran la mayor parte del tiempo: con un esfuerzo mental prolongado, o largos e intensos periodos de concentración, lo que provoca fatiga mental. Esta limitación es probablemente un retroceso evolutivo, pues a nuestros antepasados les resultaba útil apartar la vista de algo meramente *interesante* para centrarse en lo que era *esencial* para su supervivencia. Lo que parece aliviar la fatiga de la atención dirigida son las sesiones de lo que Kaplan denomina «atención involuntaria» o «fascinación suave» (véase el cuadro 7.3), que son características de lo accesible en muchos entornos naturales.[40] Se trata de un conocimiento intuitivo recogido en la expresión cotidiana «un cambio de aires me vendrá bien». Para algunas personas, eso puede significar un viaje a Ibiza, mientras que las autoras de este libro suelen contentarse con observar cómo cambia la luz con el día o las estaciones en un paseo por el barrio. Algunos participantes en nuestro estudio de entrevistas narrativas hablaron de este tipo de «fascinación suave» que conduce a una paz y tranquilidad

201

que no experimentan de otro modo. Alice, una mujer estadounidense de 48 años, describió así sus paseos por la naturaleza: «Me centro en lo minúsculo, así que para mí es casi una meditación. Observo la hierba, los bichos, los pájaros. Lo veo como un lugar para aquietar mi mente porque mi mente no se calla muy a menudo y, por la razón que sea, tener pequeñas cosas en las que centrarme es una forma de hacerlo». Ahmad, un iraní de 37 años, describió así sus paseos en solitario: «Suelo centrarme en la sensación de caminar al aire libre, en el cambio de temperatura entre el interior y el exterior. Me fijo en todo lo que hay por el camino. Siento la luz del sol, el calor golpeando contra mi piel».

Otros beneficios psicológicos y cognitivos de la exposición a la naturaleza que se citan a menudo en ese conjunto de investigaciones son: disminución del estrés y la depresión, elevación del estado de ánimo, disminución de la ansiedad y la rumiación, y mejora de la memoria y la cognición. Pasar tiempo en parques, bosques y playas, o simplemente contemplar imágenes de la naturaleza en algunos casos, parece aumentar la energía y la vitalidad y reducir la fatiga, restaurar la atención, estimular la creatividad y fomentar una sensación general de bienestar.[41-47] Los estudios realizados por Netta y sus colegas también han demostrado que la exposición a la naturaleza ayuda a las personas a sentirse más vivas (y las hace más solidarias y generosas, una ventaja para la sociedad).[48]

Una advertencia importante a la investigación sobre los efectos de la naturaleza en la salud mental es que tiene un sesgo fuertemente occidental. Investigadores de la Universidad de Vermont han analizado recientemente una década de investigación en este campo —incluidos 174 estudios revisados por pares entre 2010 y 2020— y han descubierto que los participantes en los estudios eran en su inmensa mayoría caucásicos. Más del 95 % de los estudios se realizaron en países occidentalizados de ingresos altos de Norteamérica, Europa y Asia Oriental, mientras que las investigaciones sobre el Sur Global (excepto en países occidentalizados como Sudáfrica) eran casi inexistentes.[49] El puñado de estudios que han tenido en cuenta experiencias no blancas y no occidentales también describen los beneficios para la salud y el bienestar de la inmersión en la naturaleza, que parecen generalizarse en diferentes entornos culturales y socioeconómicos. Pero, dada la escasez de estudios sobre países menos occidentalizados, merece la pena pensar que los habitantes de otras partes del mundo tal vez tengan experiencias cotidianas de la naturaleza diferentes de las que también podríamos aprender.

Cuadro 7.3. Teoría de la restauración de la atención

Una pista de por qué la naturaleza nos rejuvenece tanto mentalmente puede residir en el modo en que influye en nuestra atención. Para comprender esto, simplemente podemos comparar la sensación de estar en una esquina abarrotada de Piccadilly con la de sentarse en una manta en Regent's Park y contemplar la luz del sol entre las copas de los árboles. Mientras que las ciudades atestadas de tráfico tienden a minar nuestra energía, los entornos naturales suelen requerir menos atención, o, más bien, una atención diferente. La idea de que pasar tiempo en la naturaleza nos ayuda a descansar, a renovarnos y recuperarnos es absolutamente lógica.

Aunque no es una idea nueva (fue propuesta por investigadores hace más de treinta años), las pruebas empíricas que la avalan han ido creciendo con el tiempo. Rachel y Stephen Kaplan de la Universidad de Míchigan elaboraron una influyente teoría sobre la restauración de la atención (ART) basada en la premisa de que los espacios y escenarios naturales fomentan la atención sin esfuerzo, lo que reinicia el cerebro y nos proporciona una sensación de bienestar.[50] Esta teoría sostiene que la naturaleza atrae nuestra atención mediante una «fascinación suave», en comparación con la atención dura o dirigida que se requiere para hacer frente a las diversas exigencias

203

de los entornos artificiales. La idea es que un enfoque más suave e indirecto —como el que se utiliza para contemplar una puesta de sol, un pájaro o una flor— despeja nuestra mente de preocupaciones, nos ayuda a recuperarnos de la fatiga mental al reducir el ruido interno y fomenta la reflexión y la restauración.[39]

La afirmación de que la naturaleza altera nuestra conciencia es bastante generalizada y, desde que los Kaplan propusieron por primera vez su teoría, otros investigadores han puesto a prueba su veracidad. Uno de los primeros estudios sobre el terreno fue realizado por un equipo de investigadores de la Universidad de California en Irvine y enfrentó a un grupo de vacaciones en zonas urbanas con otro de mochileros en un entorno natural (un tercer grupo de control se dedicó a la «relajación pasiva» en casa). Los investigadores descubrieron que los sujetos experimentaban una mayor restauración en la naturaleza que en las otras experiencias. El grupo del entorno natural presentaba mayores índices de «felicidad general» y también obtenía mejores resultados en una tarea de corrección de pruebas destinada a medir su nivel de restauración mental.[51] Estudios posteriores han mostrado resultados similares en grupos que simplemente contemplaron imágenes de entornos restauradores o contemplaron la naturaleza desde la ventana de sus espacios interiores. Los efectos positivos de la naturaleza para aislarnos y facilitar la recuperación ante acontecimientos vitales estresantes también se han estudiado a fondo (se han realizado algunos trabajos fascinantes, en particular, sobre los efectos calmantes de las «habitaciones azules» en presos en régimen de aislamiento).[52]

Con el tiempo, también se han cuestionado algunos aspectos de la teoría de la restauración de la atención. Un artículo de 2018 criticaba la falta de evidencia, según algunos investigadores, de los beneficios de la «fascinación suave» en los espacios naturales (puesto que nuestros ancestros vivían preocupados en el entorno natural).[53] Como respuesta, varios investigadores de la Universidad de Míchigan (entre ellos, uno de los Kaplan) pusieron a prueba la fascinación suave pidiendo a casi 400 adultos, reclutados por Internet que reflexionaran sobre cuatro experiencias distintas: pasear por la naturaleza, ver la televisión, estar en casa y utilizar un smartphone. De las cuatro actividades, solo pasear por la naturaleza atrajo la atención de los participantes por el mero hecho de ser interesante, además de fomentar la autoconciencia y permitirles soñar despiertos. Los investigadores concluyeron que la naturaleza por sí sola favorecía la fascinación suave.[54] Aunque el mecanismo y los efectos del ART no se han demostrado definitivamente, se trata de un concepto prometedor que merece más investigación.

Junto con los posibles beneficios de la naturaleza para la salud mental están sus potenciales beneficios fisiológicos. Muchos estudios han demostrado la influencia positiva de los espacios verdes (o azules, en el caso de los recursos hídricos) en nuestros sistemas nervioso, endocrino, cardiovascular e inmunitario.[55] Y en 2018, investigadores de la Universidad de East Anglia publicaron un estudio sobre los beneficios para la salud de la exposición a los espacios verdes recopilados en más de 140 estudios, que incluían un total de 290 millones de participantes de veinte países. Los investigadores británicos mostraron pruebas de que pasar tiempo en la naturaleza disminuía significativamente los riesgos de varias enfermedades crónicas: redujo los niveles de hormonas del estrés, disminuyó la frecuencia cardiaca, redujo el riesgo de cardiopatía coronaria, la presión arterial, el colesterol, el riesgo de diabetes de tipo II y la mortalidad por todas estas causas.[56]

Para obtener los efectos deseados de la terapia en la naturaleza, no es necesario hacer una excursión de varios días en solitario por los Pirineos. Algunos estudios demuestran que ni siquiera es necesario estar al aire libre para disfrutar de la naturaleza. Basta con sentarse junto a una ventana con vistas al mar, al cielo o contemplar un pájaro en un árbol. Pero, como veremos, estar al aire libre tiene una serie de aspectos únicos que favorecen la salud y la curación. Algunas de las investigaciones más antiguas sobre los efectos físicos de la exposición a la naturaleza proceden de Asia.[57,58] El término poético *shinrin yoku*, o «baño en el bosque», fue acuñado por una agencia gubernamental japonesa en 1982 para describir el disfrute y la conexión con la atmósfera del bosque de forma pausada. La investigación científica sobre los efectos terapéuticos de los bosques comenzó poco después,[59] y, desde entonces, los estudios han demostrado que «sumergirse» entre los árboles reduce las hormonas del estrés, como el cortisol, la adrenalina y la noradrenalina. También reduce la frecuencia cardíaca y la presión arterial y disminuye la actividad nerviosa simpática (que controla la respuesta de «lucha o huida» del organismo), al tiempo que aumenta la actividad nerviosa parasimpática (que regula las funciones de «reposo y digestión»).[60] Los investigadores también han descubierto que los baños de bosque reducen los síntomas de ansiedad y depresión, aumentan la energía, la creatividad, la concentración y la memoria, y mejoran el sueño.[61-66]

Los hallazgos relacionados con los efectos de los baños de bosque en la función inmunitaria son especialmente convincentes. A principios de 2005, Qing Li, médico e investigador japonés, empezó a sacar a grupos de adultos del bullicioso centro de Tokio para hacer una excursión de tres días y dos noches a los bosques de cedros, hayas y robles del noroeste de Japón. Tomó muestras de sangre y orina en la ciudad y a los dos días de excursión. Los resultados del cambio de lugar fueron notables, sobre todo en relación con «diferencias significativas» (dijeron los investigadores) en el número y en la actividad de las llamadas células asesinas naturales (NK) en sus sujetos. En un día cualquiera, todos tenemos ese tipo de glóbulos blancos en el cuerpo. Son soldados que utilizan enzimas asesinas para eliminar células tumorales o infectadas por virus. Li descubrió que los fitoncidas (aceites esenciales de la madera), compuestos orgánicos volátiles antimicrobianos «exhalados» por los árboles e inhalados por los humanos, potenciaban las células NK de los participantes.[67-69] Investigaciones posteriores han reforzado estos hallazgos y han medido otros efectos medicinales de la aromaterapia forestal, como la modulación de la presión arterial y los niveles de glucosa en sangre.[70-73]

Los baños de bosque reciben distintos nombres en otras partes del mundo. *Waldeinsamkeit* es una idea tradicional en Alemania, traducida vagamente como la «soledad del bosque» o la sensación sublime de estar solo en el bosque.[74] El profesor Nikolaus Wegmann, germanista e historiador literario de la Universidad de Princeton, declaró a la BBC en 2021 que la *waldeinsamkeit* «representa el alma y la psique más profunda de Alemania». Aunque durante mucho tiempo ha sido una condición apreciada en Alemania (y se cree que es una cura para el estrés), los años de la pandemia fomentaron un renacimiento del bosque allí, como en muchas otras partes del mundo. Tanto en Japón como en Alemania, en plena naturaleza o en un parque urbano, el concepto, las expectativas y los efectos de acercarse a los árboles son similares en cualquier lugar.[75]

SOLO, PERO EN COMPAÑÍA DE LA NATURALEZA

Cuando Naseem Rakha crecía en Chicago en los años sesenta, su familia se trasladó de un edificio de gran altura y diversidad racial a una parcela de tres acres en las afueras, junto a una reserva forestal.[76] Fuera de la ciudad, la vida era diferente en muchos sentidos, para bien y para mal. Rakha, medio india, sufrió por primera vez la discriminación racial y buscó refugio en excursiones en solitario, recogiendo piedras y experiencias, en la zona arbolada cercana a su nuevo hogar: «Observaba y observaba, pasaba mucho tiempo sola en el bosque... y eso me inculcó, a una edad temprana, un sentido de independencia, autonomía y tranquilidad. Tuve la sensación de que podía satisfacer mis propias necesidades».

Rakha creció como geóloga enamorada del desierto y, por el camino, adquirió una especial afinidad por el Gran Cañón de Arizona. No ha encontrado mejor lugar que ese tajo en la tierra de 2000 metros de profundidad —que desemboca en el caudaloso río Colorado— «para separarme de la fricción del mundo». Al igual que el agua erosiona la roca a lo largo de millones de años, Rakha cree que la vida cotidiana, con su casi constante parpadeo y ruido (¡y facturas y política!), puede irritar nuestro espíritu. Rakha cambia regularmente el «caos del mundo moderno que se arremolina a su alrededor» por lo básico de la roca, el río, el fósil, el sílex y el cielo. Rakha, al igual que J.R. Harris (el aventurero solitario que conocimos al principio de este capítulo), tiene una poderosa relación con la naturaleza y con la soledad.

La investigación sobre el tema de la soledad en la naturaleza —en contraposición a los efectos de estar simplemente en ella— es aún muy reciente y hay pocas evidencias científicas en las que basarse. Pero podemos especular sobre lo que puede ocurrir cuando se combinan estos dos estados basándonos en la gran cantidad de datos sobre los efectos de la naturaleza en las personas. Lo que hemos visto hasta ahora en nuestra investigación sobre la soledad, y en nuestras propias experiencias vitales, también aporta algo de contexto. En nuestro Proyecto Soledad, hemos escuchado afirmar a aventureros de todos los estilos que la combinación de soledad y naturaleza puede fomentar una especie de estado sobrealimentado que parece potenciar los beneficios tanto de la naturaleza como de la soledad, al tiempo que confiere otras ventajas completamente nuevas.

Uno de los principales efectos que hemos observado es que el estado naturaleza en soledad tiende a alterar la perspectiva de uno mismo. A Harris le encanta alejarse del ajetreo y el estruendo de la vida cotidiana en la ciudad y adentrarse en una existencia más básica.[1-3] Para Rakha, la perspectiva que obtiene de la naturaleza se siente como formar parte de algo más grande que ella misma y, en última instancia, subordinada a fuerzas superiores: «Si caminas por un bosque, caminas sobre ramas, hojas y detritus de cosas que ya han pasado, y ves cómo crecen. Cuando estás en la naturaleza, recuerdas constantemente que hay un ciclo y que siempre está cambiando. Y eso te da esperanza, renovación y perspectiva. Te da la satisfacción de sentirte muy pequeño y finito y dentro de algo que se siente mucho más grande, y no infinito, sino acercándose a un sentido del tiempo que no puedes comprender con tu mente».[76]

Cuando Harris está en la naturaleza, también siente una conexión innata con algo más grande que él mismo: «Te das cuenta de que necesitas ser un poco humilde y saber quién eres y cuál es exactamente tu lugar en el universo». La naturaleza lleva miles de millones de años haciendo su trabajo, y nada de lo que hagamos los humanos puede mejorarlo, pero él cree que podemos aprovechar su grandeza: «Cuando estás al aire libre, puedes seguir el mismo ritmo, la misma cadencia, de la naturaleza y dejarte llevar por la corriente. Para mí es estimulante.[1]

Esa sensación de inmensidad cósmica es compartida también por otros sujetos de la investigación. A Sandra le gusta pasear sola por las montañas, por encima de la línea de árboles, por la sensación de grandeza que la envuelve: «A veces es como estar sola en la luna o algo así. Y es tan reconfortante porque todo es tan grande y ha existido durante tanto tiempo, que hace que tú y todos tus problemas y toda tu vida parezcan insignificantes. Y eso es una gran sensación. Es muy tranquilizador». Fiona, una mujer escocesa de 65 años, afirma: «Te permite pensar en ti misma, reflexionar y contemplar la belleza del mundo». Y a veces esa perspectiva adquiere un cariz espiritual o religioso, como en el caso de Mary, que nos dijo: «Creo en algún tipo de ser supremo, alma suprema, como quieras llamarlo, creo que eso es lo que encuentro en un lugar hermoso, en un lugar que es parte natural de la tierra. Contemplar árboles o campos o una hermosa puesta de sol, o mirar el

209

mar en particular, creo que es una conexión con Dios en realidad, y simplemente con la vida en curso, la tierra viva».

Esa conexión, o sensación de relación con la naturaleza, es importante porque puede ayudar a satisfacer una necesidad psicológica básica. Recuerda que, como hemos dicho en capítulos anteriores, la relación es clave para el bienestar. Hemos hablado sobre todo de la necesidad de sentirse relacionado con otras personas, pero investigaciones recientes sugieren que la relación puede satisfacerse, en parte, acompañando a la naturaleza. Como demostraron Muir y Emerson, hace tiempo que intuimos que sentirse vinculado a la naturaleza genera bienestar. Pero solo en la última década, más o menos, se han ido acumulando pruebas que apoyan la idea de que sentir una conexión significativa con algo más grande que uno mismo puede tener un impacto real en la forma en que uno se mueve por el mundo.[77] En la actualidad, los expertos que estudian la importancia de la «relación con la naturaleza», o la forma en que pensamos, sentimos y experimentamos la naturaleza, han descubierto beneficios de gran alcance.[78] Investigadores canadienses observaron que sentirse parte de la naturaleza afectaba a la sensación de bienestar de 500 sujetos de investigación. Descubrieron que el afecto positivo, la autonomía y el crecimiento personal estaban relacionados con la sensación de sentirse afín al mundo natural: «Las personas relacionadas con la naturaleza también declararon tener un sentido de la vida y una mayor autoaceptación».[79]

Experimentar ese vínculo con la naturaleza, y recuperarse en su presencia, puede ser posible mientras se contempla una manada de bisontes en medio de un mar de humanidad en el Parque Nacional de Yellowstone, pero podría decirse que es más fácil, o más potente, sin extraños de por medio. Investigadores de los Países Bajos y Suecia se preguntaron cómo afecta el entorno (naturaleza o ciudad) y el contexto social (solo o en compañía) a la «recuperación atencional» (descrita como la recuperación de la capacidad de concentración). Lo pusieron a prueba mostrando una serie de imágenes a 106 participantes en su laboratorio. Tras ver las imágenes, que sugerían un paseo de una hora por un bosque o un centro urbano, los sujetos valoraron el atractivo del entorno, tanto si estaban solos como si estaban con un amigo.

Se registraron dos hallazgos interesantes. En primer lugar, la calificación de «atractivo» estaba estrechamente relacionada con la probabilidad percibida de recuperación y, en segundo lugar, los sujetos consideraban que pasear por la ciudad era más atractivo con un amigo, pero sentían que los efectos reconstituyentes del bosque serían mayores si estuvieran allí solos.[80] En un trabajo posterior relacionado, los investigadores suecos y holandeses estudiaron los beneficios psicológicos de un paseo enérgico con parámetros similares a los del primer estudio. En este ensayo veinte estudiantes universitarios dieron una serie de cuatro paseos al aire libre cada uno: uno con un amigo en una ciudad, otro con un amigo en un parque, otro solo en una ciudad y otro solo en un parque. Una vez más, observaron que, al pasear por el parque, la «recuperación» era mayor cuando los sujetos iban solos que al pasear por la ciudad (allí los efectos eran mejores cuando los participantes estaban acompañados de un amigo).[81]

Parte de lo que aumenta el bienestar cuando uno está solo en la naturaleza puede ser la sensación o la comprensión de que los elementos de la naturaleza son seres, como nosotros, cuya presencia puede verse reforzada en ausencia de otros humanos. Mira una nube, acaricia un árbol, escucha el canto de un ruiseñor, habla con una planta, y puede que tengas la tranquilizadora (esperamos) sensación de que no estás solo. Alex, de 38 años, practica natación al aire libre en estanques, entre patos, cisnes y garzas, para sentirse afín a esa multitud: «Entiendes que formas parte de la naturaleza, así que no la dominas, sino que te sientes en armonía con la naturaleza, la aceptas como es. Siento que soy mucho más positivo cuando salgo a comunicarme con la naturaleza. Me refiero incluso a ver animales, como ardillas o pájaros». Otra de nuestras participantes, Anh, una estadounidense de origen asiático

211

de unos cuarenta años, nos describió su sensación de alegría al hablar con las violetas africanas que cultiva con cariño: «Es vivir, es personificación. Es mi compañera, podría decirse». Esa sensación de relación, casi de intercambio, con la naturaleza da a muchas personas la sensación de que nunca están solas, ni siquiera cuando lo están.

LIBERTAD DE Y LIBERTAD PARA EN LA SOLEDAD EN LA NATURALEZA

Los investigadores han señalado otros beneficios de estar a solas en entornos naturales. La libertad, en muchas de sus formas, es una de las ventajas que suele aparecer en estos estudios. Dividimos esta sensación en dos experiencias: *libertad de* y *libertad para*. La *libertad de* es descrita por los sujetos de la investigación como una ruptura con todo lo relacionado con la sociedad: ruido, expectativas, exigencias. La *libertad para* son los elementos con los que podemos llenar ese nuevo espacio, una vez que nos desprendemos de todo lo demás. Como hemos experimentado nosotras mismas y hemos escuchado decir a otras personas, estar en la naturaleza nos conecta con nuestro instinto y nuestros sentidos, nuestras emociones y nuestro cuerpo de una forma que no es fácil de reproducir de otro modo. La libertad de estar a solas en un espacio al aire libre (siempre que uno se sienta seguro) puede ser muy transformadora en términos de crecimiento personal, pues las personas logran redefinirse a sí mismas y transformar su vida a través de la autoconexión, la reflexión, el descubrimiento y la intimidad.

Para J. R. Harris,[1,2] y para mucha más gente, el aspecto *libertad de/libertad para* de la naturaleza en soledad ha resultado atractivo toda la vida. Desde su época en los Boy Scouts y su primer viaje a Alaska cuando tenía poco más de veinte años, Harris siempre ha querido ver qué hay más allá del final de la carretera, más allá de la siguiente colina y del próximo río. El tiempo vivido en la naturaleza le ofreció la libertad de seguir su insaciable curiosidad hacia el crecimiento y la autorreflexión: «Siempre que hacía uno de estos viajes, cuando volvía, era una persona diferente. Parecía que era más maduro que los chicos de mi edad. Y aunque estoy descubriendo cosas sobre otros seres vivos, sobre glaciares y sobre las migraciones de caribúes, realmente estoy aprendiendo a conocerme a mí mismo y entender la manera en que afronto las cosas».

Cuando era niño, irse de campamento significaba una escapatoria de la vida en la ciudad y de todo lo que eso implicaba para un niño afroamericano que alcanzó la mayoría de edad durante la época de los derechos civiles. Estos campamentos ofrecieron a Harris la *libertad de* descubrir quién era e imaginar una vida diferente a la que había visto durante su infancia: «En los años cincuenta y sesenta, había muchas barreras y era necesario superar un montón de cosas para obtener una educación y descubrir realmente quién eres. Sin embargo, yo pude alejarme y escalar las montañas y ver que había algo diferente para un chico joven, que quizá podía aspirar a algo mejor». A medida que crecía, las aventuras en solitario en la naturaleza ofrecían a Harris una libertad nueva y diferente: «Mi única preocupación es dónde voy a comer y dónde pasaré la noche, además de ir de un sitio a otro de forma segura. Me olvido de los teléfonos y de los coches, puedo dejar todo eso a un lado. Y durante el tiempo que estoy fuera parece como si fuera la única persona del mundo, y eso me resulta muy atractivo».

Para muchas personas como Harris, estar a solas en el entorno natural, o al menos tener esa percepción, tiene un efecto «liberador». Uno de los primeros trabajos publicados en 1982 por parte de un investigador de la Universidad de Tennessee analizaba las dimensiones cognitivas de la soledad en la naturaleza. Llegó a la conclusión de que, entre los más de cien montañeros en edad universitaria que estudió, tener cierto control sobre la información que debían procesar, y la atención necesaria para procesarla, era clave para que disfrutaran de ese espacio. Es importante destacar que la «soledad en la naturaleza», tal y como se define en este y

213

en otros estudios, no significa un aislamiento total de los demás, y la mayoría de los senderistas disfrutaron de la naturaleza junto con amigos cercanos y familiares. Lo más importante para beneficiarse de la relativa privacidad del entorno natural era que la experiencia permitía lo que el investigador denominó «libertad cognitiva». En el caso de los senderistas de este estudio, la «tranquilidad y la paz» se lograban de tres formas: sin intrusiones no deseadas, como la contaminación acústica, sin las «presiones y tensiones de la vida cotidiana» y con libertad para elegir hacia dónde dirigir la atención, qué hacer y cuándo hacerlo.[82]

Otro estudio más reciente, realizado por investigadores del Reino Unido y Sudáfrica, refuerza estos hallazgos.[83] Este estudio, pequeño pero único, analizó las experiencias en la naturaleza de nueve estudiantes universitarios (de entre 20 y 43 años) en Northumberland, al noreste de Inglaterra, y North Nidderdale, en el centro-norte de Inglaterra. Los participantes en el primer estudio caminaron y acamparon en una zona deshabitada con un pequeño grupo y luego pasaron unas 36 horas solos en la naturaleza, sin dispositivos electrónicos ni libros (aunque podían escribir en un diario). Los investigadores descubrieron que las experiencias más profundas se producían durante la fase en solitario del experimento, cuando los participantes tenían una fuerte sensación de libertad física y distancia de las distracciones de la vida moderna, así como un sentimiento de liberación de las responsabilidades y obligaciones de su rutina diaria. Varios meses después del estudio sobre el terreno, los investigadores entrevistaron a los mismos participantes y comprobaron que las experiencias habían tenido un efecto significativo y duradero. Un tercer estudio centrado en un grupo más joven (de 14 y 15 años) también descubrió que a los senderistas adolescentes les gustaba la «libertad del ruido de la modernidad» (¡aunque dudamos que lo dijeran así!) que les proporcionaba el tiempo a solas al aire libre.[84]

El tiempo a solas en la naturaleza fomenta ese tipo de libertad, en parte por lo que le falta: las miradas indiscretas de los demás.

Los niños del campamento percibían el tiempo a solas como un «descanso» de la presión social y del hecho de ser observados por los demás. Lo mismo ocurría en el estudio de Tennessee de 1982, en el que los adultos afirmaban que el tiempo a solas en la naturaleza era magnífico porque les permitía liberarse de las expectativas, las observaciones y las normas y limitaciones sociales. Les daba la rara oportunidad de ser más auténticos y, en cierto modo, anónimos.[85] Harris lo explicaba así: «A la naturaleza no le importa quién seas, ni lo joven o viejo que seas, ni lo importante que te creas que eres, ni lo que tengas que hacer. Hay algo muy justo, algo de equidad, la sensación de que la naturaleza es imparcial, de que se presenta como es».

Lo que une la *libertad de* y la *libertad para* ha sido bien definido por varios investigadores que escriben sobre experiencias transformadoras en soledad natural.[86,87] Cuando somos capaces de centrarnos menos en lo que está más allá de nosotros, al menos de la forma directa y agotadora que requieren otras personas, podemos centrarnos más en lo que hay dentro de nosotros. La autorreflexión es una *libertad para* clave descrita por muchas personas que disfrutan de la soledad en la naturaleza. Los senderistas adolescentes dijeron que estar solos en la naturaleza les daba la libertad de centrarse en sí mismos. Otros estudios han descubierto que estar en la naturaleza fomenta el autoconocimiento y permite a las personas volver a conectar y acercarse a sus propios pensamientos y necesidades.[88,89] Muchas personas han declarado que la naturaleza es un espacio para estar quietos y reflexionar sobre las trayectorias vitales pasadas y futuras, y para conocerse mejor a sí mismos.[90,91] Es una experiencia que Harris ha vivido innumerables veces en sus décadas de expediciones en solitario: «Para mí ha sido, y sigue siendo, fascinante cómo pasar tiempo a solas en la naturaleza ha influido en lo que he llegado a ser como persona».

Un estudio en profundidad analizó las motivaciones y experiencias de cuatro expertos piragüistas norteamericanos para determinar si pasar largos periodos a solas en la naturaleza fomentaba

215

el crecimiento personal. Los remeros, de edades comprendidas entre los 45 y los 68 años, tenían al menos veinticinco años de experiencia y ya habían realizado varias expediciones en solitario de al menos dos semanas de duración. En general, los investigadores descubrieron que «una expedición en canoa en solitario elegida por uno mismo ofrecía un entorno para la autorrealización, el disfrute y el crecimiento personal». Mientras estaban solos, los piragüistas podían observar y explorar mejor la naturaleza y su lugar en ella. Estar a solas con sus propios pensamientos en paz y tranquilidad y sin que el tiempo los limitara «creaba el entorno ideal para la reflexión», afirmaron los investigadores. Los participantes podían contemplar sus propias creencias, actitudes y decisiones, e incluso cuestionarlas o modificarlas.[92] (Esto también se observó en 2007 en un análisis en profundidad de mujeres que recorrieron a pie el sendero de larga distancia de los Apalaches. Una mujer, Leslie Mass, describió conmovedoramente su caminata en solitario de 3000 km como una oportunidad para «despojarse de todas las capas que ya no encajaban»).[93] Y con esa libertad, los piragüistas pudieron dar un significado más profundo a sus experiencias. Los investigadores concluyeron que «los beneficios del tiempo para reflexionar que expresaban los piragüistas comprendían un sentimiento de renovación, placer, satisfacción y autoconciencia».[92]

Aunque los piragüistas eran muy hábiles y experimentados, los viajes seguían siendo un reto para realizarlos en solitario. Las exigencias mentales, físicas y emocionales de remar en solitario por tierras salvajes son muchas, pero el rendimiento de esa inversión parecía, sin embargo, alto. Un piragüista explicó que fue capaz de enfrentarse con éxito a los obstáculos porque se volvió más consciente y sensible a su entorno y a su potencial y capacidades. Muchas personas que realizan experiencias en la naturaleza afirman sentirse igualmente fortalecidas por la oportunidad de ser autosuficientes. Durante ese tiempo, pueden superar retos impuestos por terrenos complicados y condiciones meteorológicas cambiantes sin tener acceso a las herramientas y tecnologías a las que están acostumbrados en la vida moderna.

Curiosamente, la sensación de confianza en uno mismo que se experimenta al poner a prueba la propia fuerza física y psicológica durante las salidas en solitario a la naturaleza suele prolongarse más allá de ese periodo de tiempo. En el estudio de los mochileros de Northumberland,[83] los participantes volvieron a su vida «normal» sintiéndose más seguros a la hora de afrontar las tensiones de la vida. Se trata del efecto «puedo hacer cualquier cosa», por el que los sujetos del estudio se reincorporan a su vida cotidiana con una fuerza y una autoestima renovadas. Para Harris, eso significa que a veces hay que cruzar ríos con fuertes corrientes o perderse y tener que encontrar el camino de vuelta al campamento antes de que anochezca: «He pasado miedo muchas veces ahí fuera», pero enfrentarse a la adversidad, incluso a cuestiones de vida o muerte (como los osos pardos, los rayos y los accidentes) en la naturaleza, le da perspectiva para cuando vuelva a la vida urbana y se enfrente a un problema. «Me digo: "Tío, has cruzado Groenlandia andando", así que, cuando estoy en casa, ya nada me parece tan dramático, nada que no pueda manejar. Sobre todo, no me anticipo. Me quedo en el tiempo presente. Disfruto con lo que hago y, cuando no, simplemente lo afronto. Estas son las lecciones que me llevo a casa».

El inmenso poder de enfrentarse a un reto en solitario en la naturaleza queda patente en otro estudio más reciente en el que participaron cuarenta adultos de Noruega, Alemania y Nueva Zelanda (de edades comprendidas entre los 21 y los 64 años) y en el que se señalaron una serie de resultados positivos derivados de sus experiencias en solitario al aire libre.

Los autores del estudio dividieron esos aspectos del bienestar —como hacen a veces los psicólogos— en dos categorías basadas en la filosofía de Aristóteles. Son *hedónicos* (relacionados con las emociones, el compromiso y la vitalidad) y *eudaimónicos* (relacionados con las relaciones, los logros y el significado).

Descubrieron que, independientemente de la edad, las experiencias eran positivas, pero también observaron algunas diferencias interesantes entre los grupos. Los participantes más jóvenes eran más propensos a citar como positivos los factores eudaimónicos, como el fortalecimiento de las relaciones con la naturaleza, otras personas y uno mismo (relación); la sensación de logro conseguida al superar retos (autosuficiencia); y la reflexión sobre los propios valores, creencias y objetivos (autorreflexión). Por otro lado, los participantes de más edad eran más propensos a notar un aumento de las emociones positivas, a implicarse plenamente en la vida al aire libre y a sentirse vitales y llenos de energía tras las actividades y el descanso en la naturaleza.[93]

A menor escala, pero no por ello menos significativos, son los triunfos cotidianos de ir en solitario por la naturaleza, como avistar un pájaro en un parque cercano que nunca habías visto antes o limpiar una parcela del jardín llena de maleza. En cualquier caso, estás navegando, haciendo descubrimientos y tal vez observando algo bello o inspirador, todo lo cual contribuye al bienestar en la naturaleza y en soledad.

FLUYENDO CON LA NATURALEZA

En nuestra propia investigación sobre las experiencias de las personas en soledad, muchos de nuestros sujetos mencionaron interacciones con la naturaleza sin que se les pidiera que hablaran de ellas. A veces, nuestros participantes preferían interactuar con la naturaleza a solas (o con un grupo pequeño y tranquilo con el que pudieran escuchar sus propios pensamientos), o simplemente elegían pasar el tiempo de soledad que tuvieran en espacios verdes. En cualquier caso, estar solos en la naturaleza les proporcionaba algunas ventajas especialmente interesantes, además de las que ya hemos descrito.

Elizabeth, de Inglaterra, habló de la agradable sensación de estar en el momento cuando camina al aire libre y de cómo eso

218

agudiza sus sentidos y la ayuda a sentirse más conectada con su entorno: «Creo que es algo que me mantiene arraigada, esa sensación del cambio de estaciones y de nuestro lugar en la naturaleza». Harris nos dijo que estar solo al aire libre aumenta la conciencia del entorno: «Cuando estoy solo, mis sentidos parecen agudizarse. Parece que veo y oigo cosas y me doy cuenta de cosas que no percibo cuando estoy acompañado. Para mí hay un aura en estar allí, solo en la naturaleza, que me satisface mucho... y tengo una sensación de paz interior».

Esa sensación de estar completamente absorto en una actividad hasta el punto de «perder el tiempo» mientras se realiza ha sido descrita por algunos investigadores como «estado de flujo».[91,94] El flujo se ha estudiado en el deporte, la música, el arte y otros campos, y se describe como la armonía de estar en una zona de concentración, pero con una atención sin esfuerzo.[95] Pero eso no significa que sea fácil o que ocurra cuando realizamos tareas fáciles (para nosotros). En un estado de flujo, debemos estar intrínsecamente motivados, tener el control y sentir que asumimos un reto y respondemos bien a él.[96] Practicar senderismo solo en la naturaleza, por ejemplo, puede ofrecer muchas oportunidades para fluir, pero solo cuando la destreza y la habilidad coinciden con la tarea de forma que nos sintamos competentes.

En un estudio de 2003 sobre experiencias de senderismo en solitario, los participantes describieron esta sensación de fluir como un beneficio psicológico placentero del senderismo en solitario. Los investigadores entrevistaron en Virginia Occidental a veinte excursionistas (diez mujeres y diez hombres) de entre veinte y cuarenta años sobre sus experiencias de senderismo en solitario. «Los participantes describieron este fenómeno como una experiencia muy relajante, tranquilizadora y apacible que conducía a una renovación personal, a una *aceleración de los motores* e incluso a una revitalización espiritual. Los excursionistas solitarios entrevistados para este estudio describieron muchas de las características psicológicas asociadas a una experiencia de flujo. Los participantes experimentaron una pérdida de ego y una atención dirigida mientras caminaban en soledad que les permitía "absorber todo lo que me rodeaba" y "no tener distracciones". Los participantes describieron este *estado de flujo* como muy gratificante, utilizando términos como *refrescante, renovador* o *relajante* para describir las recompensas emocionales y físicas del senderismo en solitario», afirman los investigadores.[91]

El fluir en la naturaleza coexiste con las llamadas experiencias cumbre[97] de las que hablamos en el capítulo 4. Aunque las experiencias cumbre pueden darse en cualquier lugar, son muchas las pruebas que apuntan a que suelen alcanzarse cuando uno está a solas en la naturaleza. A menudo eso se caracteriza por tener una sensación de asombro, o incluso de trascendencia, del propio entorno.[98] Eso puede ocurrir si alguna vez nos encontramos en la cima de una montaña o buceando en alta mar, pero las experiencias cumbre no requieren grandiosidad. Gary, un británico de 70 años, nos habló de los momentos cumbre que ha vivido en los jardines de su casa desde que tenía doce años: «Siempre me ha gustado observar la naturaleza de cerca. Me refiero al placer que se puede obtener simplemente paseando, sin hacer nada, pero contemplando el trabajo de las abejas. Y simplemente observar las moscas volantes zumbando alrededor de tu cabeza y cosas así. Es mágico».

La falta de interacción con otras personas, acompañada de una cercanía y conexión con la naturaleza, puede ser una receta ideal para las experiencias cumbre, y para el bienestar general, en soledad. Como hemos especulado antes, la combinación naturaleza-soledad parece crear una experiencia de supersoledad o sobrenaturaleza que no puede reproducirse de otro modo. Emerson, el escritor del siglo XIX, creía que la soledad es el único mecanismo a través del cual los seres humanos pueden aprovechar plenamente la naturaleza y todo lo que tiene que ofrecer: «Para ir a la soledad, un hombre necesita retirarse tanto de su cámara como de la sociedad. Yo no estoy solo mientras leo y escribo, aunque no haya nadie conmigo. Pero, si un hombre quiere estar solo, que mire las estrellas».[99] Cuando una persona experimenta la verdadera soledad, en la naturaleza, decía Emerson, esta «le arrebata». Harris, que ahora está planeando un anhelado viaje a las montañas del Alto Atlas, en el norte de África, es la encarnación viva de la afirmación de Emerson, aunque Harris lo llama, simplemente, «vivir un sueño».

Capítulo VIII

ENCONTRAR EN LA SOLEDAD UN LUGAR FELIZ

Hace varios años, uno de nuestros sujetos de estudio, Lisa, se fue de retiro en solitario durante cinco días a los páramos ondulados y cubiertos de brezos del Parque Nacional de Northumberland. La pequeña cabaña donde se alojó estaba a solo un par de horas de su casa, en la costa noreste de Inglaterra, pero para Lisa fue como encontrar un portal a una dimensión diferente. Por aquel entonces, su afición era la escritura de acción, y mientras las ovejas pastaban en los alrededores y las nubes se agolpaban en el cielo, Lisa dejaba volar su imaginación. «Estaba yo sola en una cabañita con una pequeña chimenea y el perro, y escribía y escribía, y salía a pasear, y comía sano, y era terrible. Más tarde, todo el mundo me decía: ¿Cómo lo llevaste? ¿No viste a nadie en cinco días? No, a nadie, y desde entonces pienso en ese viaje al menos una vez al día».

En la cabaña, Lisa no tenía wifi ni señal de móvil y, al cabo de un par de días, apagó la música que había estado escuchando. En ese momento, sintonizó con el canto de los pájaros, el sonido de las gotas de lluvia al caer sobre el tejado y el resplandor de las estrellas: «El silencio es realmente sorprendente. Me costó un poco acostumbrarme, pero la oscuridad es total y absoluta, y el silencio total y absoluto. Es muy extraño decir que lo echo de menos, pero es así. Era increíble estar completamente desconectada. Echo de menos el desapego. No sé si podría hacerlo a largo plazo, pero no tenía ningún problema con la soledad absoluta y el silencio total. No había nada. Fue increíble».

En nuestra investigación sobre la soledad, había muchas cosas sobre la experiencia y la perspectiva de Lisa y sobre cómo las expresaba que queríamos desentrañar y examinar. Al igual que su familia y sus amigos, nos preguntábamos cómo ella, una ocupada madre y pastelera de 44 años, podía desconectar tan completamente de los demás. ¿Qué papel desempeñaba el entorno en su experiencia? ¿Qué valor tienen el silencio y la quietud? Si nuestra soledad no se parece a la de Lisa, ¿lo estamos haciendo mal? Si analizamos detenidamente cada uno de estos aspectos del tiempo a solas, como hacemos en este capítulo, podremos empezar a comprender mejor qué factores son realmente importantes en la soledad.

SOBRECARGA SENSORIAL

En el caso de Lisa, la naturaleza y la soledad parecen ser muy compatibles, ya que, como comentamos ampliamente en el capítulo 7, ofrecen a muchas personas beneficios similares y complementarios, como la libertad, la autonomía, la relajación y la autorreflexión. «Volver a la naturaleza» es, en muchos sentidos, un antiguo ritual que nos reinicia, aunque seamos humanos modernos, y mejora nuestro bienestar general. Por qué la naturaleza y la soledad, juntas o separadas, tienen este efecto en muchas personas se explica por lo que ocurre y lo que no ocurre en ellas y por cómo nuestra atención cambia para adaptarse a ese entorno. Los estudios demuestran que, para bien o para mal, incluso cambios sutiles en lo que percibimos pueden marcar una gran diferencia en nuestra experiencia de acontecimientos o espacios. Dependiendo del entorno, nuestros sentidos pueden abrumarnos o ayudarnos a reconectar con partes de nosotros mismos que a menudo permanecen dormidas.

Para entender lo que ocurre cuando paseamos por un bosque frente a la experiencia de visitar un café con un colega, o cuando charlamos con la gente en un bar frente a la experiencia de cenar solos en casa, ayuda hacer el siguiente ejercicio. Imagina que estás junto a un lago en una mañana tranquila. El agua refleja los árboles, las nubes y el cielo. Ahora, coge una piedra, lánzala y observa cómo las ondas distorsionan los árboles y difuminan el cielo. Sigue tirando piedras y el reflejo seguirá fracturado, la superficie nunca se calmará. Si la quietud que experimentamos en primer lugar es nuestro mundo interior, las rocas representan las interacciones sociales que tenemos cada día —en el trabajo, en el supermercado o incluso en casa— y que se inmiscuyen en ese santuario. Las ondas resultantes son lo que los psicólogos denominan «niveles de excitación», que pueden ser positivos o negativos, según la naturaleza del acontecimiento o estímulo con el que nos encontremos. En su forma más extrema, podemos pensar en ello como una variable «¡estás contratado! o ¡estás rojo!». Este tema surgió en el capítulo 4, cuando hablamos de los experimentos de Thuy-vy sobre el efecto desactivador que tiene la soledad sobre las emociones negativas. Ella descubrió que, en soledad, las personas no estaban tan «excitadas» como en las interacciones con los demás, pero tampoco tan estresadas o ansiosas. La soledad amortiguaba los niveles de alta o baja excitación.

Por tanto, tiene sentido que los momentos más beneficiosos en soledad se produzcan cuando nuestro estado de ánimo refleja esas aguas tranquilas y cuando esa quietud psicológica se ve respaldada por un entorno apacible con poco ruido o excitación. Para Lisa, ese era en gran parte el atractivo de la cabaña aislada en las colinas de Northumberland. Era tranquila, silenciosa y oscura. (Es importante señalar que la naturaleza, por supuesto, no es *silenciosa*, pero los sonidos no antropogénicos, como el romper de las olas o el piar de los pájaros, no se registran en el cerebro humano como «ruido» del mismo modo que la bocina de un tren).[1] Aunque Lisa vive en un pueblo costero relativamente tranquilo, escucha de vez en cuando el ruido de los autobuses que pasan por la calle principal, el parloteo de los vecinos en la calle y los ladridos de los perros a lo lejos: «No te das cuenta de lo ruidoso que es el mundo real hasta que te alejas de él».

Al igual que Lisa, desde el momento en que la mayoría de nosotros nos despertamos, somos bombardeados por información sensorial: una alarma que suena (o una melodía alegre de Ed Sheeran, en el caso de Heather), aviones que zumban sobre nosotros, niños que piden el desayuno o correos electrónicos que se acumulan en nuestras bandejas de entrada, *ping, ping, ping*. Los humanos evolucionamos para ser hiperconscientes de nuestro entorno y, aunque sigue siendo una forma útil de movernos por el mundo moderno —como al cruzar una calle concurrida con seguridad—, también tiene sus inconvenientes. Las señales intermitentes de los pasos de peatones, el claxon de los taxis, los autobuses y las bicicletas que atraviesan a toda velocidad la avenida pueden hacernos sentir como en una máquina de *pinball*. Como muchos de nosotros sabemos por instinto, la información sensorial casi constante que recibimos cada día acaba pasando factura.

La gente lleva mucho tiempo percibiendo nuestro mundo como ruidoso. Una de las historias escritas más antiguas del mundo, la *Epopeya de Gilgamesh* (2100 a. C., de la antigua Mesopotamia, actual Irak), comienza con una queja sobre el ruido.[2] En una época en la que «el mundo bramaba como un toro salvaje», uno de los dioses del poema se lamentaba: «El alboroto de la humanidad es intolerable y ya no es posible dormir a causa de la babel». ¿Su solución? Aniquilar a la humanidad. Por supuesto, se quedó en una intención, y la gente continuó inventando montones y montones de máquinas (carruajes tirados por caballos, motores de coches accionados a mano, motos, aviones supersónicos) y el sonido de esa tecnología ha ahogado prácticamente todo lo

226

que nuestros antepasados solían ser capaces de oír. (Para hacerte una idea del comienzo del estruendo masivo, echa un vistazo a la colección de efectos sonoros *period backgrounds* de la Biblioteca Británica, que incluye un fragmento de «fábrica victoriana» con el repiqueteo del metal al ser martilleado, el raspado de los tornos de madera y el silbido y gemido de las máquinas de vapor.[3] Si solo dos minutos de escucha son una locura, ¡imagínate lo que era un turno de dieciséis horas!).

En 1859, la enfermera y reformadora social británica Florence Nightingale escribió: «El ruido innecesario es la ausencia de cuidados más cruel que se puede infligir a un enfermo o a una persona sana».[4] Lo que ella entendió a un nivel visceral se convirtió en las últimas décadas en el centro de atención de muchos científicos que han estado midiendo las repercusiones del ruido antropogénico en la salud. Ahora sabemos que los humanos tomamos decisiones cognitivas todo el tiempo sobre aquello a lo que debemos prestar atención y aquello que debemos ignorar, y el ruido aumenta nuestro nivel de alerta o nuestro proceso de activación y atención.[5] En consecuencia puede perjudicar en cierta medida nuestra función cognitiva, al confundir ese proceso y reducir la precisión del rendimiento (incluida la memoria de trabajo).[6]

Las investigaciones siguen revelando lo que ocurre en nuestro cuerpo cuando estamos expuestos al ruido y cuando no lo estamos. Investigadores de Boston han utilizado la tomografía por emisión de positrones (PET) para demostrar que el ruido del transporte urbano aumenta la actividad de la amígdala, una zona del cerebro que se considera el núcleo de un sistema neuronal conocido por procesar los estímulos de miedo y amenaza. Esa actividad puede desencadenar respuestas de estrés (como la inflamación) que pueden provocar enfermedades metabólicas y cardiovasculares.[7] El ruido, o sonido no deseado, puede hacernos sentir agotados, nerviosos y abrumados y aumentar el riesgo de ansiedad, depresión y demencia. También puede dañar nuestra salud física, aumentando el riesgo de infarto, ictus y diabetes.[7-9]

227

Un estudio reciente realizado por investigadores alemanes ha analizado estudios epidemiológicos y experimentales de 2007 a 2018 y ha concluido que el ruido de los aviones, el tráfico rodado y el ferroviario, y el estrés crónico que provoca, representan un factor de riesgo significativo para el desarrollo de enfermedades cardiovasculares.[10] Un informe de 2018 de la Organización Mundial de la Salud (OMS) determinó que al menos cien millones de personas en la Unión Europea se veían afectadas por el ruido del tráfico rodado y que cada año se perdía al menos un millón de años de vida saludable debido al ruido relacionado con el tráfico solo en Europa Occidental.[11] Los investigadores estudiaron el ruido del tráfico rodado en casi 750 ciudades de veinticinco países europeos. Descubrieron que sesenta millones de adultos estaban expuestos al ruido del tráfico rodado a niveles perjudiciales para su salud, lo que provocaba más de 3600 muertes evitables. Basándose en investigaciones anteriores realizadas por la OMS y la Agencia Europea de Medio Ambiente, los investigadores alemanes calificaron el ruido del tráfico como «uno de los principales riesgos ambientales para la salud y el bienestar».[12-14]

La exposición crónica al ruido contribuye a 48 000 nuevos casos de cardiopatías en Europa cada año (al favorecer el desarrollo de disfunciones vasculares e hipertensión arterial) y perturba el sueño de 6,5 millones de personas (provocando un aumento de los niveles de hormonas del estrés y del estrés oxidativo).[7] Investigadores de la Universidad de Míchigan que estudiaban las fuentes y los niveles de contaminación acústica en Estados Unidos descubrieron que, debido a la exposición al ruido, decenas de millones de estadounidenses también sufren una serie de consecuencias adversas para la salud, como enfermedades cardiacas y pérdida de audición.[15]

A pesar de los numerosos estudios que demuestran lo perjudiciales que pueden ser para nosotros los entornos que hemos construido, escapar del (¡maldito!) mundo ruidoso y de sus efectos puede ser difícil, pero aún es posible, y podemos utilizar la soledad para crear ese refugio temporal. Todavía hay muchas formas de encontrar consuelo en el planeta Tierra: pasar tiempo en la naturaleza es una de las mejores, por los cambios que fomenta en nuestra atención. Pero, como veremos, lo más importante es encontrar o crear un entorno en el que podamos honrar nuestros sentidos individuales.

Honrar nuestros sentidos

Cualquiera que haya visto a un niño dirigirse a un gran charco en un día lluvioso se dará cuenta de que los seres humanos somos criaturas multisensoriales que disfrutamos con experiencias que involucran plenamente nuestros cinco sentidos principales. Los niños pueden examinar su reflejo en el charco, pisarlo ruidosamente, saborear y sentir las gotas de lluvia en las mejillas y la lengua, y oler el aire húmedo. Pisar un charco puede ser una experiencia alegre y multisensorial en la que los adultos rara vez participamos, pero podemos intentar reproducirla de algunas formas ventajosas. Como mencionamos en el capítulo 7, la práctica de bañarse en el bosque es una de las formas recomendadas y más populares en los últimos años para participar positivamente en las cinco grandes sensaciones: ver, oír, oler, sentir y saborear (Netta, por ejemplo, puede dar fe de las alegrías de atiborrarse de bayas silvestres durante un paseo por el campo).

La investigación ha demostrado lo poderoso que puede ser sintonizar con nuestros sentidos, sobre todo en entornos naturales. Al principio, los investigadores que estudiaban los beneficios de la naturaleza les comentaban a sus participantes que las experiencias en entornos naturales generaban «una combinación única de estados elevados de conciencia y una mayor agudeza sensorial».[16] Desde entonces, se han realizado muchos estudios sobre cómo la contemplación de la naturaleza (sobre todo sus colores y formas) ofrece una serie de beneficios para la salud y el bienestar (entre ellos, sorprendentemente, la alteración de la percepción del dolor).[17-27] Pero es probable que haya algo más que lo que vemos, y algunas investigaciones sugieren que la estimulación simultánea de varios sentidos en la naturaleza puede potenciar estados psicológicos positivos.[28-30]

Un estudio reciente realizado en Boulder (Colorado) por un grupo de investigadores de distintas regiones de Estados Unidos demostró que oír más cantos de pájaros mientras se camina por un sendero mejora la restauración psicológica percibida por los excursionistas. Los investigadores reprodujeron desde altavoces ocultos a la vista de los excursionistas un «coro imaginario» de cantos de pájaro, y luego les preguntaron tanto a las personas que habían recorrido esos senderos como a las que habían caminado por otros no alterados acerca de sus experiencias. Quienes escucharon el canto de los pájaros experimentaron un mayor bienestar (los investigadores creen que el resultado puede estar relacionado con la percepción de una mayor biodiversidad en la zona).[31]

Muchos otros estudios recientes han demostrado que la «tranquilidad natural», incluidos los sonidos del viento, el agua y los animales,[32-35] es una de las principales razones por las que la gente visita y quiere proteger los parques nacionales estadounidenses.[36] Esos sonidos, frente a ruidos antropogénicos como el tráfico y la industria, convencen sistemáticamente a los oyentes. Los sonidos de los paisajes sonoros rurales y los jardines botánicos superan a los de los parques urbanos y los paisajes sonoros urbanos porque, según los investigadores, ofrecen una serie de efectos reconstituyentes.[37-43] Netta, que ha vivido en un entorno suburbano la mayor parte de su vida adulta, se siente muy identificada. Cada vez que se va de excursión al campo, sobre todo a algún lugar donde pueda escapar del ruido de la carretera, el susurro de los árboles y el canto de los pájaros se amplían en su mente: «Y mi cabeza y mi corazón se sienten más ligeros y puedo respirar mejor».

Un número considerable de estudios sugiere también que los sabores y los olores de la naturaleza podrían ser tan importantes como sus paisajes y sonidos. El gusto nos vincula de forma inmediata e íntima con nuestro entorno. Si alguna vez has cultivado tus propias hortalizas, conoces la sensación de autoafirmación y el delicioso sabor que se aprecia. Y cualquiera que haya experimentado una huelga de los servicios de recogida de basuras en pleno verano en Nueva York (Heather está levantando la mano) puede dar fe de que lo que olemos tiene un gran impacto en nuestro estado de ánimo y en nuestra forma de pensar. El uso de los olores para favorecer la salud, o aromaterapia, es una práctica ancestral, pero algunas investigaciones actuales han podido demostrar que los olores naturales agradables (como el de la hierba recién cortada, las flores y la cera de abeja) pueden mejorar el estado de ánimo y el estado de alerta, disminuir el estrés, la ansiedad y la presión arterial, y aumentar los sentimientos de felicidad y calma.[44-51]

En 2019, investigadores del Reino Unido organizaron talleres con casi 200 participantes en dos espacios naturales del centro de Inglaterra para evaluar el impacto, si lo había, del olor de los bosques. Se pidió a los sujetos que registraran sus observaciones a lo largo de una hora de «búsqueda del tesoro en el bosque» en solitario y, durante ese tiempo, hicieron 337 menciones a olores y, en algunos casos, a la (agradable) ausencia de ellos. Aproximadamente el 30 % de esos comentarios relacionaban directamente los olores con el bienestar y, más concretamente, con beneficios físicos, cognitivos, emocionales y espirituales.[52] En cuanto al sentido final, el tacto, hay muy pocos estudios sobre los beneficios «prácticos» de la naturaleza,[53] pero la mayoría de los jardineros que introducen los dedos en la tierra —o los niños que corren descalzos por la hierba— pueden confirmar los efectos positivos de estar físicamente conectados a la tierra de esa manera. Estos beneficios han quedado reflejados en estudios sobre la producción local de alimentos, la jardinería y las relaciones de los niños con la naturaleza.[54-59] Uno de los participantes en nuestra investigación nos explicaba su afición de recoger madera en el pantano que estaba cerca de su casa para después lijarla y esculpir con ella distintas figuritas durante horas en relajante soledad.

231

Los estudios sobre «lugares favoritos» demuestran que muchos adultos encuentran sus lugares felices en entornos naturales, cerca del trinar de los pájaros o del rumor de las olas, posiblemente debido a esa balance sensorial.[60] Más concretamente, las investigaciones han demostrado que personas del Reino Unido, Estados Unidos, Irlanda, Escandinavia y Senegal eligen espacios «naturales» como lugares felices entre el 50 y el 63 % de las veces. Los efectos reconstituyentes de esas experiencias, como la relajación y la autorreflexión, parecen verse reforzados por la frecuencia con que una persona visita su «lugar feliz» en la naturaleza.[61-64] Los investigadores también han descubierto que las mejoras del estado de ánimo experimentadas a solas en ese paraje natural pueden ser tanto momentáneas como duraderas.[65,66] Cuando se le pidió que definiera la soledad en su vida, uno de los sujetos de nuestra investigación, Brian, un inglés de 68 años, pintó una imagen mental tranquilizadora que combinaba tiempo a solas, tranquilidad y naturaleza: «Paz, tranquilidad, tú solo, como si estuvieras pescando, nadie más a tu alrededor, un río precioso, un lugar precioso, pescando. Paz, tranquilidad, tal vez el murmullo de un arroyo. Estar con la naturaleza, estar solo».

Está claro que, para gente como Brian y Lisa, una cabaña aislada con ovejas balando en el campo es un lugar «feliz». Pero, aunque cada vez hay más pruebas de los efectos sensoriales positivos del aire libre, sobre todo cuando se disfruta en soledad, la mayoría de la población mundial sigue viviendo en ciudades y no todo el mundo tiene cerca una vía de escape en un espacio verde. Entonces, ¿qué ocurre si no tienes acceso a un lugar seguro al aire libre o si te sientes más a gusto dentro de casa? ¿Realmente importa dónde estés o lo que hagas en soledad?

Alejarse de la contienda

En nuestra propia investigación, muchas personas nos han contado que su lugar feliz está dentro de su casa, en una biblioteca local o en un lugar de culto cercano. Algunas de las principales características de estas experiencias de soledad, en principio tan positivas como las que se tienen en la naturaleza, es que se trata de espacios sin demandas sociales inmediatas ni otros elementos distractores. No hace falta estar en una zona sin caminos y a kilómetros de la «civilización» para activar los sentidos. Se trata de alejarse del ajetreo de nuestras interacciones cotidianas y sintonizar con algo que nos atraiga. Esto no significa que tengamos que ir al tanque de aislamiento más cercano; de hecho, hace tiempo que los estudios han demostrado que las formas extremas de privación sensorial son perjudiciales. Por el contrario, significa encontrar un lugar que facilite la concentración en nuestro entorno inmediato.

Esto nos lleva a un tema importante en la configuración de la soledad: la tranquilidad. En nuestra investigación, hemos observado que las personas suelen experimentar dos tipos de tranquilidad: interior y exterior. La tranquilidad exterior es la ausencia literal de ruidos (provocados por el hombre) y distracciones de otras personas, y la tranquilidad interior es un silencio figurativo que existe cuando nuestras mentes están en silencio. Los sujetos de nuestra investigación describieron las diferencias en la soledad cotidiana. Algunos logran tanto la tranquilidad interior como la exterior en las prácticas de meditación y atención plena (véase el capítulo 9), mientras que otros pueden encontrar la tranquilidad exterior, pero padecen los efectos del ruido interior o rumiación. Esto ocurre cuando, en ausencia de distracciones externas, los pensamientos negativos dan vueltas en nuestro cerebro como una avioneta quejumbrosa que no termina de aterrizar. Esto crea un entorno mental poco propicio para estar a solas, y puede ser la razón por la que a muchas personas no les gusta la soledad o piensan que no lo están haciendo bien.

Casi todo el mundo tiene problemas con la soledad de vez en cuando, con independencia de dónde se encuentre y de lo que esté haciendo. La mayoría de la gente suele encontrar una solución (en el capítulo 9 hablamos extensamente de la resiliencia en la soledad). Sin embargo, si la rumiación persiste, considera la posibilidad

233

de pasar tiempo con otras personas durante esos momentos. Dicho esto, la soledad no tiene por qué ser una zona exclusiva para el pensamiento positivo. Varios de nuestros sujetos de estudio hablaron de utilizar el tiempo a solas específicamente para procesar pensamientos o emociones difíciles. Una pelea con un amigo, una situación financiera tensa, una desigualdad conyugal y el hecho de no haber sido considerado para un ascenso fueron situaciones que nuestros participantes decidieron procesar durante su tiempo a solas y, en última instancia, con resultados positivos.

Las experiencias tan variadas de los sujetos de nuestra investigación nos han enseñado que no existe un enfoque único para la configuración del espacio en soledad. Lo que uno hace y dónde lo hace es muy particular. La habitación tranquila (o el bosque) de una persona es una cámara de tortura para otra. Por ejemplo, a Elliott, un alemán de 28 años, le encanta alejarse de sus seis compañeros de piso para ir a una habitación vacía donde puede cantar a voz en grito y tocar la guitarra. Ha descubierto que este tipo de tiempo a solas es mucho mejor para él que una excursión por el bosque. De hecho, hace poco hizo un viaje en solitario y no le gustó nada. Mientras estaba solo en la naturaleza, su voz interior no estaba nada tranquila: «¿Por qué estás aquí? ¡Te aburres! La comida del campamento apesta». Su parte favorita de la soledad en el bosque era volver a casa y entretener a sus amigos con divertidas historias sobre sus diversos percances. Dicho esto, para la mayoría de las personas con las que hemos hablado, un lugar feliz en soledad significa encontrar un lugar literalmente tranquilo donde puedan oírse a sí mismos pensar. Cada vez hay más estudios que demuestran por qué es así.

LA QUIETUD (LA HIJA PREDILECTA DE LA TRANQUILIDAD Y LA SOLEDAD)

Como ya comentamos en el capítulo 1, muchas culturas occidentales a lo largo de la historia han relegado a menudo la soledad a los márgenes y han respondido a ella con recelo en el mejor de los casos o con pánico moral y clínico en el peor. Pero, en algunas culturas, los conceptos de soledad y tranquilidad se entienden como un binomio inseparable y se valoran más por ese motivo. Es el caso de Finlandia, donde el etnógrafo de la comunicación Donal Carbaugh investigó cómo entiende la gente la soledad. La vio estrechamente ligada a otra idea: la «quietud» (o *hiljaisuus* en finés), un estado en el que las personas no son perturbadas en sus pensamientos y pueden ser «naturales con facilidad». En un artículo publicado en una revista, Carbaugh y sus colegas lo describían así: «Un escenario cultural finlandés puede configurarse, pues, con la quietud como modo primario, el silencio como norma estructuradora, la gente participando directa y conscientemente en ello».[67]

Los participantes en el estudio de Carbaugh describieron la soledad como un tiempo tranquilo, sin interrupciones, en el que pueden estar en completa soledad o quizá en soledad acompañada, como la que describimos en el capítulo 2, en la que comparten el espacio personal con otra persona. Uno de sus sujetos dijo: «Pasaré una semana en la casa de verano para estar un tiempo a solas [*omissa oloissaan*]. Entre los presentes estaré yo y quizá mi amigo. El objetivo es que los demás sepan que quieres estar solo sin que nadie te moleste. Es una frase muy utilizada. Describe un estado de ánimo, cuando quieres calmarte, alejarte de la agitación de la vida y estar a solas con tus pensamientos».[67]

La cultura china ha tenido una relación similar con la soledad tranquila ligada a una sensación de paz y bienestar. El concepto se inspiró en parte en el filósofo taoísta Chuang Tzu (también conocido como Zhuangzi o maestro Zhuang), que vivió durante el violento periodo de los Estados Combatientes del siglo IV.[68] En sus escritos, cuenta la famosa historia de la Mujer Crookback (una sabia figura femenina que a veces se utiliza para personificar el Tao o «camino»). En ella, revela el secreto de su satisfacción y longevidad: la soledad. «Pon el mundo fuera de ti; pon las cosas fuera de ti; pon la vida fuera de ti; podrás alcanzar el brillo del amanecer y ver tu soledad», dice.[69] Más recientemente, la primera mujer de color en ganar un Óscar a la mejor dirección (2021), la china Chloé Zhao, habló de que «está bien satisfacer nuestra necesidad primaria de silencio». Y añadió: «Y en ese silencio, maravíllate por ti mismo. Descubre por ti mismo. Y nunca tengas miedo de conocerte mejor a ti mismo».[70]

Más allá de la apreciación anecdótica del valor de la quietud, cada vez hay más pruebas científicas de su importancia. La tranquilidad es un fenómeno muy estudiado en las últimas décadas, cuando cada vez resulta más difícil aislarse de la cacofonía de la vida moderna. Estos hallazgos, en algunos casos, se hacen eco de siglos de experiencias vividas en ciertas zonas del mundo, y más recientemente, los crecientes beneficios de la tranquilidad se han generalizado y han dado lugar a algunas interesantes opciones de vacaciones. Pero, antes, ofreceremos algunos datos sobre la ciencia de la tranquilidad.

Peter Suedfeld, psicólogo de la Universidad de Columbia Británica (Canadá), fue quizá el primer investigador en reconocer el valor de la quietud. Su interés por el tema se despertó, según nos contó, cuando examinó estudios de privación sensorial de los años sesenta. En ellos, los participantes privados de estímulos informaban de alucinaciones visuales y auditivas. Pero lo que otros percibían como falta de estimulación, Suedfeld lo veía como sobreestimulación. Los participantes en los estudios llevaban gafas que impedían la visión y guantes que impedían el tacto, y escuchaban un flujo constante de ruido blanco en el laboratorio. Suedfeld creía que esos extremos sensoriales desequilibraban a los participantes en el estudio y no medían con precisión los efectos de formas más leves de privación sensorial.[71-75]

Suedfeld decidió hacer sus propios experimentos y obtuvo resultados muy distintos. Colocó a sus participantes en habitaciones oscuras y silenciosas, pero no empleó otras técnicas de privación de los sentidos. A veces, sus sujetos pasaban largos periodos, incluso varios días seguidos, sin apenas estímulos, pero

236

no experimentaban los problemas mentales que se habían descrito en los trabajos anteriores. De hecho, los sujetos de Suedfeld optaban voluntariamente por *permanecer* en esos entornos en lugar de abandonar los experimentos antes de tiempo cuando se les daba la oportunidad, y algunos participantes informaron de que se sentían mejor después de pasar tiempo en entornos de baja estimulación. Por ejemplo, en un estudio, los participantes afirmaron sentirse menos tensos, enfadados y agotados después del estudio que sus homólogos que permanecieron en entornos de alta estimulación, y también eran más propensos a sentirse lúcidos, amables y vigorosos.[76]

En una conversación reciente con Netta, Suedfeld explicó sus hallazgos desde una perspectiva evolutiva: «El ser humano evolucionó rodeado de naturaleza y no en calles concurridas con coches tocando el claxon y multitudes. Esos sonidos, imágenes y hordas constantes nos mantienen preparados para la acción y conectados para la interacción. Cuando volvemos a la soledad en espacios tranquilos, en cierto modo, volvemos a lo básico». Para fomentar ese retorno, las investigaciones de Suedfeld y sus colegas sobre el tema condujeron al desarrollo de lo que se denomina terapia de estimulación ambiental restringida (REST, por sus siglas en inglés).[76]

Esta terapia implica entornos que carecen por completo, o casi por completo, de estímulos ambientales, como sonidos perceptibles, olores y señales táctiles y visuales.[77,78] La idea básica es dar un respiro a todos los sentidos. Esta terapia se ha utilizado para ayudar a conciliar mejor el sueño y estabilizar a personas con trastorno bipolar, un trastorno psicológico en el que el estado de ánimo de las personas pasa de deprimido a maníaco.[79] En esos estudios, la estimulación ambiental podía restringirse en lugar de eliminarse por completo, de modo que los sentidos de los participantes obtuvieran un respiro a la vez que podían mantener una sensación de conexión con el mundo exterior. En lugar de exigir oscuridad total, los investigadores emplearon una versión

237

más moderada de la privación sensorial con gafas de color ámbar que bloqueaban la luz azul y consiguieron resultados similares.[79]

Aunque la quietud no haya sido hasta ahora una norma cultural en muchos lugares, muchas personas han empezado a comprender su valor y han gravitado hacia entornos que les permiten alcanzarla. A finales de la década de los noventa, la psicóloga escolar Ester Schaler Buchholz escribió de forma significativa sobre sus observaciones clínicas de la soledad tanto en niños como en adultos. Incluso en la bulliciosa ciudad de Nueva York, observó la misma sensación de tranquilidad que buscan los finlandeses, pero en un lugar muy especial: los museos. Describió los museos como lugares a los que la gente acude para explorar en silencio, para buscar su alma o para disfrutar de un ambiente tranquilo y creativo.[80]

La quietud también ha sido observada por investigadores que estudiaron campus universitarios en Inglaterra, Suecia e Italia. Los investigadores descubrieron que, para los estudiantes y académicos que trabajan en el campus, los lugares silenciosos son fundamentales para la reflexión y la recuperación. Históricamente y en la actualidad, la quietud en los campus ingleses se encuentra en las capillas, que fueron diseñadas, según los investigadores, como un «santuario de espacio y tiempo para la quietud, la oración y la contemplación». En Italia, los estudiantes encontraban jardines que los ayudaban a fomentar esa calma. En Suecia, los estudiantes también buscaban espacios tranquilos y apacibles para la reflexión.[81]

Los científicos no solían pensar mucho en el sosiego o el silencio. Los experimentos solían utilizar el silencio como línea de base, o descanso, para medir los efectos de otros fenómenos, como escuchar música. Eso cambió en 2006, cuando dos cardiólogos, uno italiano y otro británico, que estudiaban los efectos de la música en el sistema cardiovascular, hicieron un par de descubrimientos sorprendentes. Curiosamente, mientras que el estilo de música y las preferencias del oyente no parecían tener ningún

238

impacto en la presión arterial, la frecuencia cardiaca o la frecuencia respiratoria de los sujetos de prueba, el tempo de la música (si una pista era rápida o lenta) sí lo tenía.[82]

Lo que más asombró a los investigadores fue lo que ocurría cuando cesaba la música. El silencio de dos minutos en medio de la secuencia musical tuvo un mayor impacto en la reducción de la presión arterial y la frecuencia cardiaca que la música más lenta. «El silencio entre melodías tuvo el efecto relajante más profundo. De hecho, actuaba como si fuera música de frecuencia cero», declaró Bernardi a una revista médica en 2007. Afirmó que el efecto era similar al estado de relajación observado en estudios sobre meditación trascendental. Lo importante es que el impacto del silencio se acentúa por contrastes. «Primero, hay que concentrarse mucho, prestando atención a algo. Luego, cuando sueltas la atención, te relajas mucho», explica Bernardi.[83]

Al igual que la soledad, el silencio no se define por lo que le falta, al menos según nuestro cerebro. Las investigaciones neurocientíficas demuestran que nuestros cerebros están siempre activos y registran fácilmente la diferencia entre ruido y silencio, incluso utilizando una red separada de neuronas para hacerlo.[84] También sabemos que hay distintas zonas del cerebro activas según estemos inmersos en estímulos externos o nos hayamos alejado de ellos. Cuando estamos en estado de reposo, en silencio y quizá en una habitación oscura con los ojos cerrados, nuestro cerebro entra en «modo por defecto».[85] Se trata de una red que incluye partes del cerebro centradas en nuestro mundo interior (en comparación con las que se activan cuando emprendemos tareas externas relacionadas con objetivos). Siempre que no caigamos en la rumiación o el pensamiento negativo repetitivo, es una oportunidad para cambiar de marcha y pensar en el pasado y en el futuro, en uno mismo y en los demás, sin interrupciones. Y es una oportunidad de oro para conocernos mejor a nosotros mismos.[86]

Ahora, los científicos empiezan a generar más datos sobre cómo el silencio puede influir positivamente en la salud. Además de los beneficios cardiovasculares, parece que un descanso del ruido puede reducir el cortisol, la principal hormona del estrés (que aumenta el riesgo de toda una serie de problemas de salud). El silencio también parece mejorar la atención y la concentración. En un estudio reciente, investigadores finlandeses expusieron a docenas de participantes a los sonidos del habla, el ruido o el silencio y comprobaron sus niveles de estrés y su rendimiento en tareas que requerían concentración. Tanto escuchar conversaciones como oír ruido provocó más estrés psicológico y fisiológico que el silencio (el sonido de las voces también hizo que los participantes tuvieran que esforzarse más en las tareas cognitivas asignadas).[87]

En otro trabajo experimental esclarecedor, se pidió a los participantes en un estudio que escribieran dos poemas en silencio. A continuación, dos tercios de ellos escribieron un segundo poema mientras soportaban un «estímulo reductor de la atención», una ráfaga de ruido de ochenta y cinco decibelios (un sonido en el límite superior del ruido aceptable en el trabajo), introducido en el laboratorio. El tercio restante escribió su segundo poema sobre los temas «alegría» o «mariposa» de nuevo en silencio. Los ayudantes, que no sabían si los participantes habían oído el ruido, juzgaron la creatividad y la originalidad de las palabras de los poemas (lo hicieron simplemente contando el número de palabras que no suelen utilizarse para describir la alegría o las mariposas). Los sujetos que escribieron sus segundos poemas en silencio expresaron una mayor creatividad. Los investigadores variaron el tipo y la frecuencia del ruido y descubrieron que el ruido impredecible y el habla inteligible, en contraste con el ruido blanco, eran más perjudiciales para la creatividad.[88]

Algunos de los hallazgos más sorprendentes relacionados con el silencio y la salud humana están vinculados al papel del silencio en la mejora de la memoria y la estimulación del crecimiento cerebral. Diez minutos en una habitación oscura y silenciosa mejoraron el recuerdo de las personas con amnesia entre un 14 y un 49 % (también mejoró la memoria de los no amnésicos entre un

10 y un 30 %).[89] Otro fascinante hallazgo sobre los beneficios del silencio se produjo en 2013, cuando un equipo de investigadores de Estados Unidos y Alemania analizó la pregunta «¿el silencio es oro?». En ese trabajo, se expuso a ratones a distintos sonidos para evaluar los efectos neurológicos de esos ruidos y, en concreto, si provocaban el crecimiento de nuevas células en el cerebro.[90]

Los investigadores de ese estudio descubrieron que todos los sonidos, incluida la música de Mozart, el ruido ambiental del laboratorio y las llamadas de las crías de ratón tenían algunos efectos neurológicos a corto plazo, pero solo el silencio tenía el efecto deseado y duradero. Los ratones que pasaron dos horas diarias en silencio experimentaron un desarrollo celular en el hipocampo, la región del cerebro reconocida como centro de la memoria, de la toma de decisiones y de la integración de las emociones y la cognición. Los humanos no son ratones, por supuesto, pero los hallazgos han suscitado especulaciones sobre la posibilidad de reproducirlos en personas y de que enfermedades incapacitantes del hipocampo, como la depresión y la demencia, puedan beneficiarse del uso terapéutico del silencio.[91]

Tal vez en parte debido a las pruebas cada vez más numerosas de su eficacia, la búsqueda de la tranquilidad se ha convertido recientemente en la corriente dominante. Esto ha dado lugar a interesantes iniciativas para intentar restablecer la paz y la tranquilidad en distintas partes del mundo.[92] En el Reino Unido, la quietud se ha nutrido de un movimiento llamado Silent Space. Se trata de una iniciativa desarrollada por un jardinero que se benefició del tiempo pasado en «silencio natural» y luego se asoció con jardines públicos del Reino Unido y de otros países para reservar unas horas a la semana en las que se anima a los visitantes a apagar los teléfonos móviles, dejar de hablar y escuchar los sonidos de la naturaleza. El objetivo del proyecto es fomentar la inspiración y la creatividad a través de la apreciación de los lugares tranquilos. Los espacios silenciosos no son del todo nuevos y se remontan a los jardines de reflexión del siglo XIX de los que hablábamos en el capítulo 1, espacios gestionados donde la gente tiene la oportunidad de simplemente *pensar*.[93]

Justo antes del inicio de la pandemia de COVID-19, los retiros silenciosos se estaban volviendo inmensamente populares, especialmente entre las élites tecnológicas estadounidenses. El *New York Times*,[94] el *Wall Street Journal*[95] y *Fast Company*[96] publicaron historias en 2019 sobre la creciente popularidad de cambiar los días de mucho estrés y sonido ambiental por días silenciosos y contemplativos. Cambiar al «modo silencioso» se estaba convirtiendo en una condición tan buscada que había planes para construir nuevos complejos silenciosos multimillonarios en Silicon Valley y más al norte, en el estado de Washington. Actualmente, cuando el mundo ya ha regresado a su ritmo y volumen prepandémicos, no cabe duda de que este tipo de retiros volverán a ser populares. Otras terapias que están apareciendo en casi todas partes (y que requieren mucho menos tiempo y dinero) son las llamadas sesiones de REST en cámara, recomendadas por los investigadores hace décadas, en las que la gente permanece tumbada en una habitación oscura entre veinticuatro y cuarenta y ocho horas, así como el descanso en flotación. Este último consiste en balancearse en solitario en un tanque lleno de agua caliente durante treinta y cinco minutos o más.[77,97] Antes de que empezaran a aparecer tiendas que ofrecían flotadores silenciosos, los investigadores construyeron cámaras de descanso en flotación en laboratorios fabricando líquido flotante con agua y sal de Epsom, apagando las luces y eliminando todos los ruidos. Los estudios mostraron una reducción del estrés de los participantes y también registraron sus sensaciones de relajación profunda.[98] Un experimento controlado colocó a un grupo de participantes de entre 20 y 30 años en tanques de flotación y los comparó con un segundo grupo colocado en otra condición relajante.[99] A los participantes de este último grupo se les pidió que se sentaran en una silla reclinada en una habitación en penumbra y con poco ruido. Ambos realizaron la actividad durante treinta y cinco minutos en diez ocasiones, y los investigadores midieron su cortisol (hormona del estrés) antes, durante y después del tratamiento.

Los resultados del estudio mostraron que los que flotaban tenían menos cortisol que los que se reclinaban (que también experimentaron un descenso notable de las hormonas del estrés), lo que sugiere que estaban más relajados. En otro experimento muy similar, la flotación redujo la presión arterial de catorce adultos jóvenes en comparación con sus compañeros de la misma edad en una sala de control.[100] Los primeros estudios sobre el descanso en flotación contaban con muy pocos participantes y, por tanto, sus conclusiones podían ser poco fiables, pero una revisión reciente de 25 estudios existentes con un total de 449 adultos de entre 20 y 45 años encontró buenas razones para creer que es útil para reducir el cortisol y para la relajación y el bienestar autodeclarados.[78]

Los experimentos con tanques de flotación también parecen indicar que la quietud y la oscuridad son valiosas en la soledad. Por supuesto, el «ruido» puede ser algo más que auditivo: puede inundar nuestros ojos desde una pantalla. La comprensión de los efectos de estos estímulos ha dado lugar a otra tendencia de bienestar cada vez más popular: la terapia de oscuridad.[101] Los retiros de oscuridad (que tienen sus raíces en el budismo tibetano y otras tradiciones religiosas)[102] están surgiendo en distintas partes del mundo, como Oregón, la República Checa y Guatemala.[103,104] Un retiro en la República Checa incluye una «villa de la oscuridad» en la que los visitantes pasan una semana o más solos y en completa oscuridad (sin dejar por ello de seguir con sus rutinas diarias, aunque quizá de forma desordenada).[105] Se dice que este tipo de privación agudiza los sentidos, estimula la creatividad y previene diversos trastornos y enfermedades.[105] Miles de años de anécdotas avalan estos resultados, pero la ciencia que respalda estas afirmaciones sigue siendo escasa.

Si la oscuridad y el silencio te parecen formas demasiado radicales de soledad o un retiro de varios días no es lo tuyo (ni se ajusta a tu presupuesto), no eres el único. No obstante, los extremos

243

no son necesarios para aprovechar al máximo las ventajas de bajar el volumen del mundo. Podemos crear nuestros propios santuarios silenciosos u oscuros —e incluso nuestros propios baños de flotación— para disfrutar de ellos durante una hora o unos pocos minutos y seguir cosechando los beneficios de la quietud y el silencio.

Independientemente de si actualmente encontramos valor en el silencio o la quietud y en los entornos que los fomentan, tenemos que reconocer que tienen efectos mensurables en nosotros mismos y en la Tierra (véase el cuadro 8.1). En términos más generales, equilibrar nuestros sentidos del modo que hemos comentado también tiene un valor verificable que es fundamental tener en cuenta a la hora de plantearnos el qué, dónde, cuándo y cómo de la soledad cotidiana en nuestras vidas. Eso no significa que sea fácil lograr una soledad positiva en cualquier entorno o condición, y en el capítulo 9 profundizamos en quién se desenvuelve bien en el tiempo a solas y por qué, ofreciendo lecciones para todos sobre la resiliencia en ese espacio.

Cuadro 8.1. La COVID-19 y la quietud

Las restricciones gubernamentales impuestas durante la pandemia de COVID-19 paralizaron casi por completo la actividad humana a principios de 2020. Durante ese cambio, como hemos mencionado antes, muchas personas se dieron cuenta de que les gustaba quedarse en casa, reducir los horarios y tener más tiempo libre.[106] Muchas personas también reconocieron el valor de la soledad como nunca antes y se comprometieron a mantener esa experiencia cuando las sociedades comenzaran a abrirse de nuevo.[107] Del mismo modo, la gente fue capaz de escuchar los sonidos de la naturaleza, durante mucho tiempo amortiguados por el estruendo de la industria humana, y disfrutó de la tranquilidad donde nunca antes la había experimentado.[108] Se equilibraron los sentidos, se sinto-

244

nizaron nuevas frecuencias y, para muchos, eso ayudó a crear una especie de barrera aislante entre ellos y los horrores del mundo exterior. Les permitió ver, al menos durante un tiempo, un resquicio de esperanza en los nubarrones que se cernían sobre la humanidad.[108]

Durante ese tiempo, de hecho, el mundo se volvió históricamente silencioso. El jaleo que montan los humanos en épocas no pandémicas es, por supuesto, significativo, y esa actividad provoca vibraciones que pueden medirse como ondas sísmicas de alta frecuencia en el suelo.[109] En un artículo publicado en *Science* en 2020, un grupo internacional de sismólogos de 33 países ilustra cómo las medidas de aislamiento impuestas al principio de la pandemia provocaron una disminución sustancial del «ruido sísmico» en todo el mundo, hasta un sorprendente 50 %. Durante los primeros meses, en los que casi todo el mundo se quedó en casa, los investigadores pudieron seguir una ola de tranquilidad que empezó en China y luego se extendió por Europa, América y el resto del mundo.[110]

Científicos especializados en acústica de Singapur, San Francisco, Nueva York, Londres y otras ciudades también empezaron a comparar las grabaciones de sonido prepandémicas con las realizadas en los mismos lugares durante el apogeo de las restricciones de circulación.[111] Dado que la mayoría de las calles de las ciudades están abandonadas, es comprensible que el contraste entre las grabaciones sea muy marcado. Por ejemplo, dos clips tomados como parte de un estudio del paisaje sonoro por investigadores del University College de Londres en la plaza exterior del museo Tate Modern comparan el mediodía de mayo de 2019 con el mediodía de abril de 2020. En el clip de 2019 predomina un parloteo ruidoso interrumpido por los gritos de los niños, mientras que, en el de 2020, solo se capta el canto de los pájaros y el sonido de la brisa.[112]

Mucha gente notó este cambio sísmico: la ausencia de trenes retumbando en las vías, de aviones rugiendo en el cielo y de coches y camiones quejándose sin cesar sobre el asfalto. Para algunas personas, especialmente en las ciudades, el sonido del silencio era comprensiblemente triste e inquietante, al menos al principio. Pero, en medio del inmenso sufrimiento humano, había, para mucha gente, una paz recién descubierta. Abrir una ventana en una ciudad y oír el canto de los pájaros, normalmente ahogado por un autobús urbano, era una señal de esperanza y ofrecía algo palpable sobre la resistencia de la naturaleza, y quizá de nosotros mismos como parte de ella.

Los confinamientos transformaron la experiencia auditiva en las ciudades en cuestión de días, según declaró el artista sonoro Stuart Fowkes a *The Guardian* en 2020. Durante ese tiempo, un hombre de Varsovia le dijo que podía oír el canto de los pájaros, algo que jamás escuchó antes en el salón de casa. Fowkes, también fundador del proyecto sonoro global Cities and Memory, con sede en Oxford, que recopila grabaciones de campo de todo el mundo, afirmó: «Uno de los pocos aspectos positivos de esta situación es que la gente está empezando a reconectar un poco con la naturaleza y a darse cuenta de los sonidos que normalmente quedan ahogados a su alrededor».[113] Paavo Virkkunen, director ejecutivo de la oficina de turismo finlandesa, se hizo eco de ese sentimiento (más de una década antes, la oficina de turismo había lanzado una popular campaña centrada en la tranquilidad como una de las mejores cosas del país). En una entrevista para la BBC en 2020 dijo: «El silencio es uno de esos valores que necesitas para ayudarte a separar lo esencial de lo no esencial de la vida. Cuando acabe el encierro, echaré de menos el silencio extra que hemos tenido».[114]

Esta ruidosa *anthropause*, como empezaron a denominarla algunos científicos, también tuvo efectos medibles en el mundo animal no humano.[115] Los relatos de animales salvajes que «reclamaban» zonas densamente pobladas —como los ciervos que recorrían las calles del este de Londres y las cabras que se desplazaban en rebaños en un pueblo galés— se convirtieron en fuente de fascinación y estudio. El efecto sobre la avifauna fue especialmente profundo. A partir de los registros de más de 4,3 millones de aves observadas por voluntarios entre marzo y mayo de 2017 y 2020 en Canadá y Estados Unidos, los investigadores de esos países hicieron algunos hallazgos notables. De las 82 especies de aves en las que se centraron, el 80 % aumentó en número en los hábitats urbanos durante los confinamientos en comparación con los periodos prepandémicos.[116]

Ver cómo la naturaleza se imponía con tanta decisión en los espacios desocupados por los humanos tuvo un efecto duradero en algunas personas. Y el simple hecho de poder concentrarse en la naturaleza sin interferencias hizo que otros reconocieran, o recordaran, nuestra conexión con el mundo natural. Ada Limón, vigesimocuarta poetisa laureada de Estados Unidos, habló de observar y escribir sobre la vida salvaje durante los cierres y de la experiencia de estar a solas —pero no solos— con el mundo natural: «Creo que la idea del aislamiento y la soledad es algo que realmente quería analizar e investigar: "¿Estoy sola?". No sé si estoy sola, ¿qué significa eso? Ser capaz de ser el observador, pero también darme cuenta de que los animales, cuando sales de casa, te están observando, son los mismos tres cuervos y tenemos esta experiencia cada mañana. Empecé a sentirme como si estuviera en comunidad». Limón habló también de un silencio interior que le permitía acompañar a los demás en su mente: «Estaba en comunidad con estos otros, y algunos de los otros eran antepasados y recuerdos que están conmigo todo el tiempo. Y creo que empecé a desentrañar eso, a formar parte de algo más grande. Y me sentí muy reconfortada».[117]

Otras personas también utilizaron esa súbita calma exterior para acceder a un silencio interior en el que encontrar el ancho de banda necesario para afrontar el caos y la pérdida en sus caminos.

Algunos, como el escritor Thomas McKean, que vive en el East Village de Nueva York, echan ahora de menos ese puerto seguro y esos momentos de calma en medio de la tormenta. En mayo de 2021, escribió en *Nation*: «Me siento culpable por ello, pero sigo sintiéndolo: hay una parte de mí que echa de menos los días más oscuros de la pandemia. Echo de menos la tranquilidad, la extraña paz, las calles vacías. Esta había sido la luz brillante del cierre en una ciudad ruidosa: la relativa tranquilidad; menos coches y camiones, menos multitudes gritando al teléfono móvil y saltando de bar en bar a todas horas. Por necesidad, pasábamos más tiempo en casa, así que al menos nuestros hogares eran realmente un refugio (si no se tenía en cuenta el interminable trasiego de ambulancias). Podía sentarme en el salón de mi casa, contemplar el Empire State Building (mi tranquila atalaya durante décadas) y, después de golpear las cacerolas a las siete, sentirme arropado por la tranquilidad, seguro en el silencio».[118]

Capítulo IX

¿PODEMOS UTILIZAR LA SOLEDAD PARA MEJORAR?

A principios de abril de 2020, el artista callejero Kevin Knutson,[1] alias *Kreau*, caminaba desde su apartamento en la zona de Capitol Hill de Seattle hasta un pub cercano, cerrado y tapiado. Las calles estaban casi desiertas; la pandemia seguía siendo desconocida, y se había ordenado a todo el mundo que se aislara. En pocas semanas, había visto cómo su barrio se silenciaba y sus vecinos se encerraban en sus casas: «Había mucho miedo e incertidumbre».[2]

Aquella fresca y nublada mañana de primavera, Kreau pasó entre docenas de escaparates revestidos de madera contrachapada hasta llegar a uno en East Pike Street. Dejó su mochila llena de sprays de pintura y un montón de plantillas que había pasado días diseñando y recortando. Tardó varias horas en pintar un tríptico y, cuando terminó, la imagen central era la de un hombre sentado en el suelo, con las piernas abiertas y los brazos asomando a través de una caja de cartón que le cubría la cabeza.

Un par de semanas después, Kreau recreó esa imagen, mucho más grande, en otra ventana tapiada con la frase «imaginación, no aislamiento». Una burbuja de pensamiento sobre la cabeza del hombre decía ahora: «No me molestes cuando estoy en mi___». El mural pretendía ser esperanzador y, en cierto modo, útil: en lugar de sentirnos aislados en la soledad, podíamos verla como una oportunidad y aprovecharla para lo que quisiéramos. Para Kreau, esa simple caja, símbolo de comodidad y creatividad en la infancia, podía ser mucho más que eso (una máquina del tiempo, un robot o un cohete). Según le comentó a Heather años después: «La imaginación, o la capacidad de soñar o abstraer pensamientos y conceptos, es un lugar seguro». Kreau creía entonces, al igual que siempre, que la creatividad puede apaciguar la incertidumbre de la soledad: «No desesperes, dedícate activamente a otra cosa».[2] Ese mensaje inspirador llegó a la gente y, junto con otros murales edificantes pintados en Seattle en respuesta a las restricciones de la pandemia, apareció en *The Guardian* en abril de 2020.[3]

Con pandemia o sin ella, Kreau se conforma con estar solo, pero entiende que otros lo pasen mal: «Si me dejaran a mi aire, estaría solo en casa la mayor parte del tiempo; no me importa demasiado, pero siento que mi comunidad se resiente». Y es que la soledad es un espacio dinámico en el que se piensa mucho, lo que puede convertirla en una experiencia dura o asombrosa. La mayoría de la gente se enfrentó a cierto grado de incertidumbre durante ese tiempo, y algunos se inclinaron naturalmente hacia pensamientos que inducían a la ansiedad sobre la salud o la inseguridad económica. Knutson quería que supieran que no eran los únicos que estaban solos, sino que se trataba de experiencias compartidas: «Tenía la sensación de debía decirle a la ciudad que todavía hay gente aquí. A pesar de que parece una película de zombis, todavía hay un latido más allá de estos muros».

Fue entonces cuando se sintió impulsado a compartir sus obras de solidaridad, sanación, esperanza y resiliencia. Para Kreau, la pandemia imponía restricciones a las salidas y la obligación de mantener las distancias, pero, por lo demás, no había reglas. Era una oportunidad de hacer algo por uno mismo y por sus vecinos, y un espacio seguro para pensar y soñar de un modo que puede llevarnos de lo mundano a lo extraordinario. Kreau quería ayudar a la gente a salir de su miedo y su miseria, aunque solo fuera durante un rato, y los animaba a utilizar su capacidad de curiosidad y creatividad para ver la soledad como una oportunidad y no como una carga.

La posibilidad de crear durante la pandemia fue un privilegio, sin duda, pero también un salvavidas para muchas personas. Aprender algo nuevo, mejorar las habilidades o simplemente estirar los músculos de la imaginación en general fueron estrategias que muchos emplearon para contrarrestar los sentimientos de estrés, soledad y aislamiento.[4-7] No todas esas personas estaban solas (muchas solo se sentían así), y tener ambiciones artísticas era un mecanismo de supervivencia para enderezar sus vidas. La escritura creativa, la cocina, la costura, el aprendizaje de un nuevo idioma o el baile eran aficiones populares y, con tiempo libre, la oportunidad de aprender lo que uno quisiera incluso despertaba en algunas personas un sentimiento infantil de entusiasmo.[8-10]

Durante ese tiempo, en nuestro Proyecto Soledad, mientras otros investigadores se centraban en saber quién sufría el impacto del aislamiento social, nosotros nos interesamos por aquellos que no padecían ese sufrimiento: personas, como Kreau, que se sentían bien e incluso mejoraban en soledad. Queríamos saber qué les motivaba. Las actividades que realizan las personas, su naturaleza como individuos y su mentalidad hacia la soledad son factores que afectan a su resiliencia cuando están a solas. En resumen, estos datos nos permiten saber quiénes son las personas con más posibilidades de obtener experiencias positivas a través de la soledad y por qué es así, y esa información puede ayudar a otras personas a encontrar un punto de apoyo en ese ejemplo.

Para hablar de los factores que fomentan la resiliencia en la soledad es útil examinar primero lo que significa la resiliencia psicológica en general. El término *resiliencia* se originó en las ciencias físicas (el estudio de los sistemas no vivos) a principios del siglo XIX, cuando se utilizó para describir la cualidad de las sustancias elásticas, aquellas que rebotan tras la compresión u otras formas de distorsión.[11] Mucho más tarde, en la década de los cuarenta, psicólogos y psiquiatras adoptaron el concepto y lo utilizaron para sugerir que las personas también pueden ser «elásticas» cuando están sometidas a «compresión». La idea era que las personas sometidas a estrés también pueden recuperarse y volver a su estado inicial anterior a la presión.[12,13]

Los primeros investigadores de la resiliencia psicológica querían entender cómo y por qué algunos niños tienen problemas de desarrollo. Se dieron cuenta de que no todos los niños respondían de la misma manera a acontecimientos difíciles en sus primeros años de vida (como la acogida en hogares, el maltrato infantil y la pobreza). Algunos permanecieron descarrilados durante años en comparación con el desarrollo de sus compañeros, mientras que otros parecían capaces de recuperarse de esas condiciones adversas: eran resilientes frente a esa adversidad.[14] El estudio de la resiliencia se ha ampliado para incluir a todos los grupos de edad y muchos factores estresantes diferentes, pero el concepto sigue siendo el mismo.[15] La Asociación Americana de Psicología (APA) lo define ahora como «el proceso y el resultado de adaptarse con éxito a experiencias vitales difíciles o desafiantes, especialmente mediante la flexibilidad mental, emocional y conductual y el ajuste a demandas externas e internas».[16] La APA también va un paso más allá al sugerir que la resiliencia está marcada por el crecimiento personal resultante de la superación de esa adversidad.

Como investigadores, cuando hablamos de resiliencia en la soledad, nos basamos en ese concepto y definición generales, pero con un contexto adicional. Sugerir que la resiliencia es necesaria en soledad implica que hay adversidad o estrés que superar, y potencialmente lo hay para algunas personas. A lo largo de nuestra investigación hemos visto que muchas personas buscan los beneficios de pasar tiempo a solas, mientras que otras evitan la soledad como si fuera la peste. Aunque no sabemos con exactitud qué parte de la población lucha contra la soledad o prospera en ella, sí sabemos que nadie la encuentra positiva todo el tiempo. Sabiendo que la soledad a veces puede ser un reto, pero que hay maneras de ejercer potencialmente la resiliencia, estamos en una mejor posición para evaluar cómo lo estamos haciendo y decidir si es el momento de abandonar el barco (¡llama a un amigo!) o seguir en ese estado.

¿Con qué recursos contamos para ser resilientes en soledad? Si nos fijamos en la ciencia de la resiliencia, sabemos que algunas personas son más elásticas por naturaleza,[17] aunque esos mecanismos siguen siendo en gran medida un misterio. También sabemos que los «determinantes sociales», como el estatus socioeconómico, el nivel de educación, el entorno físico, el alcance de las redes de apoyo social y otros factores, influyen en nuestra capacidad para afrontar un reto.[18] Si los astros se alinean y nacemos con ventajas genéticas o sociales, es increíble, pero hay mucha gente que no las tiene. ¿Tienen esas personas la posibilidad de lograr una mayor adaptabilidad y fortaleza mental? Afortunadamente sí. Los estudios demuestran que la adaptación positiva, o mayor resiliencia, puede practicarse y cultivarse, casi como un músculo que puede fortalecerse para aumentar la fuerza y la flexibilidad.

Dicho esto, la resiliencia *no* significa apretar los dientes y seguir adelante sin tener en cuenta los costes psicológicos. Como investigadoras y seres humanos empáticos, aceptamos la idea de adquirir y ejercitar la resiliencia en soledad de forma realista y con humildad, sabiendo que no siempre es factible o saludable sobreponerse a algo. Si una persona padece una enfermedad grave como la depresión, no es aconsejable seguir adelante en soledad. Una de las principales cosas que hace que las personas seamos resistentes es la calidad del apoyo social que tenemos.[19-22] Si estar solo nos parece algo imposible, tal vez reforzar nuestras redes sociales de apoyo sea más necesario que sentarnos solos con pensamientos circulares. En última instancia, pasar tiempo en soledad debe ser un acto de autocuidado. Así que, si en lugar de eso se siente como un acto profundamente doloroso, hay que reconocerlo y resolverlo.

Por supuesto, ser resiliente tampoco significa esquivar de alguna manera la adversidad o emplear la insensibilidad para evitar la incomodidad o el dolor. Hay momentos en los que tenemos que seguir adelante —y, en última instancia, queremos hacerlo— para pasar de un lugar de riesgo a otro de recompensa, de la semilla al retoño. En esos casos, hemos descubierto en nuestra investigación que las personas que prosperan en soledad coinciden en algunos aspectos importantes con lo que hace que la gente sea resistente en general.[23] Y los factores y acciones que fomentan y construyen la resiliencia en la soledad también parecen coincidir con lo que ayuda a la gente a recuperarse, en general, ante las dificultades. En este capítulo abordamos algunos de estos factores, como la personalidad, la motivación, la mentalidad y la curiosidad, entre otros. Por supuesto, no solo nos interesa soportar la soledad, sino también beneficiarnos de ella, por lo que también hablamos de lo que hemos aprendido de algunas superestrellas de la soledad sobre el uso del tiempo a solas para aumentar el bienestar general.

¿QUIÉN SUFRE ESTANDO A SOLAS, POR QUÉ Y QUÉ PUEDE HACER AL RESPECTO?

El predictor más fiable que tienen los investigadores para la resiliencia en el tiempo en soledad es la propia motivación para descubrir y tener experiencias positivas en ese espacio.[24] Pero ¿qué ocurre si alguien carece de una fuerte motivación para pasar tiempo en soledad porque, en general, se siente inseguro o infeliz allí? Son bastantes las personas que se sienten de este modo, y la investigación sobre el sentimiento de soledad —y la sociedad en general— está plagada de ellas. Esto se debe en gran parte a que los pensamientos que podemos tener en soledad son variados y cambiantes. Thuy-vy describe el tiempo a solas en nuestra cabeza como una «cámara de pensamientos que resuenan en nuestra mente». Pueden ser positivos y fortalecedores, o negativos y contraproducentes, como en el caso de la preocupación o la rumiación.[25-27] En cualquier caso, nuestro mundo interior puede amplificar esas emociones y hacer que la soledad sea increíble para algunas personas y una pesadilla para otras.

Blaise Pascal, matemático y filósofo religioso del siglo XVII, observó en sus contemporáneos una incomodidad con la ociosidad y un malestar con la soledad, y vio en ello la raíz de su descontento: «He descubierto que toda la infelicidad de los hombres se debe a un solo hecho: que no pueden permanecer tranquilos en su propia alcoba».[28] Podemos pensar en la alcoba de Pascal como si fuera literalmente una habitación o, de manera figurada, como si se tratara de la mente, tal y como lo entiende Thuy-vy. Al mismo tiempo, Pascal creía, como nosotras, que es valioso dedicar tiempo a sondear el potencial de esa quietud (aunque la mayoría de nosotros no estemos elaborando la moderna teoría de la probabilidad, como hizo Pascal). Para sacudirnos nuestras reticencias y acceder a una soledad positiva, merece la pena intentar comprender qué es aquello que mina nuestra capacidad de habitar felizmente en nuestra propia habitación.

Algunas investigaciones sugieren posibles trampas para un tipo particular de pensamiento sin rumbo conocido como divagación mental, o soñar despierto, que puede ser una ocurrencia común en la soledad.[29] Cuando estamos solos, es inevitable que nuestra mente divague: es una capacidad exclusivamente humana y extremadamente poderosa. ¿Esa falta de concentración y estructura es buena o mala? Actualmente, la ciencia sobre el efecto del tiempo de inactividad no estructurado en el bienestar ofrece una respuesta ambigua. Esto puede deberse a que los conceptos de aburrimiento, divagación mental y ensoñación —todo tipo de pensamiento independiente no relacionado con estímulos externos— se han mezclado en la sopa de la psicología y la neurociencia modernas.[30] Pero merece la pena destacar algunos de esos hallazgos (aparentemente) contradictorios de la investigación para averiguar qué conceptos y creencias han dominado la retórica en

255

torno al aburrimiento y la ensoñación, y qué ideas merece la pena revisar en el contexto de la soledad.

La centenaria afirmación de Pascal de que la incapacidad de sentarse con los propios pensamientos causa «dolor» mental a algunas personas ha sido corroborada por varios estudios ahora famosos. Un artículo de 2010 titulado «A Wandering Mind Is an Unhappy Mind», elaborado por investigadores de Harvard sobre el coste emocional de la mente errante,[31] se hizo viral en el momento de su publicación. Para el experimento masivo, los investigadores desarrollaron una aplicación de smartphone para realizar un «muestreo de experiencias», es decir, capturar los pensamientos, sentimientos y acciones de los participantes en tiempo real. El proyecto sigue en marcha, pero en el momento de publicar el trabajo, su base de datos contaba con un cuarto de millón de muestras de unas 5000 personas (de 18 a 88 años) de más de ochenta países. Descubrieron que los sujetos pasaban hasta la mitad de sus horas de vigilia soñando despiertos. Independientemente de en qué pensaran durante ese tiempo, la mayoría de los encuestados se sentían infelices cuando se desviaban de la tarea que tenían entre manos.

Varios años después, otra serie de estudios sobre el aburrimiento saltó a los titulares de todo el mundo.[32] En ese trabajo, investigadores de la Universidad de Virginia y la Universidad de Harvard reclutaron a cientos de estudiantes universitarios y miembros de la comunidad (de 18 a 77 años) para participar en once estudios diferentes. En varias rondas, los participantes permanecieron sentados en una sala de laboratorio escasamente amueblada y sin distracciones externas (ni teléfonos móviles, ni bolígrafos ni papel) entre seis y diecisiete minutos. Se les indicaba en qué debían pensar durante ese tiempo o se les pedía que reflexionaran sobre lo que quisieran. En los seis primeros estudios, y en ambos escenarios, el 58 % de los participantes calificó la dificultad de la tarea en o por encima del punto medio de una escala de nueve puntos, y el 42 % dijo haber disfrutado por debajo de ese mismo punto medio. En el séptimo experimento, se repitieron todas las condiciones, salvo que los sujetos pasaron ese periodo de inactividad en sus propias casas (el 32 % admitió haber hecho trampas buscando estímulos externos). Aunque el escenario había cambiado, los resultados fueron similares: la experiencia de estar solos y pensar libremente hizo infelices a muchas personas.[33]

En rondas posteriores, las cosas se pusieron interesantes. Se dejó a un grupo de participantes en una sala de laboratorio durante quince minutos, pero con una fuente potencial de estimulación: podían pulsar un botón que les haría recibir una descarga eléctrica leve. Al principio de esos experimentos, todos los participantes tenían una idea previa de lo que se sentía al recibir la descarga, y la mayoría había dicho que pagaría dinero para no volver a sentirla. Sin embargo, el 25 % de las mujeres (seis de veinticuatro) y el 67 % de los hombres (doce de dieciocho) prefirieron electrocutarse a quedarse de brazos cruzados y pensar. (Se sospecha que más hombres optaron por las descargas en parte porque son más propensos a la «búsqueda de emociones» o «búsqueda de sensaciones».[34] Hay que tener en cuenta que, para algunos, el hecho de divagar mentalmente puede haber sido positivo, y la descarga puede haber representado una estimulación «divertida» en algún nivel).

¿Por qué algunas personas se causan dolor a sí mismas en lugar de dejar que su mente divague a solas? Nadie lo sabe a ciencia cierta, pero existen diversas teorías al respecto, como que la mente humana se desarrolló para «escanear» continuamente el entorno en busca de amenazas y oportunidades y puede experimentar malestar o descontento sin nada que vigilar. Otros científicos que respondieron al estudio sugirieron que la inacción forzada puede privarnos de un sentido y un propósito, un ingrediente clave para el bienestar. Consideraron que, por muy desagradable que fuera, administrarse una descarga eléctrica daba a los participantes en el estudio algo que hacer.[35]

Estos hallazgos sobre las posibles desventajas de soñar despierto distan mucho de los cimientos de la investigación que Jerome

257

Singer sentó en los años cincuenta y sesenta. Cuando Singer empezó a estudiar la ensoñación, otros psicólogos la consideraban patológica, pero él sospechaba que había algo más. Dedicó su carrera a documentar los riesgos frente a los costes de la ensoñación, pero sobre todo la estudió como una experiencia humana normal y común que puede ser enormemente positiva y productiva.[36-43] Algunos estudios actuales han empezado a revisar el trabajo de Singer y están redescubriendo la riqueza de sus conclusiones.

Más recientemente, James Kaufman, profesor de la Universidad de Connecticut,[44] ha liderado el campo de la comprensión de que somos creativos e imaginativos todos los días.[45-47] En una conversación reciente con Netta, Kaufman también especuló con la posibilidad de que la soledad ayude a la creatividad precisamente porque el tiempo a solas permite a la mente divagar e «incubar» ideas. Añade que la creatividad cotidiana tampoco requiere perfeccionar una habilidad durante cientos de horas de práctica; la gente puede hacerlo fácilmente con un poco de espacio para pensar (más sobre esto más adelante).[48]

En los últimos años, la ciencia de la «distanciación» se ha matizado y algunos investigadores están volviendo a la idea de que puede servir para algunos fines importantes y mejorar la experiencia de ser humano. Por ejemplo, investigadores de Estados Unidos, Alemania y Canadá reprodujeron, hasta cierto punto, el experimento masivo de la aplicación de Harvard. Sus hallazgos de 2013 coincidieron en gran medida con los del estudio anterior, pero sus análisis posteriores revelaron un «beneficio para el estado de ánimo de tener episodios interesantes de vagabundeo mental». En resumen, el estado de ánimo de los participantes era positivo cuando soñaban despiertos sobre los temas que más les interesaban.[49]

Siglos de anécdotas sugieren que dejar de lado un problema durante un tiempo y hacer algo completamente distinto (y mucho más fácil) puede dar lugar a una solución. Pero solo en la última década, más o menos, la ciencia ha respaldado esa hipótesis.

258

Como mencionamos en el capítulo 4, la incubación creativa tiene lugar en la red por defecto del cerebro, donde también se produce el vagabundeo mental. Moshe Bar, exdirector del Laboratorio de Neurociencia Cognitiva de la Facultad de Medicina de Harvard y autor del libro *Mindwandering*, ha demostrado en su obra cómo la creatividad, la incubación y la divagación mental se apoyan mutuamente. «La creatividad requiere incubación, y la divagación mental la fomenta. Por lo tanto, la creatividad depende de la divagación mental amplia y expansiva», afirma Bar.[50]

En muchos estudios interesantes se ha relacionado la divagación mental con el aumento de la creatividad (incluida la capacidad para resolver problemas). Un estudio con 145 personas de entre 18 y 32 años, realizado también por investigadores de Alemania, Canadá y Estados Unidos, demostró una gran mejora de la creatividad en determinadas condiciones. A los participantes se les encomendó una tarea denominada usos inusuales en la que, por ejemplo, debían idear el mayor número posible de usos para un clip en dos minutos. A continuación, pasaron a una de cuatro condiciones: descansar, no descansar, realizar una tarea exigente o realizar una tarea poco exigente. Los sujetos que se dedicaron a tareas externas simples que permitieron que sus mentes vagaran superaron con creces a sus compañeros en la resolución creativa de problemas.[51] En una investigación de seguimiento publicada en 2019, físicos y escritores profesionales que fueron estudiados durante un periodo de una a dos semanas informaron de que el 20 % de sus ideas más importantes relacionadas con el trabajo se gestaron mientras sus mentes realizaban «vagabundeos mentales espontáneos e independientes de la tarea».[52] Otro estudio más reciente, realizado por investigadores de la Universidad de Virginia, sobre el llamado efecto ducha (el fenómeno que consiste en tener grandes ideas mientras uno se enjabona) reflejaba esos hallazgos anteriores.[53] Por último, uno de los beneficios potenciales más profundos de soñar despierto es que, cuando tenemos la cabeza en las nubes y estamos menos preocupados por el mundo exte-

259

rior, viajamos en el tiempo, revisitando el pasado e imaginando el futuro.[54] Durante ese tiempo, por lo general, nos convertimos en el centro de esos pensamientos mediante lo que se denomina «planificación autobiográfica», y ese proceso puede afectar positivamente al bienestar. Es durante estos momentos cuando obtenemos significado, damos sentido a lo que hemos visto y hecho, y alimentamos la comprensión de quiénes somos en el mundo.[55,56]

La conclusión sobre la soledad y el pensamiento ocioso es que si elegimos soñar despiertos y dar a nuestros cerebros alguna dirección suave (Bar lo llama «divagación mental dirigida»), tendremos el potencial de mejorar el tiempo a solas y combatir cualquier aburrimiento adormecedor o intimidante falta de rumbo. Entonces, en lugar de ser un viaje por un desierto estéril, esa pausa intencionada puede desembocar en un oasis de creatividad. Eso es totalmente cierto para el artista Kreau, a quien conocimos al principio del capítulo, y para muchos de nuestros sujetos de investigación que recurren a la soledad para dejar que sus mentes exploren territorios nuevos e inexplorados en la seguridad de su propia soledad.

¿QUIÉN DISFRUTA DE LA SOLEDAD Y POR QUÉ?

El tipo de soledad que la mayoría de nosotros experimentamos a diario (lo que llamamos «soledad cotidiana») es esencialmente un estado neutro, ni bueno ni malo. Es un recipiente vacío a la espera de ser llenado con lo que decidamos llenarlo. En ese sentido, no puede hacernos sentir mal o bien por sí misma; simplemente actúa como un espejo que refleja lo que traemos a ella, lo que experimentamos en ella y lo que nos llevamos de ella.

La razón por la que algunas personas experimentan la soledad como un espacio positivo se debe probablemente a una combinación de factores. En nuestro trabajo, hemos analizado el papel de la elección (de la que hablamos en el capítulo 5) y la motivación, la personalidad y sus rasgos, y la mentalidad. Podemos ver que muchas de las personas más felices en soledad son las que quieren estar solas porque encuentran valor en ello. Si queremos pasar tiempo a solas para resolver un problema, perfeccionar una habilidad o simplemente relajarnos y estar tranquilos, lo más probable es que sea una experiencia positiva.

Si somos reacios a alejarnos de los demás y sentimos que allí no hay nada bueno para nosotros, es más probable que nos aburramos o nos sintamos solos y menos propensos a querer volver a la soledad. Pero todo esto no está escrito en piedra. Puede que no sea una transición de la noche a la mañana, pero parece que algunas personas pueden cambiar su forma de sentir la soledad. Para entender cómo hacerlo, es esencial observar a quién le va bien en soledad y por qué.

¿Existe una personalidad de la soledad? Mucha gente cree que disfrutar de la soledad es un atributo innato. El estereotipo común es que los introvertidos, las personas que se centran en su interior (frente a las que se centran en el mundo exterior de personas y acontecimientos)[57] prefieren la soledad y poseen habilidades que los ayudan a desenvolverse bien en ella. En realidad, la relación entre soledad e introversión es complicada y los resultados de la investigación son algo contradictorios. En parte, esto se debe a que los investigadores solían preguntar a los sujetos sobre su personalidad y sus experiencias en soledad al mismo tiempo, lo que dificultaba discernir qué características eran estables y cuáles eran emociones más pasajeras.

Lo que hemos visto en nuestra propia investigación es que muchas personas que se describen a sí mismas como introvertidas disfrutan en gran medida de su tiempo a solas, pero algunas también se sienten llenas de energía en las interacciones con los demás.[58] Por otro lado, se supone que los extrovertidos desprecian la soledad y hacen cualquier cosa por pasar todo el tiempo rodeados de otras personas, sin embargo hemos conocido a personas que se describen a sí mismas como el «alma de la fiesta», pero que protegen y disfrutan de su soledad. Así que lo único que sabemos

261

con certeza (en este momento) sobre la personalidad y la soledad es que no hay que fiarse de los estereotipos.

Como mencionamos en el capítulo 5, cuando hablamos con las personas de nuestro Proyecto Soledad que generalmente experimentan el tiempo a solas como algo positivo acerca de por qué creen que es así, algunos describieron la sensación de haber «nacido para la soledad». Con ello se referían a que pasar tiempo a solas de forma cómoda y agradable parece haber sido para ellos siempre algo natural. Otros hablaron de haberse adaptado a la soledad a una edad temprana porque se criaron rodeados de personas que sabían emplear el tiempo en soledad o porque fueron animados de niños a entretenerse solos, lo que se convirtió en un hábito y una fuente de disfrute para toda la vida.

La exposición temprana al tiempo en soledad es un factor que parece sentar las bases para desarrollar la capacidad de experimentar una soledad positiva en etapas posteriores de la vida, pero, al mismo tiempo, no presagia una vida solitaria. Algunos adultos de nuestro estudio que viven solos mantuvieron esa predilección a medida que envejecían y llevan décadas viviendo solos y felices (manteniendo también vínculos sociales de alta calidad). Muchos otros que se han sentido cómodos en soledad desde que tienen uso de razón tienen pareja, hijos y trabajan en profesiones que requieren la interacción diaria con otras personas. (Aunque no se arrepienten de llevar una vida totalmente integrada con los demás, a menudo tienen necesidades de soledad insatisfechas. Por ejemplo, Elizabeth, una mujer inglesa de 49 años, apunta: «Quizá solo al hacerme mayor me he dado cuenta, después de haberla perdido, de hasta qué punto la soledad era realmente uno de mis rasgos característicos».

Algunas personas tienen lo que llamamos «voluntad» en soledad, una especie de confianza para hacer las cosas que quieren hacer, del modo en que quieren hacerlas, y se sienten competentes en esas tareas. En nuestros propios estudios con un total de 470 estudiantes universitarios estadounidenses, de entre 18 y 28 años, descubrimos algo revelador sobre los individuos que tenían capacidad de «regulación autónoma»[58] (eso significa que se interesan por sus propias experiencias internas, se comportan de manera coherente con cómo piensan y sienten realmente, y se resisten a las presiones sociales de los demás). A través de las anotaciones de sus diarios, descubrimos que esas personas coherentes no preferían necesariamente estar solas a estar con otros, pero sí pasaban tiempo a solas porque lo disfrutaban. Este hallazgo sugiere que la capacidad de conectar con el yo y actuar desde él ayudó a las personas a beneficiarse más de la soledad.

Las personas que han cultivado durante toda su vida la capacidad para la soledad parecen ser más resistentes durante el tiempo que pasan solas que las que no lo han hecho.

Pero eso no significa que las personas que no hayan desarrollado esa capacidad no tengan suerte. Desarrollar esa capacidad para estar solo no es como pulsar un interruptor: lleva tiempo,[59] pero es una búsqueda que creemos que merece la pena realizar. Basándonos en nuestra investigación y en lo que sabemos de otras disciplinas, podemos especular sobre lo que puede ayudar a que el tiempo en soledad pase de ser algo temido a algo valorado.

CREAR RESILIENCIA EN SOLEDAD

Para nosotras, entender cómo se desarrolla la resiliencia en la soledad es un trabajo en curso. Pero, en función de las conversaciones mantenidas con los sujetos del estudio, podemos especular sobre cómo desarrollar esa capacidad si entendemos por qué la soledad es más fácil y fructífera para algunas personas. En resumen, además de tener una predisposición, encontrar valioso el tiempo a solas podría tener algo que ver con nuestra mentalidad hacia la soledad y lo que hacemos mientras estamos allí.

La ciencia de la mentalidad es compleja y fascinante, y resulta interesante tenerla en cuenta en relación con la resiliencia en la soledad. Según una experta en la materia, Alia Crum, del

263

Stanford Mind and Body Lab, las mentalidades son «creencias o suposiciones básicas que tenemos sobre un ámbito o categoría de cosas que nos orientan hacia un conjunto concreto de expectativas, explicaciones y objetivos».[60] En resumen, los esquemas mentales nos ayudan a simplificar una realidad compleja. En más de una década de trabajo en este campo, Crum también ha comprobado que las mentalidades orientan nuestro pensamiento, cambian lo que esperamos que nos ocurra y dan forma a nuestras motivaciones.[61]

Hay pruebas empíricas que apoyan la idea de que las mentalidades subjetivas pueden, en general, alterar las mediciones objetivas. El ejemplo más evidente es el efecto placebo (cuando una pseudoterapia produce un alivio real), un fenómeno que los científicos conocen desde hace siglos. *Placebo* significa «yo complaceré» en latín, y la palabra apareció por primera vez en un diccionario médico en 1785.[62] En aquella época, la definición era «tratamiento o medicina corriente», lo que indica que, ya desde el principio, los médicos lo utilizaban habitualmente como cura. Las ediciones posteriores de la obra de referencia denominaban al placebo «medicina imaginaria», lo que indica que se trataba de una terapia inactiva e inofensiva.[63] Durante mucho tiempo, en los estudios farmacéuticos modernos, los placebos se utilizaron simplemente como controles, pero entonces los científicos empezaron a documentar los profundos efectos que tienen en algunas personas. Ahora se estudian como tratamientos independientes que pueden evocar efectos tanto positivos como negativos en algunos pacientes (así como ninguno en otros).[64,65]

Crum también ha comprobado la veracidad de los «efectos de la creencia» en trabajos experimentales durante varios años y ha demostrado sistemáticamente cómo lo que la gente piensa sobre su salud y su cuerpo puede tener efectos fisiológicos claros. En su ya famoso experimento del «batido»,[66] casi cincuenta participantes recibieron una bebida de 380 calorías en dos ocasiones distintas, pero se les dijo que era un batido «indulgente» de 620 calorías o una versión «razonable» de 120 calorías. A pesar de que se les sirvió el batido de 380 calorías las dos veces, los participantes tuvieron respuestas metabólicas diferentes según el batido que creían haber recibido. Cuando se tomaron el batido marcado como «indulgente», los participantes experimentaron un descenso significativamente mayor de la grelina (una hormona que envía señales al cerebro sobre el hambre y la saciedad).[67] Básicamente, cuando los sujetos pensaban que estaban consumiendo un batido calórico, su cuerpo también lo creía, y se sentían más satisfechos fisiológicamente.

Entonces, ¿qué tienen que ver los batidos con la soledad? En resumen, aunque pensemos que los batidos empiezan y terminan con su contenido nutricional (¡o la falta de él!), las investigaciones demuestran que no es así. Los efectos de los batidos viven, en parte, en la mente, al igual que la experiencia de estar en soledad. Podemos pensar que estar solo tiene que ver con estar físicamente separado de otras personas, pero, en realidad, la experiencia sube y baja en función de lo que pasa por nuestra cabeza. Por eso nos parece importante hablar del poder y las limitaciones de la mentalidad en la soledad.

En el capítulo 5 describimos varios estudios de marco mental notables en los que los investigadores (incluidos nosotros mismos) sugirieron a los participantes que el tiempo a solas era una experiencia positiva con una variedad de beneficios potenciales o que la soledad era natural. Cuando se dijo a los participantes en el estudio que la soledad potencia la regulación de las emociones, aumenta la creatividad y mejora el bienestar mental, era menos probable que su estado de ánimo positivo se viera afectado durante ese tiempo a solas.[68] Esta idea de que creer que el tiempo a solas será bueno también se refleja en un estudio cualitativo sobre el yo realizado por la investigadora de la soledad Virginia Thomas.[69] En ese trabajo, los individuos que eran fuertes en soledad habían planeado intencionadamente sacar el máximo provecho de ella, y cultivaban ese tiempo.

265

El nivel de nuestra sensación de soledad también puede influir en ese tiempo. Cuando las personas mantienen buenas relaciones, trasladan esas conexiones a su tiempo en soledad. Los investigadores lo denominan «autoeficacia social elevada», es decir, cuando las personas sienten que *pueden* conectar y *conectan* con otras personas para formar vínculos sociales significativos.[70] Esta percepción ayuda a las personas a sentirse conectadas y menos aisladas cuando están solas. En los estudios que analizan el mantenimiento de ese vínculo con los demás incluso cuando se está solo, lo que importa es la percepción más que la cantidad de conexión.[71,72] La ciencia aún no recomienda un número ideal de contactos estrechos que se traduzcan en bienestar, pero entre una persona y media docena puede ser lo adecuado.[73,74] Más allá de eso, el tamaño de la red social, o el número de amigos que la gente cree tener, no parece importar.

Tener una mentalidad positiva en y sobre la soledad es obviamente lo ideal, pero ¿qué pasa si estás solo durante un tiempo y te sientes aislado o intimidado por la falta de distracciones externas? Sabemos por experiencia propia y por la de los participantes en nuestro estudio que a veces es mejor buscar compañía de calidad cuando uno está sumido en pensamientos negativos. Pero también sabemos que a veces esos pensamientos negativos pasan o, según algunos de nuestros sujetos de investigación, el pensamiento negativo en soledad puede procesarse, al igual que es posible cambiar activamente un diálogo interior negativo. ¿Es esto cierto para la mayoría de las personas? ¿Podemos cambiar lo que sentimos en soledad con solo pensar de forma diferente? En este momento hay pocas pruebas empíricas que apoyen la conclusión de que las personas pueden cambiar una mentalidad negativa sobre la soledad por una positiva, pero hemos escuchado algunos relatos de participantes en nuestras entrevistas cualitativas sobre cómo la mentalidad y la soledad interactúan —y cambian— para ellos. Esas experiencias de reevaluación cognitiva pueden servir de ejemplo de lo que es posible para el resto de nosotros.

266

Heidi, una mujer alemana de 36 años, solía deprimirse cuando estaba sola, pero «trabajó mucho para aprender a aceptar», estar consigo misma y «sentarse con las cosas que no están bien, para darles la vuelta». Ahora, para ella, estar en soledad «puede sentirse como una conexión, una reflexión... y, aun así, ser realmente desafiante». Aunque para Heidi la soledad no siempre está repleta de momentos fáciles y tranquilos, sigue encontrando un enorme valor en ese tiempo «para conocer tu mente»: «Creo que una de las ventajas de la soledad es que te da la flexibilidad necesaria para abordar las cosas de distintas maneras». Netta vivió una experiencia similar cuando emigró a Estados Unidos siendo casi una adolescente. Al principio se sentía muy sola, pero, al explorar diferentes formas y lugares para estar sola, aprendió a amar la soledad como una parte tranquila y autoconectada de su vida.

Santiago, un chico mexicano de 19 años, está de acuerdo: «La buena soledad es llegar a conocerme a mí mismo y gustarme a mí mismo», pero llegar a ese lugar en soledad requirió algunos ajustes. Eso no significaba simplemente adoptar una postura para estar siempre alegre e ignorar las cosas difíciles en ese espacio. Al contrario, según dijo, eso significaba: «abrazar la gama de emociones que trae la soledad; tomar lo malo con lo bueno es mejorar uno mismo». Daniel, un alemán de 38 años, se marchó de casa a los veintipocos y luchó por encontrar un punto de apoyo por su cuenta, pero aprendió que la soledad era buena para «reajustar la mentalidad» y planificar el futuro: «Me ha hecho más fuerte. Sin duda me ha formado, porque al principio es como nadar o ahogarse».

Nos interesaban especialmente aquellas mentalidades y actitudes de nuestros participantes que ayudan a crear momentos positivos en soledad y parecen fomentar la resiliencia en ese espacio. Cuando preguntamos a los sujetos del estudio qué creían que les hacía «buenos» estando en soledad, señalaron varios factores que queremos destacar: *optimismo* (tener una visión positiva de la vida); una *mentalidad de crecimiento* (ver la soledad como una

267

oportunidad para reflexionar y crecer); *autocompasión* (ser amable con uno mismo); *curiosidad* (mostrar una apertura al aprendizaje y experimentar asombro y admiración), y *estar presente en el momento*.[24] Son muchas las posibles tácticas que podríamos utilizar para desarrollar la resiliencia en la soledad, así que iremos una por una.

DE QUÉ MANERA EL OPTIMISMO AUMENTA LA RESILIENCIA EN SOLEDAD

En nuestra investigación, hemos oído hablar de dos tipos diferentes de *optimismo* que se dan en torno a la soledad: las personas se describen a sí mismas como optimistas disposicionales (es decir, personas con el «vaso medio lleno» por naturaleza) u optimistas situacionales (que sienten que les esperan cosas buenas en la soledad). Algunas personas afirman tener una inclinación innata hacia el optimismo, como Linda, de 72 años, una mujer viuda que vive sola en Inglaterra, que nos dijo: «Siempre pienso que algo bueno va a llegar. Puede que ahora esté pasando por un mal momento, pero sé que mejorará». Además, dijo que, en la mayoría de las situaciones, «sé que puedo hacer que mejore».

Parece natural que a esas personas normalmente alegres les vaya bien solas (aunque puede que sea una generalización), pero ¿qué pasa con las personas, como James, de 35 años, que se describen a sí mismas como «algo pero no especialmente optimistas» en general? ¿Cómo crean y mantienen una soledad positiva? James, británico de ascendencia india, nos contó una historia muy útil. Recientemente, vivió un incidente de racismo en el trabajo que le perturbó profundamente. Para procesar el «encuentro», se retiró regularmente a un banco en su jardín, apartado de los miembros de su familia. Surgieron muchas emociones durante ese tiempo —rabia, dolor, ansiedad—, pero eligió momentos «mucho más intencionadamente tranquilos e intencionadamente a solas» para trabajar sus sentimientos, lo que finalmente pudo hacer: «No creo que estuviera donde estoy ahora si no hubiera podido disfrutar de esos periodos de soledad en los que podía procesar mis pensamientos».

Lo mismo le ocurre a Gillian, una británica de 44 años. Se acaba de divorciar y vive sola por primera vez en su vida, lo que supone un gran cambio: «No sabía realmente quién era ni lo que me gustaba o no en algunos aspectos, así que quería aprender más. Supongo que la soledad que encontré entonces fue como un momento esclarecedor para mí porque fue una época muy difícil, pero, al mismo tiempo, fue muy bueno volver a aprender quién era y encontrar de nuevo el valor para valerme por mí misma y averiguar cosas».

Cómo una mentalidad de crecimiento favorece la resiliencia

A lo largo de este libro, hemos mencionado la importancia de tener una mentalidad de crecimiento como la que describe Gillian, pero merece la pena ampliarla aquí. Muchos de los sujetos de nuestra investigación hablaron de utilizar la soledad como una oportunidad (en lugar de una carga) para encontrarse a sí mismos, sus sentimientos y sus aspiraciones, y para descubrir formas de cambiar y crecer. Vimos que se trataba de un recurso que utilizaban sobre todo los participantes de entre el final de la adolescencia y la mediana edad, pero también, en cierta medida, los adultos mayores con los que hablamos. (Los adultos mayores suelen estar más asentados en su persona y su suerte en la vida y son menos exploradores en este sentido, pero algunos siguen utilizando la soledad como espacio para la regulación emocional).

Fiona, una mujer británica de 24 años de ascendencia africana, nos dijo que la soledad «me permite replantearme cómo veo la trayectoria de mi vida, y me permite hablar conmigo misma, entenderme, entender mi mente, entender lo que estoy pensando, hacia dónde voy, cómo encajan las cosas, y así realmente me da

269

tiempo a evaluar mis pensamientos y mis sentimientos y mi vida. Es bastante productivo». Fiona dice que en la soledad «me hago feliz con mi mentalidad» y se propone «disfrutar de cada estación en la que estoy».

Ahmad, a quien conocimos en el capítulo 4, también habló de utilizar la autorreflexión como forma de ser resistente en soledad: «Hay ciertas trampas en la soledad que se evitan fácilmente simplemente siendo reflexivos. Como la trampa de la negatividad o la trampa de generalizar en exceso. O atribuir el malestar de la soledad a otra cosa, o no saber que algo puede solucionarse fácilmente prestándole atención de otra manera. Creo que estas trampas, al menos para mí, se evitan cuando presto atención, cuando reflexiono. Cuando hablo conmigo mismo de otra manera».

Esta propuesta de «relación con uno mismo» es un factor de resiliencia sugerido por primera vez en la década de los noventa por investigadores que la describieron como una táctica para combatir la soledad.[75] Aquellos investigadores describieron de forma bastante dramática a la persona que desarrolla una relación consigo misma como alguien que «sobrevive, conquista y diseña con éxito su abandono». Un trabajo reciente de su colega Virginia Thomas actualizaba ese trabajo.[69] Describía entrevistas con catorce adultos estadounidenses, con una edad media de cincuenta años, para preguntarles por su experiencia de la soledad y las habilidades que utilizaban para lograr una soledad positiva. Uno de los temas principales que se desprendían de esas entrevistas era que los participantes podían conectar con el yo —disfrutar de actividades solitarias, trabajar sus emociones y reflexionar— y que poder hacerlo era clave para que la soledad fuera una experiencia positiva. Sabemos que ya lo hemos mencionado varias veces, pero merece la pena repetirlo: la autorreflexión no es una experiencia placentera para todo el mundo en todos los momentos, y algunos estudios demuestran que la reflexión en soledad puede estar relacionada con una menor sensación de bienestar en algunas personas o en determinadas circunstancias.[76-78] Aun así, recomendamos a todo tipo de personas que prueben la soledad para ver qué beneficios pueden obtener.

CÓMO LA AUTOCOMPASIÓN ES UN APOYO EN SOLEDAD

A continuación, queremos analizar la relación entre la autocompasión y el bienestar. Aunque se trata de una idea muy nueva en lo que respecta a la soledad, es un concepto bien establecido y claramente vinculado a la psicología convencional.[79] Tener compasión por uno mismo significa, básicamente, tener una actitud sana sobre lo que uno es, lo que parece afectar a lo difícil que nos resulta cualquier situación. Para tolerar y, en el mejor de los casos, disfrutar de la soledad, necesitamos encontrar significado y valor a nuestro sentido de identidad.[80]

La mayoría de nosotros pasamos algunos momentos en silencio recordando una conversación en la que desearíamos haber respondido de otra manera o una situación en la que querríamos haber actuado mejor, y eso puede ser doloroso —y productivo, con una mentalidad compasiva—. Si estás pasando por un momento difícil en soledad, ser consciente de ello y aceptarlo, y ser más tolerante, puede hacer que ese momento sea más positivo. Los sujetos de nuestra investigación lo describieron como «hacerse amigo de uno mismo» y tratarse con «paciencia, amabilidad o generosidad». Recordarte a ti mismo que todo el mundo tiene dificultades en soledad a veces y por innumerables razones podría ayudarte a cambiar lo que está mal en ese espacio por lo que es bueno para ti.

Mathew, de 23 años, de Hong Kong, explicó la importancia de la autocompasión en su propia soledad. Para él, estar solo no siempre ha sido fácil, porque «la soledad es una especie de lupa sobre cómo te ves a ti mismo, tu autoestima y tu consideración, pero también puedes ver el otro lado, el negativo». De adolescente, se «destrozaba a sí mismo» cuando estaba solo, pero luego practicó

271

la autoaceptación (con el sencillo pero maravilloso mantra «Me quiero a mí mismo») y pudo superar esa fase. «Una vez que llegas a ese punto... la soledad puede ser realmente reconfortante en cierto modo, porque aprecias a esa persona que está ahí contigo».

En algunas personas, los factores de resiliencia que contribuyen a una soledad positiva son múltiples. Por ejemplo, Scott, un hombre inglés de 60 años, vive contento con su pareja, pero se describe a sí mismo como «feliz con su propia compañía» porque se declara optimista y curioso por todo. Scott pasa mucho «tiempo pensando» en su invernadero, conectando con el «mágico» mundo natural. Sus descripciones de la curiosidad y el asombro son especialmente interesantes para nosotras, en lo que respecta a la resiliencia en soledad.

LA CURIOSIDAD ES LA CLAVE

Muchos de nuestros participantes se describieron a sí mismos como «curiosos por naturaleza», «nunca aburridos», siempre en busca de conocimiento. Esto ocurría con independencia de la edad, la raza, el sexo, la nación de origen, el estatus socioeconómico, la forma de vida o la situación sentimental. Es decir, saciar la curiosidad, de muchas formas diferentes, era uno de los factores omnipresentes en el disfrute del tiempo a solas de muchas personas. Mónica, de 49 años, lo expresó sucintamente: «Supongo que realmente soy una persona curiosa y siento que hay mucho más en el mundo y entre nosotros mismos por aprender y descubrir». Farah, un médico iraní de 35 años que vive en Inglaterra, tenía una opinión profunda (al igual que otros participantes) sobre la búsqueda de un espíritu de investigación en soledad: «Siento curiosidad por lo bueno y lo malo, por la verdad y por esta vida, por saber por qué estamos aquí». En Portugal, Lucas, de 21 años, dijo: «Cuando tengo curiosidad, suelo ser feliz. Deseo aprender casi siempre, es decir, una parte de mí quiere saber, quiere aprender más, así que creo que la curiosidad está realmente conectada con

272

la felicidad». Para entender por qué es tan poderosa para muchas personas, nos fijamos en el estudio relativamente nuevo de la curiosidad. A lo largo del tiempo, mucha gente ha opinado sobre las alegrías obvias, para algunos, y los posibles peligros, para otros, de ser curioso. El filósofo del siglo XVII Thomas Hobbes se refirió a la curiosidad como «lujuria de la mente»,[81] mientras que el físico teórico Albert Einstein afirmó: «No tengo ningún talento especial. Solo soy apasionadamente curioso».[82] Si él la consideraba una de sus mejores cualidades (su intuición y persistencia tampoco estaban nada mal), entonces debe haber algo aquí que merezca la pena destacar, ¿verdad?

Tanto si nos consideramos víctimas de la sed de «maravillas» de Hobbes como si compartimos el atributo más importante de Einstein, todos nacemos con curiosidad, es decir, con la motivación para adquirir nuevos conocimientos. La curiosidad impulsa la exploración y la innovación, cada día, en pequeñas y grandes formas: ¿De qué está hecha la luna? ¿Qué hay en el fondo del océano? La curiosidad evolucionó en los humanos para animar a nuestros antiguos predecesores, por ejemplo, a buscar datos relacionados con el sustento y la seguridad, como dónde crecían las mejores bayas o de dónde salían por primera vez en primavera los osos que hibernaban. Aprendimos que este tipo de información era útil para la supervivencia, así que la buscamos y la retenemos, y todavía lo hacemos (Heather recuerda cuál es la mejor heladería de Cambridge, por razones de vida o muerte, obviamente).

Ese «estímulo» está relacionado con el sistema de recompensa que tenemos conectado al cerebro. Lo que ocurre realmente en el cerebro cuando se despierta nuestra curiosidad está relacionado con el aprendizaje y la memoria. Varias zonas del cerebro (la sustancia negra, el área tegmental ventral y el hipocampo) se activan cuando nos adentramos en el camino de la investigación. La forma en que están conectadas influye en qué aprendemos y en cómo lo hacemos.[83] Gracias al trabajo de Matthias Gruber y sus colegas del Laboratorio de Memoria Dinámica del Centro de Neurociencia de la Universidad de California (UC Davis), sabemos que, en el momento de máxima curiosidad —cuando están motivadas para saber más sobre una pregunta o tema—, las personas obtienen lo que los investigadores denominan una recompensa de dopamina.[84] La dopamina es un neurotransmisor que interviene en la sensación de placer, y la curiosidad parece provocar intrínsecamente la misma respuesta química a la espera de una respuesta que elementos extrínsecos como la comida o el sexo.[85] Básicamente, cuando hacemos un buen trabajo atendiendo a nuestras necesidades, nuestro cerebro nos felicita con una ración de hormonas de la felicidad.

En un estudio descrito en su artículo de 2014, los científicos de la UC Davis presentaron a los sujetos un montón de preguntas sobre trivialidades y les preguntaron si sentían curiosidad por conocer las respuestas. Descubrieron que, cuando los participantes expresaban interés por el tema y querían saber más, retenían mejor esa información durante un periodo de veinticuatro horas. Los investigadores también descubrieron que, una vez despertada la curiosidad de los participantes, también retenían información no relacionada con el tema.[84]

Aprovechar la curiosidad innata puede hacer más agradable el tiempo que pasas en soledad. Tal vez estés leyendo en Internet sobre los agujeros negros o paseando al aire libre y preguntándote cómo y por qué las hojas de los árboles cambian de color en otoño. En cualquier caso, te dedicas plenamente a preguntarte cosas, y ese proceso puede mantenerte durante una hora en soledad, y tal vez durante toda una vida de mayor bienestar.[86]

A menudo, la curiosidad puede llevarnos a reconocer algo o a darnos cuenta de algo que nos sorprende o incluso nos sobrecoge, idealmente en el buen sentido (véase el cuadro 9.1). Una de las participantes en nuestro estudio, Linda, a la que hemos conocido antes en este capítulo, hablaba de hacer algo ordinario en soledad que a menudo se desvía hacia lo extraordinario. Puede que esté paseando a sus perros o trabajando en el jardín, sintiéndose

274

tranquila en general, pero al mismo tiempo está «observando» y «descubriendo», y a veces le invade una sensación de asombro y maravilla, de sobrecogimiento.

Cuadro 9.1. Asombro en soledad

En soledad, cuando la mente no está centrada en responder a las acciones o a la presencia de otras personas, cuando nos hemos sacudido momentáneamente el ajetreo diario de las expectativas y obligaciones sociales, cuando estamos libres de pensamientos sobre cosas que nos preocupan o disgustan, algunas personas tienen la oportunidad de conectar con algo más grande que ellas mismas. Tienen la oportunidad de experimentar la maravilla y el asombro.[98]

El sobrecogimiento es otro campo de investigación científica relativamente nuevo pero cada vez más estudiado, basado en una emoción a menudo ignorada pero poderosa, con una notable variedad de posibles efectos positivos.[99,100] Dacher Keltner, investigador pionero del asombro en la Universidad de Berkeley, lo define como «estar en presencia de algo vasto y misterioso que trasciende la comprensión actual del mundo».[101] Las personas pueden experimentar el sobrecogimiento solas o en presencia de otras, pero en general suele ser una experiencia muy personal e incluso íntima, marcada por una inmensidad y una complejidad difíciles de comprender. El asombro puede lograrse en un momento y no tiene por qué ser una experiencia directa; uno puede sentirse asombrado al contemplar una imagen o un vídeo, al leer una historia o a través de la realidad virtual.[102]

El botón del asombro de cada persona es diferente, pero las investigaciones de Keltner y sus colegas demuestran que ocho categorías de acontecimientos suelen provocar asombro en los seres humanos: la belleza moral (ver a otras personas hacer buenas acciones), la efervescencia colectiva (como estar

275

entre una multitud en un partido de fútbol), la naturaleza, la música, el diseño visual, las experiencias espirituales y religiosas, las experiencias de vida o muerte y las epifanías. Estas categorías se extrajeron del trabajo de los investigadores de la Universidad de Berkeley, que encuestaron a 100 personas de 26 países y les pidieron que escribieran sus historias personales de asombro.[103]

Cada vez hay más pruebas empíricas de los efectos psicológicos y fisiológicos de las experiencias de asombro, aunque sean breves. Michelle Shiota, de la Universidad Estatal de Arizona, otra pionera en este campo, ha descubierto que las experiencias de asombro son tan profundas que alteran nuestra forma de ver las cosas y de pensar sobre el mundo que nos rodea. Los trabajos de su laboratorio también han demostrado que el asombro provoca una compleja respuesta corporal. En concreto, los investigadores observaron una reducción de la influencia del sistema nervioso simpático de «lucha o huida» sobre el corazón y un descenso de la actividad parasimpática de «descanso y digestión» (que nos relaja tras periodos de peligro). Se trata de una respuesta fisiológica dual que rara vez se observa en la investigación sobre las emociones (una de las únicas áreas en las que se registra es la investigación sobre el sexo inmediatamente después del orgasmo).[104,105] Los investigadores también han señalado que, en términos de salud mental, el asombro reduce el estrés, la ansiedad, la depresión y los síntomas del trastorno de estrés postraumático.[105] En cuanto a la salud física, potencia la salud cardiovascular y reduce la inflamación, lo que mejora la función inmunitaria y la longevidad.[106]

Aún no sabemos si sentir asombro, admiración o asombro durante el tiempo que pasamos solos tiene algún efecto real sobre la soledad, pero, basándonos en los resultados de la investigación general sobre el asombro, podemos especular sobre cómo puede ayudar a la resiliencia en el tiempo que pasamos a solas. En general, el poder fundamental del asombro puede radicar en que esas experiencias son lo que los psicólogos denominan «trascendentes», es decir, que nos sacan de nosotros mismos de una forma (buena) que nos hace sentir pequeños, como si formáramos parte de algo más grande.[107,108] Esto es lo que nos contaron muchos de nuestros participantes sobre las experiencias de asombro en soledad relacionadas con la naturaleza. Nosotros también tenemos la suerte de haberlo experimentado muchas veces. Estar a la sombra de una secuoya gigante o contemplar un murmullo de estorninos desencadena un proceso de «despersonalización» que nos permite relativizar las tensiones cotidianas.

El asombro también tiende a hacer que las personas se sientan más generosas, humildes y conectadas con los demás, factores todos ellos relacionados con la resiliencia y el bienestar general.[109,110] Y parece alterar nuestra percepción del tiempo al situarnos firmemente en el momento presente.[111] Ese podría ser otro de los superpoderes del asombro que ayudan a desarrollar la resiliencia en soledad.

Es el mismo tipo de sensación que compartimos antes con Scott, que describió su invernadero como «mágico». Otros participantes nos contaron que se sentían transportados a un lugar fuera de sí mismos por experiencias como estas y que eso hacía que disfrutaran más de su tiempo a solas.

ESTAR EN EL MOMENTO PRESENTE

Algunos de nuestros participantes nos contaron que «centrarse en el ahora» o tener un modo «consciente» o «meditativo» de ver en soledad es uno de los aspectos que hacen que ese tiempo les resulte tan agradable. Les hace sentirse concentrados y relajados y aumenta su sensación general de bienestar. Una participante describió así el levantamiento de pesas en solitario: «Al principio tu mente está en marcha y piensas en el día, en el trabajo... y luego, con el tiempo, empiezas a sintonizar con tu entorno y con tu cuerpo, y entonces muchas cosas desaparecen». Otras investigaciones sobre la soledad también han sugerido la posibilidad de que la atención plena mejore la soledad, entendiendo que, al ir allí intencionadamente para estar atentos, podemos dar forma a nuestra propia experiencia de soledad.[87]

Para algunos de nuestros sujetos de estudio, la atención plena adopta la forma de estar presente en el momento mientras cavan en el jardín, dibujan un retrato, nadan en una piscina, preparan una comida o, por supuesto, meditan. Se trata de un tema que ha recibido mucha atención en las dos últimas décadas con la creciente popularidad de la meditación y las prácticas de atención plena. Podcasts, artículos y aplicaciones han ofrecido orientación sobre cómo «encontrar la paz interior» y «vivir el momento», y tanto deportistas de élite como legisladores y ejecutivos han cantado las alabanzas de ser observadores plenamente presentes de sus propias mentes.

La práctica de la conciencia (de pensamientos, sentimientos, entorno y sensaciones corporales) inspirada en el budismo, que constituye la base de la atención plena y la meditación, se generalizó en el mundo occidental inicialmente como una técnica de reducción del estrés utilizada en una facultad de Medicina de Estados Unidos en 1979.[88] Desde entonces, miles de estudios han evaluado sus efectos psicológicos y fisiológicos en enfermeras, soldados, niños y prácticamente todo el mundo.[89-94] La ciencia de la meditación dista mucho de ser definitiva y aún quedan preguntas sin respuesta sobre su eficacia, pero hay muchos datos prometedores que respaldan una serie de beneficios mentales y físicos derivados de su práctica.

Como investigadoras, nos interesan esos datos porque la meditación es una actividad solitaria que millones de personas realizan cada día. Algunos meditadores pueden necesitar soledad total

278

y silencio absoluto, mientras que otros pueden practicar en un espacio con otras personas en soledad pública. En cualquier caso, ambos grupos están a solas con sus pensamientos. ¿Qué podemos aprender de ellos sobre cómo estar bien a solas? ¿Puede la quietud mental mejorar la resiliencia en soledad?

La meditación es la atención consciente empleada para mantenernos anclados en el momento presente. Se trata de crear un espacio de aceptación entre el estímulo y la respuesta; es intentar reconocer un pensamiento sin juzgarlo y luego soltarlo. Puede ser liberador saber que uno puede observar una corriente incesante de burbujas mentales, pero no necesariamente dejarse llevar por ellas. En la meditación, como en la soledad en general, minimizar los estímulos externos nos permite, poco a poco, poner orden en los espacios internos. Mucha gente encuentra beneficios en esta práctica porque, como han demostrado los estudios, la meditación acalla la estresante tendencia de los humanos a reaccionar constantemente a los estímulos.[95]

Esto parece deberse a un cambio en el funcionamiento de nuestro cerebro cuando practicamos *mindfulness*.[96] En resumen, cuando se trata de la función cerebral y el bienestar percibido, menos es más. La investigación ha demostrado que, para los meditadores de larga duración, la actividad en la «red por defecto» del cerebro se calma, lo que significa que somos menos propensos a participar en patrones de pensamiento destructivos como la rumiación durante ese tiempo.[97] Al mismo tiempo, las prácticas de atención plena parecen afectar a la función cerebral (en la amígdala y el córtex prefrontal) de forma que somos menos reactivos al estrés y más capaces de recuperarnos cuando lo sufrimos.[96] Tras analizar casi 19 000 estudios sobre meditación, investigadores de la Universidad Johns Hopkins descubrieron que la meditación consciente puede ayudar a aliviar tensiones psicológicas como la ansiedad, la depresión y el sufrimiento.[98]

Como hemos demostrado a lo largo de este libro, durante el tiempo que pasamos a solas pueden ocurrir muchas cosas. Y cuando observamos todo lo que llevamos al umbral de la soledad —nuestras personalidades, motivaciones, expectativas, estados de ánimo y mentalidades— comprendemos mejor cómo o por qué aterrizamos en ese espacio de la forma en que lo hacemos. Al comprender cómo todos esos factores conspiran para dar forma a nuestro tiempo a solas, estamos en mejor posición para ejercer resiliencia y ejercer una influencia positiva sobre nuestros pensamientos y acciones en ese espacio. Los atributos, las estrategias y los mecanismos de afrontamiento que llevamos a la soledad pueden ayudarnos a pasar de la incertidumbre a la posibilidad y proporcionarnos pautas útiles en el camino hacia el bienestar en la soledad cotidiana y, como veremos en el capítulo 10, a lo largo de toda la vida.

Capítulo X

SOLEDAD PARA TODA LA VIDA

Hace unos años, en vísperas de la pandemia de COVID-19, murió el marido de Bette Ann Moskowitz. Un inmenso dolor se convirtió en su nuevo y constante compañero, y a medida que la pandemia empeoraba, las restricciones físicas impuestas agravaron su pérdida. Hubo momentos en los que se preguntó si sobreviviría. Pero Moskowitz descubrió que toda una vida de amor a Marvin le había dejado un don perdurable: el aprecio por la tranquilidad que definía en parte su naturaleza.

Ella no siempre lo había visto como una recompensa. Cuando se casaron, seis años antes, no tenían mucho en común. Según recordaba en un ensayo reciente: «Yo hacía ruido; él se quedaba callado... Yo era una fanfarrona; él mantenía un perfil bajo».[1] El «silencio habitual» de Marvin podía ser agotador, pero con el tiempo le reportó ciertos beneficios: «Vivir con un hombre callado me dio espacio —siendo una persona ruidosa—, me hizo aprender de los placeres de la soledad y me hizo comprender su valor». Y a medida que fui creciendo, me di cuenta de lo mucho que cada uno necesita estar a solas consigo mismo o consigo misma, y de que vivir con mi marido me permitía ese lujo».[2,3]

281

Moskowitz, de 82 años, siempre ha establecido una clara distinción entre la soledad (como algo bueno) y la soledad (como algo malo), pero su relación con la soledad ha crecido y cambiado con el tiempo: «La soledad es un espacio y un tiempo: espacio para pensar, tiempo para pensar», son momentos en los que confirma su yo y no teme estar a solas con sus pensamientos. Cuando estaba ocupada criando a sus hijos y llevando la casa, la soledad le era esquiva, y Moskowitz la buscaba: «Recuerdo que me encantaba llevar la colada a la lavandería, donde podía sentarme a pensar con el zumbido de las lavadoras y secadoras, o perderme durante una hora por los pasillos del supermercado». Pero a veces estar sola para pensar era menos deseable y mucho más solitario, y la soledad había que abordarla con cuidado y utilizarla intencionadamente: «Supongo que, si lo pienso, aquellos años en los que estaba inmersa en ser esposa y madre mientras Marvin construía su negocio y viajaba mucho fueron los más solitarios. La soledad me era necesaria para seguir siendo quien era».[2,3]

Ahora, muchos años después y en duelo, la soledad sigue siendo extremadamente importante para Moskowitz. Pero, de nuevo, esa relación ha cambiado. Vive sola y tiene mucha soledad, que gestiona activamente para que le sea útil como ella quiere. Desde el fallecimiento de su marido, cuando Moskowitz siente más la pérdida de su compañero y mejor amigo es cuando se sienta a cenar. Es entonces cuando su soledad puede convertirse en sufrimiento, pero está aprendiendo a adaptarse: «He cambiado mucho desde que murió, porque esa sensación de que él estaba ahí ha desaparecido, y soy muy consciente de ello. Pero ahora estoy aprendiendo a resolver el problema de su falta de presencia, y eso es no tener miedo a recordar, a estar rodeada de recuerdos».[2,3] Para sobrellevarlo suele dedicarse a escribir (sigue siendo una autora prolija) o a hornear, pasear al perro o simplemente sentarse un rato a llorar. La soledad le da libertad para recordar y llorar a su manera, según su reloj. Luego, poco a poco, cambia sus pensamientos a otra cosa e incluso se emociona por lo que pueda depararle el futuro.

Como investigadoras y practicantes de la soledad, podemos apreciar, a partir de las experiencias de Moskowitz, la compleja relación que la mayoría de nosotros tendremos con el tiempo a solas a lo largo de nuestra vida. Podemos pensar en su soledad como una habitación que ha visitado y cuidado durante la mayor parte de su vida, un lugar en el que ha reorganizado los muebles, pintado de diferentes colores, cambiado las cortinas... todo ello varias veces. Como hemos visto, dependiendo de la fase de la vida en la que se encuentre y de los acontecimientos y emociones que influyan en ese espacio, también ha cambiado cuándo y cómo Moskowitz ha elegido estar en soledad. La soledad es única para cada persona, pero consideramos que algunos patrones q arrojan algo de luz sobre qué tipo de cambios deberíamos tener en cuenta y qué significan para el bienestar en ese espacio durante las diferentes fases de nuestras vidas. Alerta de *spoiler*: la forma en que pasamos ese tiempo parece importar bastante en términos de nuestra satisfacción en soledad, al igual que la naturaleza de nuestras relaciones más allá de la soledad. A través de nuestra propia investigación y del trabajo de otros sobre la soledad, hemos aprendido que tenemos la opción de cultivar el tiempo a solas. La soledad es como un jardín en diferentes estaciones: lo que sembramos y lo que cosechamos cambia con el tiempo, por lo que debemos plantar aquello que tiene más probabilidades de crecer y prosperar.

La soledad a través de los tiempos

Comenzamos este libro hablando de la soledad a través de los tiempos en términos de historia y sociedades cambiantes. Señalamos que, a lo largo del tiempo, la soledad se ha tolerado más o menos (¡la mayoría de las veces menos!) como una necesidad o un deseo de la gente normal. Si reducimos esa lente para observar la vida del individuo, estamos aprendiendo a través de nuestra investigación y la de otros que el patrón es similar. También tendemos a buscar y tolerar el tiempo a solas de forma no lineal a lo largo del viaje mortal desde la infancia hasta la edad adulta, lo que significa que no necesariamente lo amamos o lo odiamos de forma constante a lo largo de nuestras vidas. Parece haber varias razones para ello, en las que nos sumergiremos en este capítulo. Lo más importante es saber que la soledad se expandirá y contraerá a lo largo de las edades de cualquier individuo, lo que puede ayudarnos a moldear nuestra relación con ella y dirigirnos hacia un mayor nivel de bienestar en ese espacio.

En general, la forma en que pasamos nuestro tiempo, y con quién, cambia a medida que envejecemos. Cuando somos jóvenes, todo gira en torno a nuestros padres, hermanos y amigos, mientras que, a medida que envejecemos, pasamos más horas con la pareja, los hijos y los compañeros de trabajo. Alrededor de los cuarenta años, el número de personas con las que nos relacionamos también empieza a reducirse, y pasamos más tiempo solos. En edades más avanzadas, esa tendencia a la soledad se acentúa. Según el Global Change Data Lab, con sede en Oxford, que analizó las tendencias en Estados Unidos entre 2009 y 2019, los jóvenes de quince años pasan una media de 200 minutos al día solos. Al llegar a los ochenta años, ese tiempo aumenta a 500 minutos al día.[4]

Al mismo tiempo, el número de hogares unipersonales lleva décadas en auge en la mayor parte del mundo. En una historia de la vida en solitario, KDM Snell, de la Universidad de Leicester, señala que se ha producido un aumento «sin precedentes históricos» de los llamados solitarios a lo largo del siglo XX, y especialmente desde la década de los sesenta: «La dirección y el ritmo del cambio son asombrosos, y plantean muchos interrogantes. Se da independientemente del país y del lugar. Snell analizó el rápido ritmo del cambio, en particular en Europa, Estados Unidos, Japón y el Reino Unido, donde solo el 5 % de la población vivía en hogares unipersonales antes de 1911. En la década de los sesenta, ese porcentaje se elevó al 17 %, y desde entonces no ha dejado de aumentar.[5]

284

Aunque no vivamos solos, es probable que conozcamos al menos a un puñado de personas que viven solas. A nivel mundial, la proporción de adultos que viven solos varía mucho según la geografía, pero sigue siendo significativa. El Pew Research Center descubrió que, de media, el 16 % de los adultos de los 130 países y territorios que estudió (de 2008 a 2018) vivían solos en casa.[6] Aunque el aumento de los hogares unipersonales es un fenómeno global, las ganancias son y siempre han sido mayores en las naciones ricas, donde la gente puede permitirse mejor el lujo de emprender por su cuenta. Mientras que, en algunos países del norte de Europa, hasta el 40 % de las personas viven solas, en los países de renta más baja, el porcentaje de personas que viven solas no supera el 1 %.[7] Por supuesto, esta diferencia no es solo económica en algunos lugares donde la cultura y la religión también influyen (por ejemplo, según Pew, el 70 % de los hindúes de más edad viven con la familia extensa).

En las naciones con economías avanzadas, las estadísticas pintan un cuadro sorprendente sobre cómo vivimos ahora. En 2021, la proporción de hogares unipersonales en el Reino Unido oscilaba entre el 26 % de Londres y el 36 % de Escocia.[8] En Estados Unidos, la proporción de adultos que viven solos se ha más que duplicado, pasando del 13 % en 1960 al 29 % en 2022.[7] Esto equivale a una gran franja de adultos de dieciocho años o más en Estados Unidos que ahora viven solos: aproximadamente treinta y ocho millones de personas.[9-11.] Vivir solo, ya sea por elección o por circunstancias, es especialmente común entre los adultos mayores. En Europa, el 28 % de los adultos mayores de sesenta años viven solos; en Estados Unidos, el porcentaje se acerca al 27 %.[6] En la actualidad hay más adultos que eligen y consiguen vivir solos que en ningún otro momento de la historia.[12] Un factor importante en este cálculo es el aumento del número de solteros, sobre todo en Estados Unidos. Una vez más, las estadísticas son sorprendentes: según el último censo estadounidense, casi el 46 % de los adultos (mayores de dieciocho años), es decir, unos 130 millones de personas, son solteros (el 68 % nunca se ha casado, el 20 % está divorciado y el 12 % es viudo).[13] En el Reino Unido, las proporciones son aún mayores. En 2020, más de treinta y cinco millones de personas en Inglaterra y Gales —el 58 % de la población adulta— eran solteros, frente a veinticuatro millones de casados.[14] Ser soltero no significa que alguien viva solo, ni siquiera que pase la mayor parte del tiempo solo, pero el aumento simultáneo de adultos que viven solos en la mayor parte del mundo es un buen indicio de que muchos lo están. En este momento crucial de la historia, es importante saber si toda esta soltería y este tiempo a solas están repercutiendo en la calidad de vida, y en la calidad de la soledad. Para ello, tenemos que considerar por qué la gente está soltera o vive sola. Según Snell, el «sorprendente crecimiento» de los hogares de adultos solteros de todas las edades puede estar «contribuyendo a lo que ahora se diagnostica ampliamente como una epidemia de soledad o una bomba de relojería de la soledad».[5] Como hemos comentado a lo largo este libro, los cambios sociales que hacen que más personas pasen más tiempo solas (durante una pandemia, por ejemplo) tienden a alarmar a la gente que teme que el sufrimiento por soledad aumente en esas condiciones. Pero Snell advierte que no hay que sacar conclusiones precipitadas sin tener en cuenta el papel crucial de la decisión.

Mucha más gente puede permitirse vivir sola, por lo que el riesgo económico de hacerlo es mucho menor que antes de mediados del siglo xx.[15] En muchos sentidos, las personas tampoco tienen que depender unas de otras como lo hacían históricamente. Los avances en los servicios públicos y las tecnologías nos permiten conectarnos a redes más amplias y acceder a recursos sin tener que depender únicamente de la unidad familiar.[16] Puede que esta sea una visión algo cínica de las estadísticas, pero muchos de nosotros podemos señalar a personas en nuestras propias vidas, o a nosotros mismos, que sabemos que prefieren vivir solas y lo hacen porque pueden. El reto es cambiar nuestra forma de pensar para adaptarla a los cambios demográficos y ver a esas personas más como la regla que como la excepción.

Un cambio parcial de las normas sociales en torno a las relaciones (por ejemplo, la aceptación de que una mujer no tiene por qué ir de casa de sus padres a la de su marido, como ocurrió durante mucho tiempo) también ha contribuido a que más personas sigan desvinculadas. Y para las mujeres en particular, la capacidad de lograr la independencia económica significa que el matrimonio ya no es necesario ni deseable en la forma en que lo había sido durante la mayor parte de la historia. Eso ha llevado a muchas jóvenes a buscarse la vida por su cuenta, intencionadamente.[17] Estar por su cuenta también puede ocurrir sin mucha planificación, pero resultar genial. Tal fue el caso de Lily Kaplan, de 28 años, residente en Nueva York, que quería quedarse en el barrio del que huían sus amigos por alquileres más bajos en otros lugares. «Preveía sentirme sola o tener miedo de vivir sola —declaró al *New York Times* en 2022—, especialmente como mujer joven».[18] Pero esa sensación nunca se materializó. A pesar de la idea errónea de los solteros solitarios, muchos adultos que viven solos mantienen fuertes lazos sociales más allá de sus familias inmediatas. Para ellos, es lo mejor de ambos mundos: una red más amplia para satisfacer sus necesidades sociales y la libertad de vivir solos por elección propia.

Para algunos adultos, estar solo es un estilo de vida que adoptan por autonomía y libertad frente a las obligaciones y compromisos que exige estar en pareja o en una unidad familiar más amplia. A menudo, quienes deciden vivir solos tienen en cuenta los riesgos asociados, como la seguridad personal y económica, pero esos riesgos no tienen por qué eclipsar los beneficios.[19-22] Muchos de los que viven solos por elección forman una identidad positiva en torno a su estilo de vida, expresando el deseo de ser percibidos como seres humanos completos y activos en lugar de como la mitad de una pareja.[23] Puede ser un concepto difícil de entender para algunos, sobre todo para los que se han criado con películas como *Jerry Maguire*, en la que la sollozante Dorothy Boyd (Renée Zellweger) exclama al radiante personaje del título (Tom Cruise): «¡Tú me completas!».[24] Pero en muchos relatos recientes es obvio que vivir soltero es un designio e incluso forma parte definitiva de la identidad de algunas personas. En todo el mundo surgen días nacionales del soltero para reconocer y celebrar esa condición consciente, y un aluvión de libros explica y defiende las alegrías de vivir solo.[25]

Así, por diversas razones, millones de personas viven solas y optan por permanecer solteras. Pero, al igual que para quienes viven en pareja o en unidades familiares, eso no significa que la soledad sea siempre una experiencia iluminadora y gozosa. Tanto si vivimos solos como en una residencia repleta de gente, la satisfacción en soledad suele depender más de cómo nos sentimos y de lo que ocurre en nuestras vidas que de si compartimos el alquiler con alguien. Como han visto Thuy-vy y sus colegas en algunas investigaciones recientes que realizaron sobre la comprensión de las experiencias solitarias de adultos que viven solos, nuestras percepciones de la soledad se transforman con nuestras experiencias vitales.[26] Esto puede hacer que la soledad, y la vida en general, sea mejor o peor durante ciertas fases, ya que el contexto moldea las experiencias en el tiempo a solas. Puede resultar difícil, por ejemplo, cuando los padres primerizos se ven obligados a abstenerse de muchos de sus actos o interacciones sociales habituales debido a las responsabilidades del cuidado de los hijos. (También puede resultar casi imposible encontrar tiempo para uno mismo, como nos han contado muchas veces los participantes en la investigación, y como hemos experimentado nosotros mismos). Para los inmigrantes que se trasladan a un nuevo país, algo en lo que las tres autoras también tenemos una amplia experiencia, los primeros meses pueden ser difíciles, ya que sienten profundamente la distancia que les separa de su hogar y de sus círculos sociales anteriores. Esto puede verse agravado por sentimientos de marginación y aislamiento social.[27] Algunas profesiones exponen a las personas a largas horas de trabajo en solitario, lo que puede provocar sentimientos de aislamiento, sobre todo cuando las personas se sienten poco satisfechas con su función. Para esos trabajadores solitarios, la soledad puede estar llena de aburrimiento y frustración.[28]

En nuestras entrevistas narrativas con personas de todo el mundo, oímos hablar a menudo de cómo las circunstancias de la vida pueden afectar a la calidad de la soledad, positiva o negativamente. Gillian, a quien conocimos en el capítulo 9, se había divorciado recientemente, pero estaba aprendiendo a ser mucho más feliz viviendo sola que con la miseria que había experimentado viviendo con una pareja que no era adecuada para ella. Su percepción de la soledad era que, por fin, tenía espacio para tomar las riendas de su salud física y mental y, aunque salía de vez en cuando, no tenía prisa por volver a vivir con alguien. En el momento en que hablamos con Gillian, nos dio una instantánea de su relación actual con la soledad. Si hubiéramos hablado con ella hace diez años, o si volviéramos a hablar con ella dentro de diez años, esa relación probablemente sería diferente en algunos aspectos, como veremos cuando analicemos específicamente el impacto que tiene la edad en el tiempo a solas.

LA EDAD IMPORTA

A pesar de que la sociedad avanza en la aceptación de formas de vida que desafían la versión estereotipada, los prejuicios sobre la soledad perduran, sobre todo en relación con la edad y el sexo. Pensemos en el uso de la palabra misógina *solterona* para describir a una mujer mayor y soltera, frente a *soltero* para un hombre. La primera evoca imágenes de una vieja bruja ojerosa y solitaria que «con un gato negro como mascota aún podría encontrarse en el punto de mira de las sospechas de sus vecinos».[29] (Por cierto, el Reino Unido no dejó de utilizar el término *solterona* en los registros oficiales hasta 2005).[30] Y hacemos suposiciones sobre lo que una mujer de treinta años puede estar «perdiéndose» en su vida si vive sola, en comparación con un hombre de treinta, que puede ser celebrado por «sembrar su espíritu salvaje». También tendemos a pensar que los adultos mayores que viven solos, sobre todo las mujeres, carecen de compañía la mayor parte del tiempo. Como la experiencia de Moskowitz de vivir sola y de luto por su marido nos informaba al principio de este capítulo,[1-3] en algunos casos y en determinados momentos, puede que tengamos razón en nuestras suposiciones, pero desde luego no a menudo, como también indica un conjunto cada vez mayor de investigaciones.

Aunque no investigamos el sufrimiento por soledad, este fenómeno se ha estudiado durante más tiempo y de forma más exhaustiva de lo que se ha estudiado la soledad positiva. Así, las estadísticas y los análisis sobre el sentimiento de soledad pueden aclarar algunos aspectos de las experiencias de las personas en soledad. Consideremos el trabajo de los investigadores de la Universidad de Massachusetts-Boston que analizaron los datos de un gran estudio sobre salud y jubilación en Estados Unidos. A partir de las respuestas en profundidad de casi 12 000 adultos de 50 años o más, los investigadores observaron que la soledad subjetiva y el aislamiento social objetivo no estaban bien correlacionados.[31] Esto significa que, aunque muchas personas mayores suelen estar solas, no necesariamente se sienten solas y experimentan los efectos negativos para la salud de ese estado. Los adultos mayores que viven con otras personas pueden sentirse tan solos, si no más, que los que viven solos, pero las verdaderas causas de ese sentimiento (como las enfermedades mentales o las malas relaciones) pueden pasarse por alto o malinterpretarse en esa población, con consecuencias nefastas.[32]

A pesar de los cambios sociales y del aumento de personas que viven solas, el sentimiento de soledad no parece estar aumentando de forma significativa. Los investigadores que utilizaron datos de ese mismo enorme estudio de la Universidad de Míchigan sobre salud y jubilación, así como del Proyecto Nacional sobre Vida

290

Social, Salud y Envejecimiento, compararon la soledad percibida en las personas nacidas entre 1948 y 1965 (los llamados *baby boomers*) con la soledad percibida en los nacidos entre 1920 y 1947: querían saber si los adultos mayores se habían vuelto más solitarios de 2005 a 2016. En resumen, la respuesta fue negativa. Los investigadores observaron que la edad y la generación tenían poco impacto en las tasas de soledad entre los adultos de 57 a 85 años. Llegaron a la conclusión de que la edad biológica no es la causa principal del sufrimiento por soledad, sino que este suele ser consecuencia de circunstancias vitales desfavorecidas (como el nivel educativo o la situación socioeconómica), que pueden hacer que una persona se sienta sola a cualquier edad.[33] Estos hallazgos de Estados Unidos reflejan los datos transnacionales de otros trabajos. Un estudio que analizó datos de 12 248 adultos mayores de cincuenta años en más de una docena de países europeos mostró resultados similares.[34]

Otros hallazgos sobre la soledad pueden darnos pistas sobre posibles tendencias en la forma en que la edad y los acontecimientos vitales afectan al tiempo que se pasa solo y pueden sugerir posibles paralelismos que explorar en la investigación sobre la soledad. Por ejemplo, la encuesta Community Life Survey, 2019/2020, realizada por la Oficina de Estadísticas Nacionales del Reino Unido, captó una visión fascinante de quién se siente solo y cuándo.[32] Cuando se desglosan por edad, los resultados de las respuestas revelan un patrón esclarecedor.

La encuesta dividió las respuestas de los participantes (de 16 a 75 años o más) en varios grupos de edad. En general, el grupo de edad más solitario fue el de 16 a 24 años, pero, a partir de ahí, la soledad disminuyó significativamente hasta los 45 años. En ese momento (entre los 45 y los 50 años) se produjo un pequeño repunte de la sensación de soledad declarada, que volvió a descender hasta los 74 años (de hecho, las personas de 60 a 64 años conformaban el grupo de edad menos solitario). Más allá de eso, para el grupo de 75 años y más, la sensación de soledad aumentó ligeramente en todas las métricas (mostrado por un aumento en «algunas veces» y una disminución en «casi nunca»), excepto en la proporción de personas que dijeron que «nunca se sentían solas», que se mantuvo igual. Otros estudios han observado que este ligero repunte de la soledad se mantiene en los adultos «mayores» que se enfrentan a adversidades, como problemas de salud, financieros y falta de estudios. Pero, en el caso de los ancianos que no experimentan esas dificultades, el sufrimiento por soledad tiende a descender de nuevo en esa etapa de la vida.[33,34]

Otras encuestas y estudios clave han arrojado resultados similares, lo que refuerza la idea de que existe una relación no lineal entre la edad y la soledad. Investigadores de la Universidad de California en San Diego y de la Universidad de Tulane encuestaron a más de 2800 estadounidenses de edades comprendidas entre los 20 y los 69 años para averiguar cómo era la soledad en ese intervalo de cuarenta años. Sus datos sugerían que el sentimiento de soledad era mayor entre los encuestados de 20 años que entre los de 60, y, al igual que la encuesta británica, el estudio mostraba un leve pero significativo aumento de la soledad no deseada entre los sujetos de cuarenta y tantos.[35]

Investigadores del Reino Unido, Bélgica y los Países Bajos estudiaron las causas de los cambios en la soledad no deseada a lo largo de la vida, lo que puede dar una idea sobre cuándo y por qué la soledad puede ser más dura en determinados momentos.[36] Las percepciones de cercanía y distanciamiento parecen influir en que personas de todas las edades experimenten sensación de soledad. Los investigadores observaron que en la adolescencia temprana (de los doce a los quince años), la falta de un amigo íntimo, la no aceptación por parte de los compañeros y la victimización originan aislamiento. En la adolescencia tardía y en la edad adulta joven (de los quince a los veintiún años), el deseo de intimidad crece, y el sufrimiento por soledad hunde sus raíces en la falta de un amigo íntimo y de una relación romántica (y posiblemente en el rechazo). La falta de amistades íntimas o de relaciones románticas volvió a influir en la sensación de soledad al principio de la edad adulta y en la mediana edad. Estas causas fueron citadas de nuevo por el grupo de más de 50 años, pero fueron acompañadas por las experiencias de pérdida de pareja, mala salud y menor actividad social.

En realidad, solo hemos arañado la superficie del cuerpo de investigación sobre la soledad no deseada, pero podemos ver que la preocupación sobre este asunto está justificada hasta cierto punto, ya que una parte de la población experimenta sus efectos nocivos en algún momento de su vida, y esas personas necesitan recursos que las ayuden a contrarrestar esas caídas en el bienestar. Al mismo tiempo, podemos ver que el simple hecho de pasar tiempo a solas sigue siendo un mal indicador de la soledad no deseada, con independencia de la edad. Este hecho debería formar parte del debate general en mayor medida de lo que lo hace actualmente para que no busquemos la soledad en los lugares o momentos equivocados. Entender cuándo y por qué podemos ser más vulnerables al sentimiento de soledad también puede ayudarnos a cambiar nuestro concepto del tiempo a solas y reducir los prejuicios hacia la soledad. Si sabemos mejor cuándo y cómo abordar el tiempo en soledad a lo largo de nuestra vida, podremos maximizar sus posibles beneficios y estar más satisfechos con la soledad cotidiana.

PANORAMA GENERAL DE LA SOLEDAD

En comparación con el estudio de la soledad no deseada, se ha investigado relativamente poco el papel de la soledad, o el tiempo positivo a solas, a lo largo de la vida. Los investigadores tienden a centrarse en los niños y los adultos mayores —los grupos que se cree que son más vulnerables al aislamiento—, ignorando a la mayoría de las personas intermedias. Pero la soledad y el hecho de sentirse solo son experiencias completamente diferentes (algo que, si has leído hasta aquí, ya sabes). En particular, la diferencia entre sentirse solo y soledad se diferencia en las primeras etapas de la vida. Incluso los adolescentes, cuya capacidad para captar matices a menudo subestimamos (erróneamente), pueden diferenciar entre el aislamiento frustrante y la soledad agradable.

Un grupo de investigadores griegos cuyo trabajo ilustra este punto entrevistó a 180 alumnos de segundo, cuarto y sexto curso (de siete a once años) de Atenas sobre sus experiencias con la soledad. En sus respuestas, más del 70 % distinguía entre estar solo y sentirse solo.[37] Informaron de que estar solo no significaba automáticamente sentirse solo y que una persona puede sentirse sola en presencia de otras. No es sorprendente que esa conciencia aumentara con la edad; alrededor del 67 % de los niños de nueve años lo reconocían, mientras que algo más del 88 % de los niños de once años lo hacían. Los niños explicaron que uno puede no sentirse solo cuando está solo por una serie de razones interesantes e ilustradas, como estar satisfecho con sus relaciones interpersonales, estar ocupado con una actividad agradable, hacer planes para actividades futuras compartidas o simplemente querer pensar.

Otros estudios sobre la soledad se han centrado en diferentes grupos de edad y han demostrado que los preadolescentes (once o doce años) pueden tener dificultades con la soledad, mientras que los adolescentes tienden a apreciarla más.[38] Otros estudios han observado que el bienestar en soledad decae en la mediana edad y que, contrariamente a la creencia popular, los adultos mayores parecen aprovechar mejor que los jóvenes los beneficios del tiempo a solas.[39-41] Para entender a qué se debe esta pequeña montaña rusa de bienestar en soledad a lo largo de la vida, tenemos que responder a estas preguntas: ¿cómo cambian nuestras necesidades emocionales y nuestros valores a medida que envejecemos, y cómo afecta eso a nuestra experiencia de la soledad? ¿Qué podemos aprender de las experiencias en soledad de los adultos mayores que pueda ser útil para aprovechar el bienestar en soledad a cualquier edad?

Una pista sobre por qué y cómo la soledad puede diferir a lo largo de la vida procede de investigadores israelíes que preguntaron a dos grupos de personas —jóvenes y adultos de mediana edad (de 18 a 64 años) y adultos mayores (de 65 a 85 años o más)— sobre sus experiencias en soledad positiva.[42] Ciertos beneficios eran importantes para las personas independientemente de su edad, como el tiempo de tranquilidad y la soledad en la naturaleza, que, según los encuestados, fomentaban una sensación de paz. Disponer de tiempo para aficiones y actividades recreativas que les permitieran expresar su creatividad era otra ventaja que disfrutaban todas las edades. Pero, cuando los investigadores compararon el grupo de 17 a 64 años con el de 65 o más, observaron una diferencia clara: para los participantes más jóvenes, la soledad era positiva porque actuaba como una vía de escape de las obligaciones diarias y los compromisos sociales; también los ayudaba a regular las emociones y recuperar la sensación de control. Ninguno de los participantes de más edad abordó la soledad positiva de esta manera; en cambio, hicieron hincapié en que la libertad de elegir estar solo, y de dominar su propio destino mientras estaban allí, era su atributo positivo definitorio.

Esto puede deberse a que, como sugirió Erik Erikson, teórico psicodinámico (y uno de los fundadores de la psicología del desarrollo), la actividad social se reduce de forma natural en la vejez y se sustituye por reflexiones sobre la propia narrativa vital.[43] Su opinión de que el alejamiento de los espacios sociales es un paso normal en el desarrollo fue retomada más tarde por Elaine Cumming y William E. Henry, que establecieron un paralelismo entre la retirada de las interacciones sociales y una mayor satisfacción en la edad madura.[44] Esto puede ser cierto en parte porque nuestras necesidades emocionales cambian a medida que envejecemos. Las investigaciones sobre las emociones a lo largo de la vida han llegado a conclusiones que cuestionan el estereotipo del jubilado triste y solitario.[45]

295

Por ejemplo, en un estudio en el que se pedía a 184 adultos (de 18 a 94 años) que registraran sus emociones a lo largo de una semana, los investigadores descubrieron que las emociones negativas, como la ira, la tristeza, el miedo, la culpa, la vergüenza, la frustración y el aburrimiento, disminuían desde los 19 hasta los 60 años. A los 60, el efecto se estabilizó y, hasta los 94, las personas siguieron manifestando menos emociones negativas. Los resultados demostraron que, en general, los adultos mayores se sienten más, y no menos, bien en soledad que el adolescente medio.[46] Esto se debe a que, a medida que envejecemos, mejoramos en la regulación de nuestras emociones,[47] y esto es particularmente cierto cuando se trata de regular a la baja las emociones negativas basadas en ansiedades específicas[48] (por eso es raro —¡al menos fuera de la política!— ver a una persona de 75 años con una rabieta).

Múltiples estudios han demostrado también que las personas mayores suelen valorar más las emociones positivas de baja intensidad, como la calma y la tranquilidad, que las de alta intensidad, como la excitación y la energía.[49-51] Es como preferir sentarse junto a una chimenea a escuchar música en lugar de ir corriendo al escenario principal del festival de música de Glastonbury. Esto se debe a que, a medida que envejecemos, nos cuesta más esfuerzo recuperarnos de los acontecimientos que demandan mucha energía. Así lo demuestra un estudio realizado con 29 adultos jóvenes, de 18 a 23 años, y 30 adultos mayores, de 60 a 87 años, en el que los investigadores pidieron a los participantes que eligieran escenas de la película que quisieran ver durante quince minutos. Los participantes de más edad eran más propensos a elegir fragmentos más neutros y menos excitantes, mientras que los más jóvenes se inclinaban por las escenas más estimulantes.[52]

Es probable que algún aspecto de la llamada selectividad socioemocional también influya en el bienestar de los mayores en soledad.[53] Se trata de una teoría según la cual, a medida que las personas envejecen, empiezan a valorar más la forma en que emplean su tiempo. Como los jóvenes suelen sentir que el tiempo es ilimitado, optan por perseguir un mayor número de objetivos fragmentados en lugar de cribar con más cuidado las prioridades. A medida que envejecemos, nos centramos en perseguir menos objetivos, pero más satisfactorios o emocionalmente significativos. Alexandra Freund lo describió como el «efecto de la lista de cosas que hacer antes de morir», y sugirió que los adultos mayores tienen más libertad para dedicarse a actividades de ocio y estar más centrados en sí mismos y relajados que los que se dedican a criar a los hijos o a su carrera profesional. Liberarse de esas obligaciones, sin dejar de invertir en relaciones sociales, deja a los mayores más espacio físico y mental para relajarse en soledad.

Como valoran la creación de experiencias significativas, los adultos también valoran las relaciones en términos de calidad más que de cantidad.[54] Esto significa pasar menos tiempo con los demás (menos gente o menos tiempo con ellos), pero dedicar más tiempo a encuentros de mayor calidad. Un grupo de investigadores de Estados Unidos y China descubrió que, para los adolescentes y veinteañeros, el número de amigos era lo más importante (en términos de salud). A partir de esa edad, la calidad de la amistad resultaba más importante que la cantidad. En el caso de los adultos mayores estudiados (de 65 a 79 años), la frecuencia con la que veían a sus amigos apenas influía en su sensación de soledad general. Los investigadores especularon con la posibilidad de que los adultos mayores estuvieran más satisfechos con unos pocos amigos íntimos, o con visitas menos frecuentes, que los jóvenes.[54] Investigadores del Hospital Universitario de Oslo obtuvieron resultados similares al encuestar a casi 15 000 noruegos de entre 18 y 79 años sobre la soledad y las interacciones sociales. Los más jóvenes eran los que más tiempo pasaban con sus amigos, pero, aunque los grupos de más edad tenían menos amigos o los veían con menos frecuencia, se mostraban más satisfechos con el contacto que mantenían.[55]

Los beneficios de este cambio de la cantidad a la calidad de la interacción social se demostraron en un estudio único que siguió

297

a 133 personas desde que eran estudiantes universitarios hasta la mediana edad.[56] Investigadores de la Universidad de Rochester y del Brooklyn College analizaron la integración social, la calidad de la amistad y los efectos psicológicos de ambas a lo largo de los treinta años de vida de los participantes. Al tener una gran cantidad de interacciones en la veintena y, a partir de la treintena, un menor número de conexiones, pero de mayor calidad (definidas como íntimas y satisfactorias), los participantes declararon un mayor bienestar en la mediana edad (cuarenta años). El estudio también demostró que un elevado número de interacciones sociales a los treinta años no tenía beneficios psicológicos en etapas posteriores de la vida y que, aunque las relaciones significativas eran importantes a cualquier edad, tenían más consecuencias para la salud posterior cuando se experimentaban a los treinta años que a los veinte. Lo que esto significa es que la mayoría de nosotros experimenta un cambio de ser más hipersociales en nuestra juventud y potencialmente más ansiosos en la soledad a ser más felices en soledad cuando somos mayores que es natural y beneficioso, y no necesariamente algo que temer. Reducir el número de personas en nuestra red social más tarde en la vida, por casualidad o por elección, tiene claramente menos efectos negativos de lo que sugiere la sabiduría convencional. Si uno percibe que tiene vínculos sociales significativos, independientemente del número de personas que los formen, es menos probable que se sienta solo en la soledad.

Al mismo tiempo, debemos reconocer el abanico de experiencias posibles en soledad, sobre todo para las personas mayores. Una revisión de diecisiete trabajos que analizaban la soledad en los adultos mayores concluyó que el tiempo a solas se experimenta tanto positiva como negativamente (en ocasiones, en el mismo momento). Al analizar trabajos anteriores, los investigadores observaron que la relación entre la soledad y el bienestar de los adultos mayores es compleja y que —como aludíamos antes— parece tener mucho que ver con las experiencias personales de cada individuo.[57] No podemos ignorar que, a medida que envejecemos, la vida está marcada por las pérdidas: de pareja, de amigos, de salud y movilidad, y quizá de seguridad económica.

Aunque nadie es inmune a los efectos de estos cambios sísmicos en la vida, tienen un impacto diferente en cada persona. Algunas personas mayores que viven solas, o que pasan la mayor parte del día solas, lo llevan bien, mientras que otras tienen dificultades.[26] En algunas de nuestras investigaciones más recientes, hemos oído hablar mucho a los mayores del norte de Inglaterra sobre cómo «sobrellevar» o «acostumbrarse» a la soledad, independientemente de que hayan llegado a ella por elección propia o por las circunstancias. Hablan de «aprender a vivir con ella», pero esto no es necesariamente lo mismo que experimentar periodos de soledad positiva en su vida diaria. De nuevo, como ya hemos escrito largo y tendido en este libro, la elección es la clave para sentirse a gusto en ese espacio. Si estamos confinados en casa y no tenemos forma de acceder a las actividades que antes disfrutábamos, entonces es menos probable que aprovechemos ese tiempo a solas y lo convirtamos en una soledad positiva.

DAR FORMA A LA SOLEDAD COTIDIANA

Como hemos comentado a lo largo de este libro, algunos aspectos sobre cómo nos sentimos y qué hacemos en soledad pueden mejorar nuestro tiempo a solas. Cuando analizamos esos factores teniendo en cuenta también la edad, como hemos hecho en nuestro propio trabajo y hemos visto en otras investigaciones recientes, empezamos a ver algunos patrones interesantes en el papel que desempeña la soledad a medida que envejecemos. También podemos entender mejor qué papel puede, y quizá deba, desempeñar durante las distintas fases de nuestra vida (véase el cuadro 10.1). Si no nos gusta estar solos en la adolescencia, ¿significa eso que nos sentiremos solos a los setenta? Por el contrario, si nos encanta estar solos cuando somos jóvenes, ¿significa eso que nos encantará en la madurez? Conocer las respuestas a estas preguntas puede permitirnos maximizar el potencial de la soledad cambiando nuestras expectativas, deseos y acciones durante el tiempo a solas a los dieciocho o a los ochenta y en cualquier momento intermedio.

Pocos estudios han analizado la soledad a lo largo de la vida, pero los que lo han hecho ofrecen algunos hallazgos interesantes. En un estudio de 185 adultos de Atlanta, Georgia, de edades comprendidas entre los veinte y los ochenta y un años, los investigadores se propusieron comprender mejor cómo se sentían las personas a lo largo de su vida adulta en la llamada soledad momentánea mientras llevaban a cabo sus rutinas cotidianas.

Cuadro 10.1. Ser *vs.* hacer

Los italianos tienen una frase: *il dolce far niente*, «la dulzura de no hacer nada». Pero para ellos es algo más sutil que «nada», pues significa que se puede disfrutar de un estado en el que se *es* y se *hace* a partes iguales. Es una forma útil de pensar en el tipo de equilibrio que debemos buscar en la soledad a cualquier edad: un término medio entre estar en nuestras cabezas con nuestros pensamientos y realizar tareas que existen en el mundo más allá de nuestras mentes.[58] *Estar* nos da tiempo para explorar, comprender y desarrollar ideas sobre nosotros mismos en relación con el mundo, mientras que *hacer* nos permite perseguir objetivos y sentirnos bien por nuestros logros. Encontrar el equilibrio adecuado entre ambas condiciones puede ser una forma de ser más resistentes en soledad y aumentar el bienestar general, a los 25 o a los 85 años.

El gurú de la psicoterapia Carl Rogers (1902-1987) valoraba el tiempo en el que podía simplemente *ser* y abogaba, sobre todo, por la autoexploración y la autocomprensión.[59] Pero, personalmente, Rogers también disfrutaba más de la vida cuando estaba haciendo algo (escribir un libro o hablar con otras personas, por ejemplo). Aunque el compromiso con las tareas externas le hacía más feliz en general, Rogers comprendía el inmenso valor de seguir con una conversación interna para ver adónde podía llevar, en lugar de pasar a la siguiente tarea llamativa. Más recientemente, Hadassah Littman-Ovadia, psicóloga de la Universidad Ariel de Israel, amplió ese paradigma y describió cuatro tipos de existencia cotidiana: hacer en solitario, hacer en comunidad, ser en soledad y ser en comunidad. Equilibrar esas condiciones en la vida cotidiana es «esencial para la salud y el florecimiento humanos». Littman-Ovadia se centró en dos de esos modos —el ser y la soledad— como «quizá estigmatizados por su imagen popular inferior». Afirmó que «pueden percibirse como músculos infrautilizados que tienen el potencial de facilitar una vida más fuerte y completa» (¡no podríamos estar más de acuerdo!).[58]

Aunque es fácil imaginar que no ocurren muchas cosas físicamente mientras estamos sentados, los estudios de escáner cerebral demuestran que la red de modo por defecto (DMN), a la que nos referimos en el capítulo 9, está muy activa durante ese tiempo. Ese alto nivel de actividad neuronal consume el 20 % de la energía total del cuerpo, más energía que cualquier otra zona del cerebro. De hecho, según los expertos de la DMN, la actividad intrínseca representa aproximadamente el 90 % del uso total de la energía del cerebro.[60] La conclusión: adquirir autoconocimiento puede ser un trabajo duro. (Como se ha mencionado antes, tenemos que ser conscientes de que la rumiación también puede darse en la DMN, pero ese estado es distinto del ser positivo). Hacer también es muy importante porque forma parte de la naturaleza humana fijarnos objetivos y perseguirlos.[61] Hacer puede ser divertido, interesante y satisfactorio. Así es como nos sentimos competentes en nuestras vidas y cómo podemos convertirnos en la mejor versión de nosotros mismos.

Necesitamos que el ser y el hacer estén en equilibrio, pero en realidad no siempre tenemos que elegir entre ambos. A veces pueden coexistir,[59] como cuando preparamos un pastel con una receta que conocemos tan bien que requiere poco pensamiento o cuando dedicamos tiempo a cavar en el jardín. Estas actividades tienen un bajo nivel de lo que los psicólogos llaman «carga cognitiva» —no requieren una atención cuidadosa y concentrada en el momento presente—, por lo que permiten a la mente divagar y explorar lo que surja.[60] Algunos de los participantes en nuestra investigación nos contaron que picar verduras para la cena o limpiar sus apartamentos era casi una actividad «de entrada» que se utilizaba como calentamiento para la parte de la soledad que consiste en ser y pensar. Los sujetos de nuestra investigación, y en particular los que son expertos en lograr una soledad positiva, nos hablaron bastante de tener un objetivo, un propósito y una intención en el tiempo que pasan a solas. Eso parecía ayudarlos a orientar y dirigir su tiempo, al tiempo que les permitía tener pensamientos internos. A muchas personas les gusta planificar lo que van a hacer en soledad porque descubren que reduce la ansiedad que pueden experimentar y hace que ese tiempo sea más fácil y agradable. A otros les gusta sentir que la soledad es una pizarra en blanco en la que pueden hacer y pensar lo que quieran en cada momento.

Como hemos comentado a lo largo de este capítulo, lo que nos parece correcto puede estar en función de la edad o de lo que tengamos en nuestras vidas en ese momento. Si estás en la adolescencia y tu amigo acaba de morir en un accidente de coche, puede que te cueste más pasar tiempo a solas con ese dolor que a alguien de ochenta años. Eso no significa que la soledad no pueda ser útil en ciertos momentos para ese joven de dieciocho años o que tener compañía a veces beneficie al anciano de ochenta años que está de duelo; solo significa que tenemos que estar en sintonía con la influencia que la edad y el contexto pueden tener en la calidad de nuestro tiempo a solas.

302

Como sugiere la investigación sobre la soledad a lo largo de la vida, a veces el hecho de que ser o hacer presagie una mayor satisfacción en soledad puede estar guiado por la edad. Para los más jóvenes, el bienestar en la soledad parece estar ligado a sentirse eficaz en ese espacio, por lo que, en ese caso, *hacer* algo que nos ayude a sentirnos capaces es una buena elección. A medida que envejecemos, una mezcla de *ser* y *hacer* puede moldear la soledad más útil e interesante, ya sea en la mediana edad, enfrentándose a grandes preguntas sobre la vida y el propósito en una excursión por la montaña, o en la vejez, encontrando un hermoso lugar junto al mar para sentarse, relajarse y leer. En última instancia, el camino que cada uno de nosotros decida seguir en la soledad —ser o hacer— puede variar según el día o el estado de ánimo, pero ser conscientes de esos estados y deseos puede ayudarnos a todos a encontrar más valor y bienestar en el tiempo a solas.

A lo largo de diez días, se pidió a los participantes que informaran sobre su estado de ánimo cinco veces al día, y, a veces, también dieron muestras de saliva para medir su nivel de cortisol (una hormona del estrés). En general, los participantes en el estudio experimentaron la soledad momentánea —cuando las personas estaban realmente solas y no se comunicaban con nadie por medios electrónicos— tanto positiva como negativamente. Los resultados indicaron que, en comparación con estar con otras personas, la soledad momentánea provocaba menos afecto positivo de alta excitación (sentirse alerta y activo) y más afecto negativo de baja excitación (estar aburrido o deprimido) en todos los grupos de edad.[39] Esto significa que, como señalamos en el capítulo 4, no es raro que la soledad resulte menos emocionante y quizá más aburrida para algunas personas que pasar tiempo en compañía. También de forma similar a trabajos anteriores, esta investigación mostró una relación positiva entre la soledad y el afecto positivo de baja excitación, lo que significa que los participantes se sentían más tranquilos y relajados durante esos momentos («lo que puede facilitar la autorreflexión, el pensamiento creativo y la renovación emocional», especularon los investigadores). Tampoco hallaron ninguna asociación significativa entre la soledad y el afecto negativo de alta excitación (miedo o ansiedad).

Por esas razones, los investigadores calificaron la soledad momentánea de «arma de doble filo», pero esa espada no tenía una longitud ni un filo uniformes en todos los grupos de edad. En comparación con los adultos más jóvenes, los mayores experimentaron en general más emociones positivas y menos negativas en el tiempo a solas (y no mostraron los aumentos de cortisol de los participantes más jóvenes). Los investigadores observaron que «pasar tiempo a solas es, por tanto, una experiencia que no es necesariamente negativa y que puede mejorar con el envejecimiento». En general, las personas mayores parecían hacerlo mejor, tal vez, especularon los investigadores, porque tienden a centrarse en lo positivo y son más competentes a la hora de regular sus emociones en ese espacio. El paso de los años puede dar a los adultos mayores más tiempo para desarrollar una capacidad para pasar tiempo a solas o una rutina o estructura que lo haga más positivo.

En nuestra propia investigación, nos ha interesado captar las experiencias de personas de tantos grupos de edad como sea posible, tanto en términos de lo que hacemos y cómo nos sentimos en soledad así como de cómo cambian con el tiempo. Durante los primeros días de la pandemia, reclutamos a más de 2000 participantes de varios grupos de edad, incluidos adolescentes (de 13 a 16 años), adultos (de 35 a 55 años) y adultos mayores (de 65 años en adelante).[62] Queríamos saber si las cualidades de la soledad cambian en función de la edad y, en caso afirmativo, cómo. Les pedimos a los sujetos que escribieran sobre lo que habían hecho, ya fuera bueno o malo, durante el tiempo que habían pasado a solas durante los último tres meses y qué habían aprendido. En sus relatos personales sobre el tiempo en soledad se evidenciaron varios temas destacados. Lo que más oímos fue que utilizaban la soledad para conseguir tres cosas: competencia, autonomía y crecimiento. *La competencia* implicaba que los participantes se sintieran eficaces en soledad mientras realizaban actividades elegidas y desarrollaban habilidades. La soledad con *autonomía* fomentaba la autoconexión, la autosuficiencia y la libertad frente a la presión exterior. Y el *crecimiento* se caracterizaba por la reflexión sobre uno mismo, el desarrollo de habilidades de afrontamiento, como la paciencia, y el compromiso con la espiritualidad.

Al analizar las respuestas de los tres grupos de edad, nos dimos cuenta de que los beneficios percibidos de la soledad tienden a cambiar a lo largo de la vida. Lo que es más importante para los adolescentes difiere de lo que es más importante para los adultos de mediana edad o mayores. La competencia, el crecimiento y la autonomía —en ese orden— son los más importantes para los adolescentes.

A los adultos les interesa más el crecimiento, luego la autonomía y después la competencia. Los adultos mayores están más interesados en la autonomía (con mucho, el beneficio más consecuente), a continuación, el crecimiento y, por último, la competencia en la soledad. En muchos sentidos, este cambio de prioridades en la soledad a lo largo de la vida tiene mucho sentido. Para los adolescentes es especialmente importante sentir que mejoran en una tarea elegida (dentro o fuera de la soledad). A los adultos de mediana edad les suele preocupar hacer balance y reflexionar sobre su identidad y sus prioridades. Mientras tanto, muchos adultos mayores lo que más desean es mantener un cierto nivel de autosuficiencia y libertad frente a la influencia de los demás.

Estos hallazgos sobre qué cualidades tiene la soledad, y cuándo, concuerdan con la otra revelación de nuestro estudio, es decir, quién disfruta del estado de ánimo más apacible cuando está solo. Cuando analizamos los relatos de jóvenes, personas de mediana edad y adultos mayores, observamos una relación no lineal similar entre el bienestar en soledad y la edad a la que nos referíamos antes en relación con la soledad. En concreto, observamos un descenso del bienestar percibido en la soledad en la mediana edad (la inversa del pico observado en los datos sobre la soledad), un beneficio que se recuperó en los adultos mayores. A pesar de la suposición predominante de que los adultos mayores están destinados a sufrir en aislamiento (especialmente durante una pandemia), declararon el estado de ánimo más relajado y menos solitario en soledad. Los mayores también carecían de sensación de alienación o de ausencia de conexión social, lo que indicaba que hacían una distinción más clara entre el tiempo social y el tiempo a solas (y las ventajas de cada uno) que otros grupos de edad. Sorprendentemente, el siguiente grupo más satisfecho era el de los adolescentes. En último lugar, a pesar de tener la motivación autodeterminada más alta para la soledad, estaban los adultos de mediana edad de nuestro estudio, que expresaron el estado de ánimo menos apacible en soledad (quizá porque su enfoque en el crecimiento en la soledad puede hacer que ese tiempo sea más desafiante en general).

Ser conscientes de los beneficios que prevalecen en las distintas edades puede ayudarnos a orientarnos hacia determinados objetivos y actividades que se traducen en una mayor satisfacción en soledad. Por ejemplo, un adolescente que comprende que el tiempo a solas puede ser más gratificante cuando se dedica a una actividad en la que puede adquirir conocimientos prácticos puede encontrar en ella un mayor bienestar. En la edad adulta, comprender que la soledad es un lugar fructífero para el crecimiento personal (que no siempre es fácil, pero a menudo es gratificante) puede ser esclarecedor. Los adultos mayores, que son los que llevan más tiempo en su propia compañía, dependen menos de la necesidad de sentir que crecen o mejoran en algo en soledad para hacerla agradable. Pasar tiempo a solas simplemente para sentirse libres puede ser motivo suficiente para que muchos mayores busquen y se sientan satisfechos en la soledad.

Toda esta investigación sobre las experiencias vividas en soledad ilustra que la edad y la fase de la vida influyen ciertamente en nuestro interés, tolerancia y disfrute del tiempo a solas. Lo que ahora sabemos sobre cómo evolucionan nuestras necesidades emocionales y de desarrollo a medida que envejecemos puede ayudarnos a reivindicar y replantear nuestras experiencias cotidianas de soledad. También puede ser de gran ayuda para elegir cuándo y de qué manera aprovechar la soledad para nuestro mayor beneficio. Es una parte fundamental de lo que hace que el tiempo a solas sea positivo, pero es tan solo una parte.[63]

Por muchas respuestas y suposiciones que podamos ofrecer sobre el papel que desempeña la soledad en nuestra vida cotidiana, seguimos teniendo muchas preguntas. Queda mucho por descubrir sobre lo que nos ocurre a cada uno de nosotros cuando estamos solos, y cuando pensamos en futuras líneas de investigación, ciertos caminos nos resultan especialmente interesantes a cada una de las investigadoras. Netta siente curiosidad por saber qué aspecto de la experiencia de estar con nosotros mismos es la razón básica por la que amamos la soledad: ¿son los elementos de la autonomía (autenticidad, curiosidad, elección, interés) la clave? ¿O se trata simplemente de la tranquilizadora ausencia del parloteo de los demás? ¿O lo más importante es que la tranquilidad abre la puerta a estar verdaderamente con nosotros mismos (algo que ella sospecha que puede ser cierto, ya que se siente más tranquila cuando es libre de estar consigo misma en la naturaleza)? Netta también se pregunta sobre la interacción entre cultura y soledad y si la autonomía en soledad tiene el mismo peso, a pesar de las diferentes percepciones de la aceptación social y las relaciones. El estilo de vida plantea otras cuestiones; la clase social, por ejemplo, puede determinar cuánto tiempo se dispone para estar solo, y la ubicación (urbana frente a rural) también puede desempeñar un papel importante.

Para Thuy-vy, la dirección fascinante de la investigación futura no es lo que nos separa, sino lo que nos une. A pesar de las diferencias culturales, es posible que compartamos la forma en que la soledad afecta a nuestra cognición y nuestros sentimientos, y Thuy-vy está interesada en conocer los mecanismos que subyacen a las experiencias matizadas de la soledad. Nuestras percepciones y valoraciones de las experiencias en soledad pueden variar en función de nuestra motivación, nuestras actitudes y las normas que interiorizamos, pero esas experiencias proceden de procesos biológicos y fisiológicos que aún no se comprenden del todo. Tales actividades se han identificado para el aislamiento social, pero ¿encontraremos algún día otras similares para la soledad? ¿Qué procesos universales se activan cuando estamos solos? Heather también siente curiosidad por la fisiología de la soledad y por saber si experimentamos diferencias en función del sexo. También le gustaría saber más sobre la dinámica de la soledad en compañía y cómo entenderla y respetarla puede mejorar la calidad de las relaciones íntimas.

En este momento, cuando nos acercamos a la soledad con todo lo que hemos hablado en este libro —sacudirnos el estigma, comprender la importancia de la elección, saber qué ventajas son posibles, lograr un equilibrio entre lo solitario y lo social, encontrar nuestro entorno y propósito preferidos, y abrazar nuestras necesidades emocionales a cualquier edad—, podemos ver que tiene el potencial de ser muchas cosas a la vez. Puede ser un campo de pruebas, un refugio, un laboratorio de ideas, un parque de atracciones, una revelación y mucho más. A lo largo de la vida, podemos aspirar a la soledad o simplemente tropezar con ella, pero, en cualquier caso, depende en gran medida de lo nosotros hagamos (véase el cuadro 10.2).

Cuadro 10.2. Lista de tareas en soledad para todas las edades
A lo largo de este libro, hemos dado una serie de consejos prácticos para aprovechar la soledad escogida siempre que sea posible y apropiado. A modo de resumen, te ofrecemos esta guía.

Tómale el pulso a la soledad. Compruébalo tú mismo y pregúntate: ¿alejarme podría ser beneficioso para mí? Si tienes miedo de la soledad, pregúntate por qué consideras que no es para ti. Desafía tus suposiciones y mantente abierto a lo que puedas descubrir.

Empieza poco a poco y sé fuerte. Seguro que has oído hablar del poder del entrenamiento a intervalos de alta intensidad en el ejercicio. Paul Salmon, psicólogo de la Universidad de Louisville, sugiere probarlo con la soledad.[64] Sobre todo si no estás acostumbrado a pasar tiempo a solas, empieza con breves rachas a lo largo del día y ve subiendo hasta donde quieras llegar. (Por otro lado, no hay nada malo en hacer un retiro de meditación de una semana si te apetece).

Adopta un enfoque reflexivo. Como saben muchos profesores y practicantes de meditación, establecer una intención para una práctica puede sentar las bases del éxito. Ser consciente y no juzgar en soledad nos ayuda a conocer nuestras necesidades y nos guía hacia el bienestar en ese espacio.

Crea un marco. Para algunas personas, el tiempo a solas es un lapso vacío. En ese caso, lo mejor es elaborar un plan para la soledad: tal vez hay una nueva receta que quieres probar o un libro que está en tu mesilla de noche sin abrir. Tener una idea de cómo quieres ocupar ese tiempo, en qué quieres centrar tu atención, puede hacer que te resulte más fácil aventurarte en la soledad y mantener una relación positiva con ella en el futuro.

Sé curioso. Puede que esta sea el arma secreta más poderosa que todos tenemos en la soledad. Ser abierto e inquisitivo establece un tono de descubrimiento y oportunidad (¡y divertido!) frente a una expectativa de éxito o fracaso (¡no es divertido!).

Opta por un entorno poco sensorial. ¿Recuerdas todo lo que dijimos sobre reducir la estimulación y abrazar la tranquilidad? Eso no significa que necesites un tanque de aislamiento, sino un lugar donde puedas concentrarte en tus pensamientos. (De nuevo, si lo que te va es poner Metallica a todo volumen, ¡pues adelante!).

Muéstrate abierto a experimentar. Lo que te funciona para encontrar una soledad positiva puede variar según tu fase de la vida o tu estado de ánimo de un momento a otro. Mantente abierto a las muchas posibilidades que ofrece la soledad y elige la que mejor se adapte a ti en cada momento.

Cree en la pertenencia. El hecho de que no interactuemos con otras personas mientras estamos solos no significa que estemos realmente solos. Podemos equilibrar el «tiempo para mí» con el «tiempo para nosotros». Recordar que tenemos amigos y familiares en los que apoyarnos puede mitigar los sentimientos de aislamiento o soledad.

Practica la «regulación integrada de las emociones». Aunque parezca un trabalenguas, básicamente significa abordar tus emociones con curiosidad en lugar de juzgarlas.[65] La psicóloga e investigadora de la soledad Virginia Thomas sugiere que, en lugar de evitar los sentimientos angustiosos que pueden surgir cuando estamos a solas, podemos aprender a abordarlos y explorarlos de forma neutral, lo que puede ayudarnos a autorregularnos y desestresarnos.[66]

Cuidado con los «espías furtivos». La cuestión del uso de la tecnología en la soledad es espinosa. Se ha demostrado que el uso de las redes sociales atenúa el aburrimiento y la sensación de soledad en soledad, sobre todo en los jóvenes, pero también puede distraer de uno de los principales beneficios de la soledad: tiempo para reflexionar sobre nosotros mismos, y de forma auténtica. Procede con cautela y elige lo que más te convenga.

Planifica y protege los periodos de soledad. Dedícate a ti mismo voluntariamente parte de tu tiempo. Considera que el tiempo a solas es una necesidad que debes planificar, pero aprovecha los momentos improvisados de soledad, ya que puedes transformarlos en una experiencia positiva y agradable.

Nuestra relación con la soledad es un viaje continuo, de toda la vida, que comienza en el momento en que comprendemos la diferencia entre sentirse solo y estar solo, y crece con nosotras, dándonos lo que necesitamos mientras la elegimos. Puede darnos el tiempo y el espacio necesarios para practicar el ukelele, escribir una carta a un viejo amigo, llorar una pérdida o volver a ver episodios de *Ted Lasso* (las autoras hemos hecho todas estas cosas en soledad) y reírnos a carcajadas a solas, con nosotras mismas, para nosotras mismas. Lo que elijamos hacer, y ser, en esos valiosísimos momentos a solas depende exclusivamente de nosotras, y todas esas decisiones son pasos en el camino del bienestar en la soledad y en la vida.[63]

Escanea el código QR para acceder a las notas de este libro

AGRADECIMIENTOS

La elaboración de un libro como este no es obra exclusiva de los tres nombres que adornan su portada. Las autoras deben agradecer a muchas personas sus aportaciones, inspiración y orientación. Para empezar, nos gustaría dar las gracias a los miles de personas que han contribuido generosamente a nuestra investigación con sus pensamientos, experiencias y puntos de vista, que han dado vida a los conceptos de este libro.

Netta quiere agradecer la atenta y cariñosa orientación de sus dos asesores de investigación (y de vida y psique), Rich Ryan y Ed Deci, que impulsaron su comprensión y crecimiento científico y personal. Con su orientación, desarrolló la capacidad de aprender sobre el mundo a través de los datos y de sus propias experiencias. Netta también tuvo la gran suerte de trabajar con colegas maravillosos que han encendido su imaginación y su confianza. La lista es demasiado larga para enumerarla aquí, pero da las gracias a Nicole Legate y Silke Paulmann por ayudarla a soñar a lo grande y dar el salto a *La paradoja de la soledad*, y, por supuesto, a Heather y Thuy-vy, sus maravillosas colaboradoras y coautoras, por su sabiduría y sus palabras, que le hicieron muy buena compañía en *La paradoja de la soledad*. Por último, está agradecida a su familia,

315

que incluye (pero no se limita a) su marido, Andy; sus padres; su hermana, Dana, y sus dos hijos, Maya y Ari. Cada uno de ellos le ha enseñado importantes lecciones sobre sí misma y el mundo y le ha dado el impulso para perseguir sus objetivos más importantes. Todos ellos la han inspirado a querer aprender más, ser mejor y conocerse a sí misma.

Thuy-vy da las gracias a sus padres y hermanas de Vietnam, que la han apoyado durante años en su pasión e investigación sobre la soledad. También le gustaría dar las gracias a Rich Ryan por decir, al principio de su doctorado: «Si quieres estudiar la soledad, ¿por qué dedicarte a otra cosa?». Y Thuy-vy está agradecida a Ed Deci por estar siempre ahí, fortaleciendo su yo más joven y tímido, y a Orin Davis por su tutoría y aliento en su carrera de investigación. Ha recibido mucha orientación de otros investigadores de la soledad, como Julie Bowker, Robert Coplan, Bella DePaulo, Sharon Ost Mor, Virginia Thomas y sus coautores. Está agradecida a su marido, Jonathon McPhetres, que siempre le hace las preguntas difíciles; gracias a él es una investigadora mejor. Su mejor amiga, Kaitlyn Werner, siempre ha estado ahí y hace del mundo académico un lugar menos solitario. Por último, gracias a los participantes en la investigación de los proyectos «Your Home and Neighborhood» y «Interviews about Time Alone» (ya sabéis quiénes sois): ¡vuestras historias han dado a Thuy-vy la fuerza y la confianza para hacer mejores preguntas!

Heather da las gracias a sus amigos y a su familia, especialmente a su marido, Juan Nieto Castro, y a su hermana Alison Baukney por su amor y apoyo incondicionales (¡y por dejarla *sola*, cuando ha sido necesario!) a lo largo de la escritura de este libro. Da las gracias a Netta y Thuy-vy por confiar en ella para recopilar y contar estas historias de soledad. Heather está eternamente agradecida por haber tenido como madre a Ellen Baukney (1941-2018), profesora de primer grado y alentadora de todas las preguntas, grandes y pequeñas.

Las tres autoras están agradecidas al sabio y trabajador grupo de Cambridge University Press, que incluye a Emily Watton, Rowan Groat, Laura Simmons, Janka Romero, Christine Gorman y Holly Monteith. Su experiencia y excelencia no tienen parangón.

Este libro se terminó de imprimir
en el mes de enero de 2025
en Industria Gráfica Anzos, S.L.U. (Madrid)